pharma Navigator

ファーマナビゲーター

DIC編

【改訂版】

[編 集]
丸山征郎
鹿児島大学大学院医歯学総合研究科
システム血栓制御学
特任教授

薬理作用

分 類

病態と治療

処方の実際

トピックス

Q&A

メディカルレビュー社

序文

“Ebb Tide”のなかで

最近，日本は科学論文の数が減少傾向にある，というニュースが相次いだ．かつて10年前には，米国に次いで2位という輝かしい時代もあったが，現在はベスト10からも脱落している．わが国のサイエンスが“Ebb Tide, 引き潮”状態であるということである．悲しいことだ．原因として思い当たる節は，第一に研究予算の削減であろう．“どうにかしたい”とは日本人なら誰しも思うことである．

“DIC-*ology*”というべき新潮流

このようなサイエンス退潮のなかで，頑張っている数少ない分野のひとつが，わが「DICの基礎と臨床の分野」であろう．私は本書を編集し，原稿を校正する過程で，この感を強くした．もちろん，DIC学の基盤をなす血液凝固学，血管生物学，感染症学，侵襲科学，免疫学などが世界的レベルで進歩していることの反映でもあるわけであるが，それらの下部領域をすくい上げ，編集し直して，応用・発展させて，“DIC学”，“DIC-*ology*”とも呼べる学域に止揚させたのは，わが国の基礎，臨床の医者，科学者の力量である．

New Tide：DIC-processingの底流に

この度5年ぶりに改訂することとなった『ファーマナビゲーターDIC編』は，次の新しい潮流を予感させるものとなっている．次に取り込むべきは，制御閾値とレベルと場を逸脱した凝固・線溶系の暴走に引き続くプロセスの解明，あるいはその制御の学問の生誕であろう．換言すると“Tissue damage：Sensing, Control and Tolerance / Repair”ともいうべき領域である．

このDIC-*ology*ともいうべき領域にまで到達した成果が日常の臨床，研究に大いに資することを期待したい．そして，これが更なるジャンプの踏み台になり，さらに大きな潮流になることを心から祈念しながら，編集・校正した次第である．

2019年8月
丸山征郎

Contents

Pharma Navigator

Contents

もくじ

Chapter 3 病態と治療

Contents

Chapter 4 処方の実際

Chapter 5 トピックス

Contents

Contents

Contents

Chapter 6 Question&Answer

Contents

表紙デザイン　西野佳高（Y's BoX）

Author List

丸山征郎
鹿児島大学大学院医歯学総合研究科
システム血栓制御学

和田英夫
三重県立総合医療センター/
三重大学大学院連携講座

松本剛史
三重大学医学部附属病院
輸血・細胞治療部

朝倉英策
金沢大学附属病院
高密度無菌治療部

池添隆之
福島県立医科大学血液内科学講座

金田　尚
国民健康保険小松市民病院小児科

鈴木伸明
名古屋大学医学部附属病院輸血部

松下　正
名古屋大学医学部附属病院
検査部・輸血部

家子正裕
北海道医療大学歯学部内科学分野

池田正孝
兵庫医科大学外科学講座
下部消化管外科

三宅正和
国立病院機構大阪医療センター

西川和宏
国立病院機構大阪医療センター

宮本敦史
国立病院機構大阪医療センター

宮崎道彦
国立病院機構大阪医療センター

平尾素宏
国立病院機構大阪医療センター

関本貢嗣
関西医科大学外科学講座

浅岡忠史
大阪大学大学院医学系研究科
外科学講座消化器外科学

丸藤　哲
札幌東徳洲会病院侵襲制御
救急センター

和田剛志
北海道大学病院救急科

茨　聡
鹿児島市立病院
総合周産期母子医療センター
新生児内科

小林隆夫
浜松医療センター

伊藤隆史
鹿児島大学病院救命救急センター/
鹿児島大学大学院医歯学総合研究科
システム血栓制御学

射場敏明
順天堂大学大学院医学研究科
救急・災害医学

執筆者一覧(敬称略・掲載順)

三木隆弘
日本大学病院臨床工学室

藤村吉博
日本赤十字社近畿ブロック
血液センター

近藤康博
公立陶生病院
呼吸器・アレルギー疾患内科

片岡健介
公立陶生病院
呼吸器・アレルギー疾患内科

中本　收
大阪市立総合医療センター産科

渥美達也
北海道大学大学院医学研究院
免疫・代謝内科学教室

堀内久徳
東北大学加齢医学研究所

八島　望
山形大学大学院医学系研究科
麻酔科学講座

久志本成樹
東北大学大学院医学系研究科
外科病態学講座救急医学分野/
東北大学病院救急科・高度救命救急
センター

梅村　穣
大阪大学医学部附属病院
高度救命救急センター

小倉裕司
大阪大学医学部附属病院
高度救命救急センター

菅　広信
秋田大学医学部附属病院看護部
キャリア支援室

徳永尚樹
徳島大学病院医療技術部

新井克明
大洗海岸病院薬剤部

川杉和夫
帝京大学医学部内科学講座

石倉宏恭
福岡大学医学部救命救急医学講座

山川一馬
大阪急性期・総合医療センター
救急診療科

加藤光次
九州大学病院血液腫瘍心血管内科

藤森研司
東北大学大学院医学系研究科
公共健康医学講座医療管理学分野

白幡　聡
北九州八幡東病院

早川峰司
北海道大学病院救急科

島崎淳也
大阪大学医学部附属病院
高度救命救急センター

Abbreviations

APC
activated protein C

APL
acute promyelocytic leukemia

AT
antithrombin

α_2PI
α_2 plasmin inhibitor

BCSH
British Committee for Standards in Haematology

DAMPs
damage-associated molecular patterns

DIC
disseminated intravascular coagulation

DVT
deep vein thrombosis

FDP
fibrin and fibrinogen degradation products

FFP
fresh frozen plasma

FRMs
fibrin-related markers

HIT
heparin induced thrombocytopenia

HMGB 1
high mobility group box 1

ISTH
International Society on Thrombosis and Heamostasis

LPS
lipopolysaccharide

PA
plasminogen activator

PAI-I
plasminogen activator inhibitor-I

PAMPs
pathogen associated molecular patterns

PAR
protease-activated receptor

PC
platelet concentrate

PC
protein C

PIC
plasmin-α_2 plasmin inhibitor complex

PT
prothrombin time

rTM
recombinant thrombomodulin

SF
soluble fibrin

SIRS
systemic inflammatory response syndrome

SPI
synthetic protease inhibitor

SSC
Scientific and Standardization Committee

TAT
thrombin antithrombin complex

TM
thrombomodulin

t-PA
tissue type plasminogen activator

TF
tissue factor

TFPI
tissue factor pathway inhibitor

TNF
tumor necrosis factor

TTP
thrombotic thrombocytopenic purpura

VWF
von Willebrand factor

Chapter 1

Pharma Navigator

薬理作用

概念と最近の進展：DIC とは(DIC のメカニズム)

はじめに

病態／疾患のなかには，元来，構造的に脆弱な部位(たとえばアキレス腱の断裂，大腿骨頸部骨折など)がその脆弱性のゆえに病態に陥る場合と，高度に進化発達して，それゆえにその仕組みこそが原因となって発症してくる病態がある．後者は進化・発達しているがゆえの脆弱性であるいうことになる．播種性血管内凝固(disseminated intravascular coagulation；DIC)こそ，後者の代表的病態で，ヒトが長いあいだの怪我や感染症との闘いのなかで勝ち取ってきた高度な増幅型で，炎症や感染ともリンクした生体防御システムである止血系の特徴が基盤となっている代表的症候群である．

本項では，この止血系の特徴からDICの発症機構を論じる．

1 増幅型の止血反応

長い怪我との闘いであった生物の歴史の果てに具備されて，生存戦略の中核に位置するのが止血反応系である．すなわち止血系は，生体損傷部位からの出血を瞬間的に止めるために高度に進化してきた代表的な生体防御システムである．この止血反応の高度に進化した生体防御システムは，以下のような仕組みで叶えられている．この発達した止血系の特徴のなかに，ヒトがDICに陥る必然性が潜んでいる．

1. カスケード反応による増幅

凝固系反応は，ひとたび引き金がかかると，爆発的に進行するカスケード反応である[1]. この迅速な反応系のゆえに, たとえ脈圧の高い動脈の破損でさえも, すばやく止血することが可能となった. この著しい増幅系は, 1つには血小板が止血に必要な最低限の数(約3～5万/μL)より数倍～10倍(20～40万/μL)も備わっていること, 凝固にかかわる因子類も, FⅠ(フィブリノゲン)からFXIIIまでと種類が多く, その予備能も豊富であること(血中の濃度の20%以下にならないと出血傾向とはならない!)(**表1**), そして凝固因子類が重層して反応が増幅されること(基本的には凝固因子の反応は酵素反応であるので, 活性化因子は次の基質である凝固因子を数十倍活性化し得る), また反応が固相(活性化血小板膜表面)で爆発的に進行すること, すなわちビタミンK依存性の凝固因子(プロトロンビン, FVII, FIX, FX)が活性化血小板膜に分子会合してミセルを形成してXase, プロトロンビナーゼ活性を形成し, ここで反応

表1　万一破けたら:「いざ鎌倉へ」型の止血系

血中の止血系因子の濃度		必要な最低濃度	単位
血小板	20～40	3～5	(×10⁴/μL)
凝固因子(計12)	80～100	20	(%)

血中の凝固反応制御因子の濃度		必要な最低濃度	単位
アンチトロンビン	30	20以上	(mg/dL)
プロテインC	4	60%以上	(μg/mL)
TFPI	90	?	(ng/mL)

ヒトの身体は, 止血に都合のいいように, 血小板や凝固因子が大過剰の状態となっている. これは人類が, 長いあいだの怪我との闘いの歴史であったことを物語っている.

TFPI:組織因子経路インヒビター

(筆者作成)

はそれぞれ数十万倍も増幅されること（**図 1**）などによる．ひとたびトロンビンが生成されると，このトロンビンが凝固カスケードの上流にポジティブフィードバックをかけて，さらに反応が増幅される（**図 2**）．

一方，これに対して凝固反応制御系は弱く，制御因子はアンチトロンビンとプロテインC，組織因子経路インヒビター（tissue factor pathway inhibitor；TFPI）の 3 因子しかなく，その予備能も十分ではない（血中濃度が正常の 70 %を割ると血栓傾向となる！）（**表 1**）．

このように，凝固系は長い怪我との闘いのなかで生体に備わってきた反応過剰型の生体防御系であるので，しばしば反応が過剰・逸脱となり，DIC の基盤病態を形成しやすいのである．

2. PAMPs, DAMPs による増幅

さらにこの凝固反応は，血管損傷部位という侵襲部位で副次的に生成された病原体関連分子パターン（pathogen-

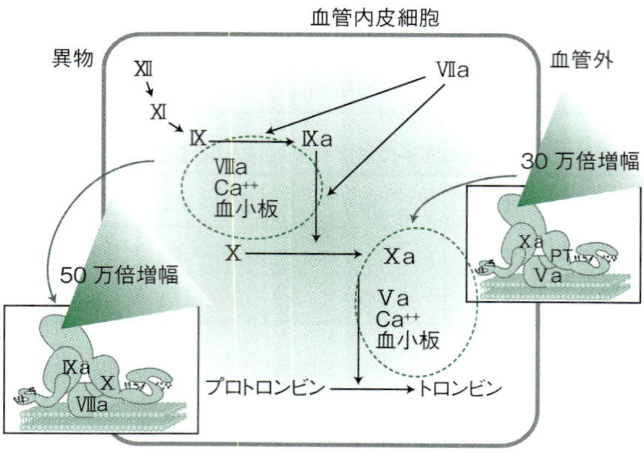

図 1　増幅装置としての活性化血小板

（筆者作成）

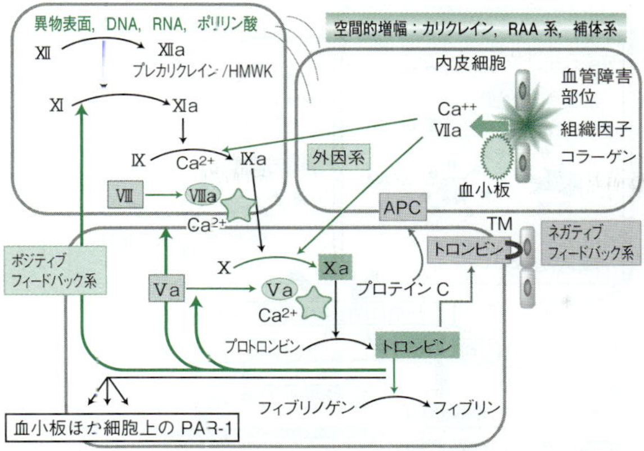

図 2　トロンビンによる凝固カスケードのポジティブ，ネガティブフィードバック

（筆者作成）

associated molecular patterns；PAMPs)，細胞障害関連分子パターン(damage-associated molecular patterns；DAMPs)によって反応が増幅される[2]．PAMPs は病原微生物由来の分子群であり，その代表がグラム陰性菌のエンドトキシン(リポ多糖〔lipopolysaccharide；LPS〕)である．DAMPs は生体内部の清潔な損傷部位由来壊死細胞や損傷組織由来の分子群[3]で，その代表が壊死細胞核由来の high mobility group box-1 protein(HMGB1)[4]やヒストン[5]，あるいは細胞質由来のアデノシン三リン酸(adenosine triphosphate；ATP)である．HMGB1，ヒストンや ATP は壊死細胞より細胞外に放出され，それぞれ Toll 様受容体 toll like receptor；TLR)などのパターン認識受容体(pattern recognition receptor；PRR)によって樹状細胞やマクロファージなどを活性化し，炎症や凝固反応を増幅する．これらは重要な侵襲に対する生体防御反応であるが，しばしば過剰となり，DIC/全身性炎症反応症候群(systemic

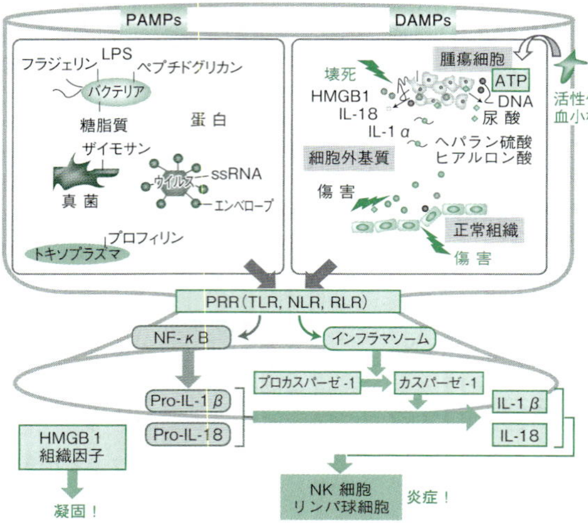

図 3　PAMPs, DAMPs による発症発現カスケード

（筆者作成）

inflammatory response syndrome；SIRS）の基盤病態を形成する（**図 3**）.

2 オンディマンド型反応系

1. 怪我というディマンドで止血反応は起きる

怪我の部位での迅速な止血のためには，怪我や生体損傷部位を認識し，そこでただちに反応が開始されることが重要である．この損傷部位のディマンドに対し，上位中枢からの指令なしに反応が開始されるのも，止血反応の特徴である．正常な血管では，抗血栓活性をもった血管内皮細胞が止血反応を阻止している．すなわち，血管内皮細胞は抗血栓活性を有した細胞であり，これが凝固系の誤作動を抑制している（**図 4**）．これにより，逆にみると，怪我という血管内皮細胞の損傷・脱落した部位でのみ止血反応が起こる仕組みとなっている．すなわち，血管内皮細胞が脱落すると，内皮細胞下の組織因子がFⅦaによって認識されて，外因系凝固反応がスイッチオンされる．また，内皮細胞下のコラーゲンが血小板膜を活性化して，血小板塊ができて止血する（図5）．

このように，止血系は中枢制御を廃したオンディマンド型の，それもカスケード型の反応であり，これによって怪我の部位でのみ，迅速な止血反応が起こる．

2. 正常部位での止血反応の阻止：血管内皮細胞の役割

上述のように，血管内皮細胞が正常に被覆している部位では，そもそも止血反応は起きないようになっている．しかし，血管内皮細胞の血液制御能を超えるトロンビンが生成されたり，あるいは血管内皮細胞の機能が低下している場合（血管炎など），あるいはPAMPs，DAMPsが血中を循環している場合には播種性に血栓が発生する．これが

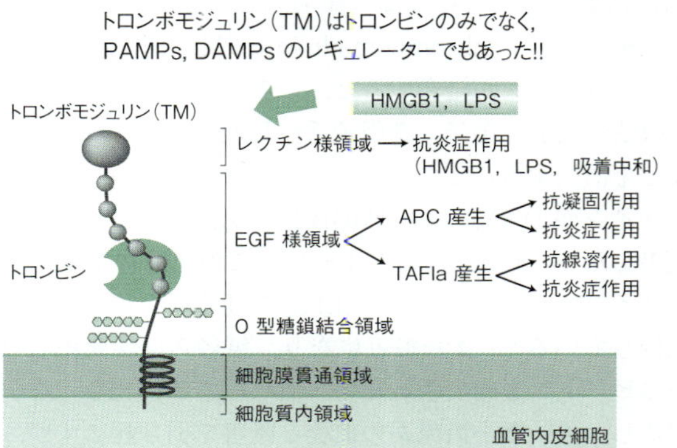

図4　血管内皮細胞上のトロンボモジュリン（TM）の抗凝固，抗炎症作用

（筆者作成）

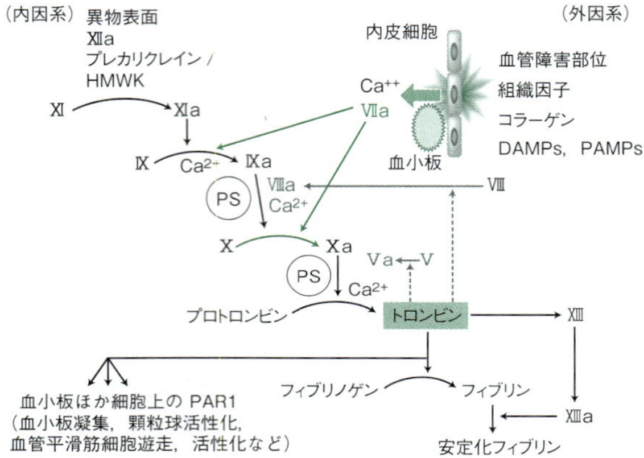

図 5　血管内皮細胞による凝固カスケード反応のオン・オフ機構
HMWK：高分子キニノゲン，PAR 1：プロテアーゼ活性化受容体 1（トロンビン受容体），PS：活性化血小板膜上のホスファチジルセリン．
→は外因系，→はポジティブフィードバック系を示す．

（筆者作成）

DIC に繋がることになる．筆者らは，内皮細胞上のトロンボモジュリン（thrombomodulin；TM）の構造の E456 部位にトロンビンが結合すると，このトロンビンはもはや血小板活性化能，第 V，VIII因子活性化能，フィブリン形成能などを消失することのほかに，TM の N 末端のレクチン様ドメインが DAMPs の HMGB 1 を吸着・中和することを見出した[6]．また，別のグループがこの TM のレクチン様ドメインはエンドトキシン（LPS）を吸着・中和することを報告している[7]．また最近になり，筆者らは壊死細胞核由来のヒストンも内皮細胞障害，血小板の活性化などを引き起こし，強い微小循環系の血栓と障害を引き起こすが，これも TM によってブロックされることを報告した[5]．このように，内皮細胞上の TM は凝固カスケード最終産物のトロンビン，PAMPs の代表の LPS，DAMPs の代表の

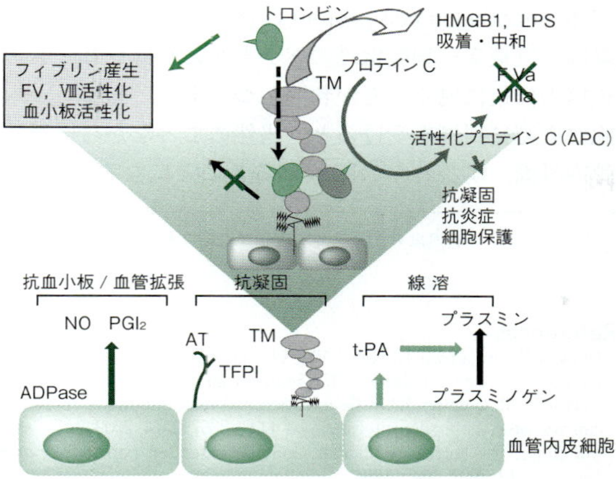

図 6　血管内皮細胞の抗血栓活性

NO：一酸化窒素, ADPase：ADP分解酵素, AT：アンチトロンビン, TFPI：組織因子経路インヒビター, TM：トロンボモジュリン, t-PA：組織型プラスミノゲンアクチベーター

（筆者作成）

HMGB 1，ヒストンを吸着・中和することで，いわば閉鎖循環系内部の「守護神的」働きをしていることが判明したことになる（**図 6**）．

おわりに

本来，"「怪我」の部位（のみ）での止血" ということで生体に備わった止血系は，当然のことながら，止血が完了すると止血血栓が血管内腔まで増大したり，その他の部位に「転移」することはないように仕組まれている．その仕組みの最も重要な系がアンチトロンビンやプロテインCによるネガティブフィードバックである．具体的には，血管損傷部位で生成された止血のためのトロンビンは，正常な血管部位で血管内皮細胞上のトロンビン—トロンボモジュリン—プロテインCとその受容体である内皮細胞プロテインC

受容体（endothelial cell protein C receptor；EPCR）により，抗凝固，抗炎症―細胞保護のベクトルに変換され，さらには損傷の修復に働くことが判明しつつある．しかし，内皮細胞が広範に損傷を受けると，当然のことながら播種性に血管内凝固，すなわち DIC が起こることになるのである．

丸山征郎
（鹿児島大学大学院医歯学総合研究科システム血栓制御学）

● References

1）Davie EW, Fujikawa K, Kisiel W：The coagulation cascade：initiation, maintenance, and regulation. *Biochemistry* **30**：10363-10370, 1991
2）Delvaeye M, Conway EM：Coagulation and innate immune responses：can we view them separately? *Blood* **114**：2367-2374, 2009
3）Matzinger P：Tolerance, danger, and the extended family. *Annu Rev Immunol* **12**：991-1045, 1994
4）Ito T, Kawahara K, Nakamura T et al：High-mobility group box 1 protein promotes development of. microvascular thromosis in rats. *J Thromb Haemeost* **5**：109-116, 2007
5）Nakahara M, Ito T, Kawahara K et al：Recombinant thrombomodulin protects mice against histone-induced lethal thromboembolism. *PLoS One* **30**：e 75961, 2014
6）Abeyama K, Stern DM, Ito Y et al：The N-terminal domain of thrombomodulin sequesters high-mobility grope-B 1 protein, a novel anti-inflammatory mechanism. *J Clin Invest* **115**：1267-1274, 2005
7）Shi CS, Shi GY, Hsiano HM et al：Lectin-like domain of thrombomodulin binds to its specific ligand Lewis Y antigen and neutralizes lipopolysacchared-induced inflammatory response. *Blood* **112**：3661-3670, 2008

MEMO

Chapter 2

Pharma Navigator

DICの分類

時間経過に基づいた分類

はじめに

ここでは，播種性血管内凝固(disseminated intravascular coagulation；DIC)[1-3]の分類として，急性 DIC，慢性 DIC，非代償性 DIC(overt-DIC)，代償性 DIC(non-overt-DIC)，顕性 DIC ならびに非顕性 DIC について解説する．一般には，「急性 DIC，非代償性 DIC，顕性 DIC」のグループ分けならびに「慢性 DIC，代償性 DIC，非顕性 DIC」のグループ分けは，比較的よく似た概念・病態での分類であるが，それぞれ微妙に異なる．また，これらとともに pre-DIC(DIC 準備状態)との関係についても述べる(**図 1**)．

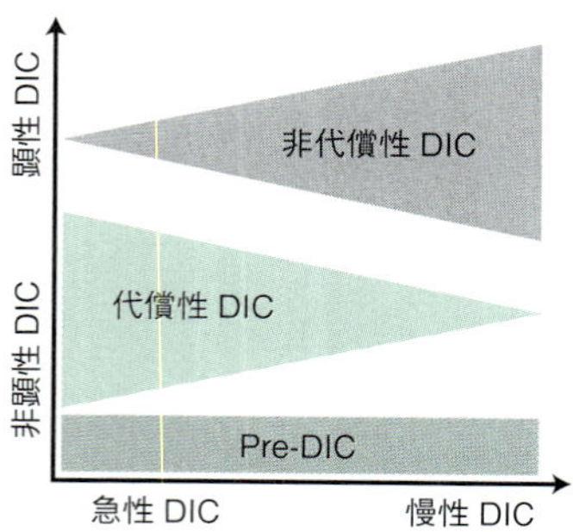

図 1　急性 DIC，慢性 DIC，非代償性 DIC，代償性 DIC，顕性 DIC ならびに非顕性 DIC，Pre-DIC の関係

急性期には DIC の症状は顕性であるが，慢性化すると非顕性に移行することが多い．しかし，慢性化するにつれて DIC の代償能は低下する．また，pre-DIC の症状は非顕性で持続することが多い．

(筆者作成)

1 DIC の定義・概念

DIC は，さまざまな原因によって全身の主として細小血管内に汎発性フィブリン形成が持続し，生じたフィブリンの大部分は，同時に起こる線維素溶解（線溶）活性化により早急に溶解する病態と考えられている．わが国には以前から厚生省 DIC 診断基準[4]があり，国際血栓止血学会（International Society on Thrombosis and Haemostasis；ISTH）の overt-DIC 診断基準[5]や急性期 DIC 診断基準[6]などに影響を与えたが，公式な DIC の定義・概念などは存在しない．そこで，以下に ISTH/科学的標準化委員会（Scientific Standardization Committee；SSC）の定義・概念[5]を示す．2001 年の ISTH/SSC で，DIC 部会は DIC の定義ならびに概念[4]を表 1 のように提案した．DIC はフィブリン関連産物の増加を特徴とし，非炎症性と炎症性の 2 つの発症機序がある．非炎症性のものは白血病，固型癌，大動脈

分類

表 1 ISTH/SSC の DIC の定義ならびに概念

定義	DIC は種々の原因により引き起こされる広範な血管内凝固亢進を特徴とする後天性症候群で，細小血管に微小血栓形成や内皮細胞障害が起こり，きわめて重症になると臓器障害をきたす．
概念	DIC はフィブリン関連産物の生成と，これを反映した炎症性（血管内皮細胞障害性）あるいは非炎症性（非血管内皮細胞障害性）の止血障害を特徴とする疾患である．
病期	非代償性 DIC（overt-DIC）と代償性 DIC（non-overt-DIC）の 2 つに分けられる．

（文献 3 より改変）

瘤などにより，炎症性のものは敗血症や膠原病などによる．

また，DIC の病態を非代償期である overt-DIC と代償期の non-overt-DIC に分けることが提案された．overt-DIC はさらに産科 DIC など比較的制御可能なものと，重症敗血症 DIC などの比較的制御が難しいものに分かれる．

2 急性 DIC

従来から報告されている DIC の多くは，急激に経過して著明な出血症状や臓器症状を呈し死亡率が高いことから，いわゆる急性 DIC といえる．代表的なのは，外傷の急性期，産科疾患や分娩時の DIC，急性白血病の初診時や寛解導入療法時などである．出血や臓器症状などの臨床症状も慢性型の DIC に比べて激しく，短期の予後(28 日死亡率)は悪い．このため，急性 DIC は原則入院治療となる．DIC 発症の原因物質である組織因子(tissue factor；TF)やプラスミノゲンアクチベーター(plasminogen activator；PA)の発現や放出量も多い．急性 DIC 治療としては，基礎疾患の治療，遺伝子組換え型トロンボモジュリン(recombinant thrombomodulin；rTM)，アンチトロンビン(antithrombin；AT)，合成プロテアーゼ阻害薬，ヘパリン・ヘパリン類，補充療法などがある(**表 2**)．

急性白血病，固形癌，産科疾患などの非炎症性 DIC では，腫瘍細胞や胎盤などから TF や PA が放出されることで起こり，大動脈瘤などの DIC は血流異常による血栓形成とそれに伴う過剰な二次線溶の亢進により起こる．これらの病態では，線溶亢進などの止血異常は顕著であるが，出血以外の臨床症状は少なく，血管内皮細胞障害マーカーである血中 AT やプロテイン C ならびに可溶性トロンボモジュリン(thrombomodulin；TM)値の異常は軽度なことが多い．外傷急性期の DIC はトロンボエラストグラムが著しく細くなり，著明な出血症状ならびに臓器障害をきたすため，

表2 急性DICと慢性DIC

	急性DIC	慢性DIC
基礎疾患	外傷，感染症，急性白血病，産科疾患など	大動脈瘤，血管腫，固形癌など
経過	急	緩徐
TF，PA発現	多い	比較的少ない
臨床症状	激しい	マイルド
短期間の予後	悪い	比較的よい
治療形態	入院	おもに通院
治療薬剤	rTM，AT，ヘパリン・ヘパリン類，合成プロテアーゼ阻害薬，補充療法など	トラネキサム酸，抗血小板薬，ヘパリン・ヘパリン類，ワルファリン，抗Xa剤など

（筆者作成）

かつては外傷性止血異常症/外傷—ショックによる急性止血異常症(coagulopathy of trauma；COT/acute COT-shock；ACOTS)という他の病態が考えられたこともあった[7]．

一方，敗血症などの炎症性DICでは，白血球の活性化，高サイトカイン血症，高PAインヒビターI(PA inhibitor-I；PAI-I)血症，高度の血管内皮細胞障害を伴い，毛細血管漏出症候群(capillary leak syndrome；CLS)を呈する．また，障害された血管内皮細胞上のATやTMは減少し，プロテアーゼ活性化受容体(protease-activated receptor；PAR)やTFの発現は増加し，微小血栓を形成しやすくなる．このため，種々の臓器症状を呈し，血中の線溶系マーカーやフィブリン関連マーカー(fibrin-related markers；FRMs)の変動は著明でないが，血中のATならびにプロテインC低下や可溶性TM増加が認められる．このため，非炎症性DICでは厚生省基準での診断が，炎症性DICで

分類

は日本血栓止血学会診断基準での診断が，それぞれ適していると思われる．

3 慢性DIC

慢性DICの基礎疾患としては，大動脈瘤・大動脈解離，巨大血管腫，進行の遅い固形癌などがあてはまる．出血や臓器症状などの臨床症状はマイルドであり，通院治療となることが多い．短期の予後(28日死亡率)は比較的よいが，長期予後は基礎疾患の予後に依存する．DICの発症原因であるTFやPAの発現量は比較的少ない．DICに有効な治療としては必ずしも保険適応ではない薬剤も含むが，基礎疾患の治療，トラネキサム酸，抗血小板薬，ヘパリン・ヘパリン類，ワルファリン，抗Xa剤などがある(表2)．

最も多いのは，大動脈瘤・大動脈解離で，血流の停滞ならびにそれに伴う血栓形成とその溶解に伴う二次線溶亢進により，著しい出血傾向を伴い起こる．血中のフィブリンならびにフィブリノゲン分解産物(fibrin and fibrinogen degradation products；FDP)，プラスミン-α_2プラスミンインヒビター複合体(plasmin-$\alpha_2$plasmin inhibitor complex；PIC)ならびにD-dimerなどが著しく増加し，血中のフィブリノゲン，プラスミンインヒビター(plasmin inhibitor；PI)ならびにプラスミノゲンは低下する．多くの場合は，トラネキサム酸と抗血小板薬やワルファリンなどにより，外来で治療可能である．しかし，劇症型では補充療法や強力な抗凝固療法が必要な場合もある．

近年増えているのは固形癌による慢性DICで，深部静脈血栓症(deep vein thrombosis；DVT)を合併することも多い．この場合トラネキサム酸はむしろ使用を控えたほうがよく，少量のヘパリン・ヘパリン類やワルファリンなどが推奨される．また，DICを合併しやすい固形癌と，DVTを合併しやすい固形癌の種類は異なる．癌専門医は固形癌の DIC の診断・治療に非積極的であるが，患者の生活の質(quality of life；QOL)を高めるためにも，積極的な介入が望まれる．

4 代償性 DIC

代償性 DIC は，凝固・線溶系の活性化は起こっているが，消耗性凝固障害は比較的少なく，血管内皮細胞障害が軽度である状態で，non-overt-DIC 診断基準(**表 3**)で診断される病態をいう．あるいは pre-DIC に近い病態である．すなわち，血中に少量から中等量のトロンビンやプラスミンが生成され，ある程度凝固・線溶系が活性化されても，プロテイン C，AT，PI などの止血制御系によりただちに抑制され，微小血栓は二次線溶亢進により溶解する．フィブリノゲンなどの凝固因子や血小板は血中に過剰に存在するため，50 %程度の減少なら著明な出血は起こさない．このため，臨床症状は比較的マイルドで，血管内皮細胞障害

表 3　non-overt-DIC 診断基準の雛型

1)基礎疾患	存在すれば 2 点				
2)大基準	1 点＋	(−1 点	0 点	1 点)	＝合 計
血小板数($\times 10^3/\mu L$)	100＜	増加	無変化	減少	
PT 延長(秒)	3＜	減少	無変化	増加	
フィブリン分解産物	増加	減少	無変化	増加	
3)特性基準	−1 点	1 点			
アンチトロンビン	正常	低下			
プロテイン C	正常	低下			
トロンビン − AT 複合体	正常	増加			
その他	正常	異常			
4)計 算	1)＋2)＋3)＝5以上が non-overt-DIC				

(文献 5 より改変)

を伴う顕著な臓器障害はみられず，短期の生命予後も比較的よい．基礎疾患としては，感染症，固型癌，白血病，大動脈瘤などの軽症から中等症である．DIC 治療としては，基礎疾患の治療，ヘパリン類，ワルファリンなどであり，補充療法，rTM ならびに AT などは通常必要とされない（**表 4**）．すなわち，ある程度凝固の活性化を防げば，DIC の症状が改善される可能性が高い病態である．

5 非代償性 DIC

非代償性 DIC は，凝固・線溶系の著しい活性化が起こり，補充療法なしでは改善されない消耗性凝固障害をきたす病態や，敗血症などでの著しい血管内皮細胞障害を伴う病態で，overt-DIC 診断基準で診断され得る．外傷急性期，白血病，産科疾患などの DIC では，フィブリノゲンや PI が枯渇し FDP が著増し，著しい出血傾向をきたす．このため，基礎疾患の治療や抗凝固療法に加えて，新鮮凍結血漿

表 4　代償性 DIC と非代償性 DIC

	代償性 DIC	非代償性 DIC
診断基準	non-overt-DIC 診断基準	overt-DIC 診断基準
凝固系	消耗性凝固障害は軽度	消耗性凝固障害が強度
TF，PA 発現	比較的少ない	多い
臨床症状	マイルド	激しい
短期間の予後	比較的よい	悪い
治療薬剤	ヘパリン・ヘパリン類，ワルファリンなど	AT，rTM，合成プロテアーゼ阻害薬，トラネキサム酸，補充療法など

（筆者作成）

(fresh frozen plasma；FFP)や濃厚血小板(platelet concentrate；PC)製剤などの補充療法，合成プロテアーゼ阻害薬ならびにトラネキサム酸の投与が必要となる．欧米ではフィブリノゲン製剤か，プロトロンビン複合体製剤が使用されているが，わが国では保険適応ではない．敗血症 DIC などでは血中 AT やプロテイン C ならびに血管内皮細胞上の TM などの凝固制御系が著明低下するとともに，PAI-Ⅰ，TM ならびにフォンウィルブランド因子(von Willebrand factor；vWF)などの血管内皮細胞障害マーカーが著しく増加して，著明な CLS などの臓器障害がみられる．そのため，基礎疾患の治療や抗凝固療法に加えて，AT，rTM ならびに FFP の投与が必要となる．非代償性 DIC における短期の生命予後は著しく悪く，基礎疾患の治療や抗凝固療法のみでは非代償性 DIC は改善されず，補充療法や血管内皮細胞障害への対処ならびにサイトカインストームなどの炎症反応の悪循環を断ち切る治療が必要である(**表 4**)．

6　顕性 DIC，非顕性 DIC，pre-DIC

顕性の DIC は臨床症状を伴う DIC，あるいは検査値異常が著明な DIC をいう．一方，非顕性 DIC は，臨床症状を伴わない DIC，あるいは検査値異常が著明でない DIC をいう(**表 5**)．非顕性 DIC は，non-overt-DIC，あるいは Pre-DIC(早期 DIC あるいは DIC 準備状態)として表される．

Pre-DIC の概念が生まれたのは，DIC の予後が悪く，早期治療の有用性が検討されていたからである．

DIC の早期治療の有用性について調べた後ろ向き研究[8]について述べる．対象症例は 395 例の DIC 症例であり，白血病群 154 例，非白血病群 241 例であった．白血病群では，DIC スコア 2～3 点の pre-DIC の時点で治療がなされると，ほとんどの症例で DIC が治癒した(寛解)．しかし，DIC スコアが 4 点以上の DIC になった時点で治療を開始

表 5　顕性 DIC と非顕性 DIC

	顕性 DIC	非顕性 DIC
診断基準	overt-DIC 診断基準	non-overt-DIC 診断基準
凝固系	消耗性凝固障害が強度	消耗性凝固障害は軽度
TF，PA 発現	多い	比較的少ない
臨床症状	明らか	ほとんどない
短期間の予後	悪い	比較的よい
治療薬剤	rTM，AT，合成プロテアーゼ阻害薬，補充療法	ヘパリン・ヘパリン類，ワルファリン

（筆者作成）

すると，DIC の寛解率は低下し，死亡率は逆に増加した．白血病群ほど典型的でないが，非白血病群でも同様の傾向がみられた．

両群を合わせて解析すると，pre-DIC の時点で治療すると 80 %以上の DIC が改善し，8 %が悪化するのみであった．一方，DIC スコアが増加するに従い DIC の改善率は低下し，悪化率は増加した（図 2）．以前からいわれているように，DIC の早期に治療するほうが DIC の予後がよいことがわかる．ただし，感染症を悪化させる恐れがあり，超早期の DIC 治療は控えるべきである．

後ろ向きにDIC発症直前1週間以内をpre-DICと定義し[9)]，止血系分子マーカーの有用性を検討すると，血中のトロンビン－AT 複合体（thrombin－AT complex；TAT），可溶性フィブリン（soluble fibrin；SF），PAI-I が Pre-DIC の診断に有用であり，そのなかでも SF が最も有用であった[10)]．pre-DIC 診断についてわが国で種々の検討がなされていたが，pre-DIC 診断基準の確立までに至っていない．

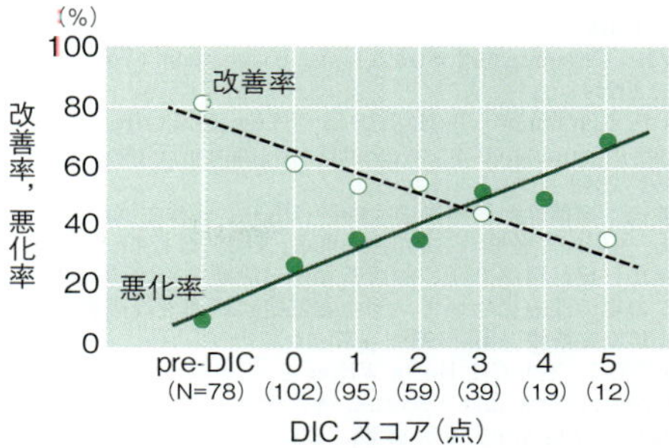

図 2　白血病群ならびに非白血病群の DIC スコアの増減と予後との関係

X 軸の DIC スコアは，白血病群は 4 点，非白血病群は 7 点をマイナスしたものである．
(文献 3 より改変)

おわりに

以上，急性 DIC，慢性 DIC，代償性 DIC，非代償性 DIC，顕性 DIC，非顕性 DIC ならびに pre-DIC について述べたが，これらの関係は使用されている DIC 診断基準にも依存する．今後，DIC 診断基準が改定された場合，これらの関係を見直す必要があるかもしれない．

和田英夫
(三重県立総合医療センター/ 三重大学大学院連携講座)
松本剛史
(三重大学医学部附属病院輸血・細胞治療部)

● References

1）Wada H：Disseminated intravascular coagulation. *Clin Chim Acta* **344**：13-21, 2004
2）Wada H, Matsumoto T, Hatada T：Diagnostic criteria and laboratory tests for disseminated intravascular coagulation. *Expert Rev Hematol* **5**：643-652, 2012
3）和田英夫：播種性血管内凝固症候群（DIC）．三輪血液病学（浅野茂隆，池田康夫，内山 卓 監修）．文光堂，東京，2005, p 1743-1752
4）青木延雄，長谷川淳：DIC 診断基準の『診断のための補助的検査成績，所見』の項の改訂について．厚生省特定疾患血液凝固異常症調査研究班平成 4 年度業績報告集．1988, p 37-41
5）Taylor FB Jr, Toh CH, Hoots WK et al：Towards definition, clinical and laboratory criteria, and a scoring system for disseminated intravascular coagulation. *Thromb Haemost* **86**：1327-1330, 2001
6）Gando S, Iba T, Eguchi Y et al：A multicenter, prospective validation of disseminated intra vascular coagulation diagnostic criteria for critically ill patients：comparing current criteria. *Crit Care Med* **34**：625-631, 2006
7）Gando S, Wada H, Kim HK et al：Comparison of disseminated intravascular coagulation in trauma with coagulopathy of trauma/acute coagulopathy of trauma-shock. *J Thromb Haemost* **10**：2593-2595, 2012
8）Wada H, Wakita Y, Nakase T et al：Outcome of disseminated intravascular coagulation in relation to the score when treatment was begun. Mie DIC Study Group. *Thromb Haemost* **74**：848-852, 1995
9）Wada H, Minamikawa K, Wakita Y et al：Hemostatic study before onset of disseminated intravascular coagulation. *Am J Hematol* **43**：190-194, 1993
10）Wada H, Wakita Y, Nakase T et al：Increased plasma-soluble fibrin monomer levels in patients with disseminated intravascular coagulation. *Am J Hematol* **51**：255-260, 1996

MEMO

凝固と線溶のダイナミズムからみた分類

薬理作用
分類
病態と治療
処方の実際
トピックス
Q&A

はじめに

播種性血管内凝固（disseminated intravascular coagulation；DIC）は，基礎疾患の存在下に全身性・持続性の著しい凝固活性化をきたし，細小血管内に微小血栓が多発する重篤な病態である[1,2]．凝固活性化とともに線溶活性化がみられるが，その程度は基礎疾患により相当な差違がみられる．進行すると血小板や凝固因子といった止血因子が低下し，消費性凝固障害（consumption coagulopathy）の病態となる．DICの二大症状は，出血症状と臓器症状であるが，臨床症状が出現すると予後はきわめて不良となるため，臨床症状の出現がない時点で治療開始できるのが理想である（表1，図1）．

表1　DICの概念

主概念：全DIC症例でみられる

1）基礎疾患の存在．

2）全身性・持続性の著明な凝固活性化状態：全身の主として細小血管内に微小血栓が多発．

3）線溶活性化（その程度は種々）．

副概念：進行したDIC症例でみられる

1）消費性凝固障害：止血因子（血小板，凝固因子）の低下など．

2）臨床症状：出血症状，臓器症状．

（筆者作成）

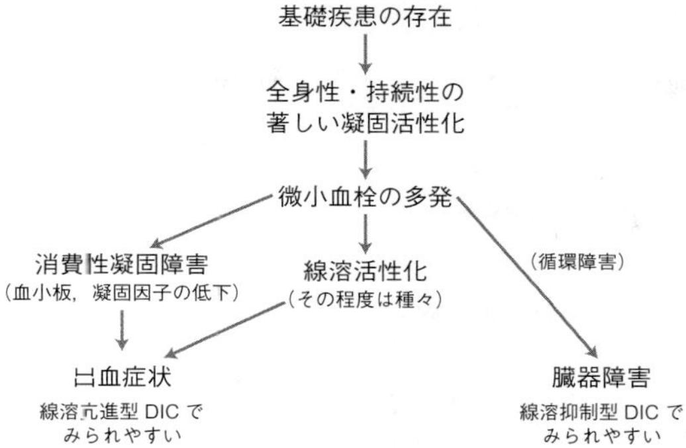

図1　DICの病態

（筆者作成）

なお，国際血栓止血学会(International Society on Thrombosis and Haemostasis；ISTH)の科学的標準化委員会(Scientific Standardization Committee;SSC)は，「DICは，種々の原因により，局所にとどまらない血管内凝固活性化をきたす後天性の症候群である．DICは，微小血管障害に起因したり，あるいは微小血管障害を引き起こし，重症化すれば臓器不全をきたす.」と定義している[3]．ISTHの見解は，現時点でのDICに対する世界の平均的な捉え方を表しているものと考えられる．たしかに，敗血症などの重症感染症に合併したDIC(線溶抑制型DIC)の病態は的確に示しているが，急性白血病，大動脈瘤，常位胎盤早期剝離，転移性前立腺癌などに合併したDICのように，著明な線溶活性化のため出血症状がしばしば重症化しやすい病態を有するDIC(線溶亢進型DIC)を考慮していない点に問題がある．

著しい凝固活性化はDICの主病態であり全症例に共通しているが，その他の点については，基礎疾患により病態が相当異なっている(**図2**)[1,4,5]．

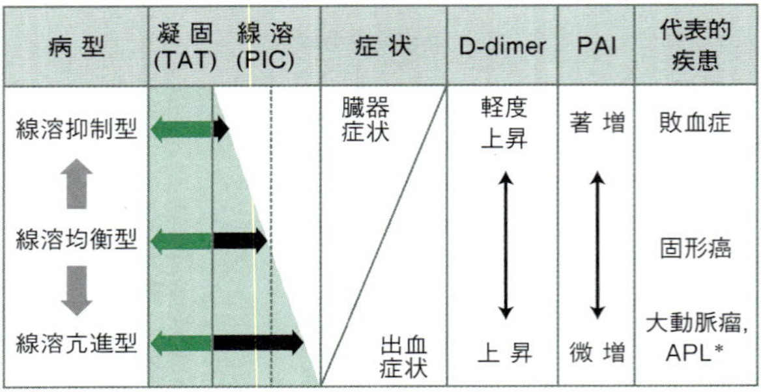

図2　DIC の病型分類

TAT：トロンビン－アンチトロンビン複合体，PIC：プラスミン－α_2プラスミンインヒビター複合体，PAI：プラスミノゲンアクチベーターインヒビター，APL：急性前骨髄球性白血病．
＊：APL はアネキシンⅡによる線溶活性化が加わる点で特殊病型．
（金沢大学血液内科・呼吸器内科：播種性血管内凝固症候群（DIC）（図解）．http://www.3nai.jp/weblog/entry/25012.html より改変）

1　線溶抑制型 DIC

凝固活性化は高度であるが線溶活性化が軽度にとどまるDIC は，敗血症に合併した例に代表される．線溶阻止因子であるプラスミノゲンアクチベーターインヒビター(plasminogen activator inhibitor；PAI)が著増するために強い線溶抑制状態となり(図3，4)，多発した微小血栓が溶解されにくく微小循環障害による臓器障害が高度になりやすいが，出血症状は比較的軽度である．このような DICを「線溶抑制型 DIC」と称している．検査所見としては，凝固活性化マーカーであるトロンビン－アンチトロンビン複合体(thrombin antithrombin complex；TAT)は上昇するものの，線溶活性化マーカーであるプラスミン－α_2プラスミンインヒビター複合体(plasmin-α_2 plasmin inhibitor complex；PIC)は軽度上昇にとどまる(図5，6)．また，微小血栓の溶解を反映するフィブリンならびにフィブリノゲン分解産物(fibrin and fibrinogen degradation prod-

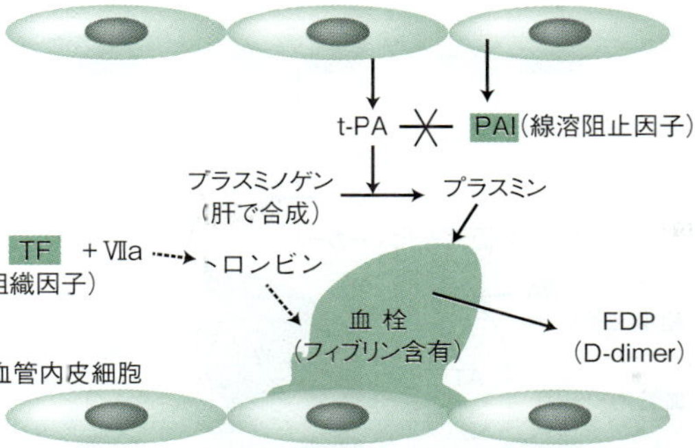

図 3　線溶抑制状態における PAI の意義

PAI：プラスミノゲンアクチベーターインヒビター，t-PA：組織型プラスミノゲンアクチベーター,TF：組織因子，FDP：フィブリンならびにフィブリノゲン分解産物.

（筆者作成）

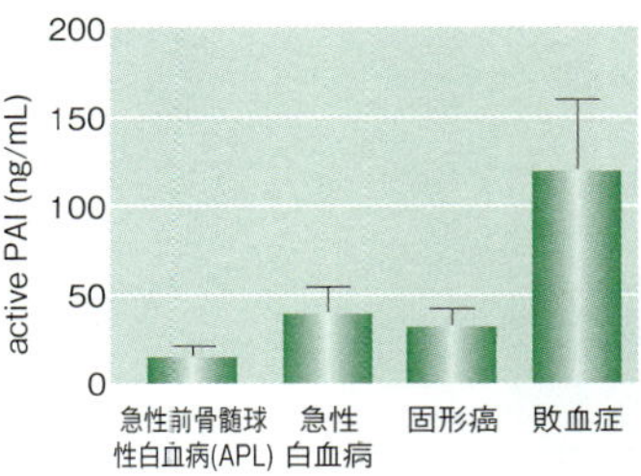

図 4　DIC における PAI の変動

PAI：プラスミノゲンアクチベーターインヒビター.

（筆者作成）

ucts；FDP）や D-dimer（DD）も軽度上昇にとどまるのが特徴である.

病態の差違に基づく DIC の病型分類の考え方は，DIC の早期診断，治療方針の決定のうえでも重要である．FDP, D-dimer は DIC 診断の最も重要なマーカーと信じられてきたが，線溶抑制型 DIC ではその上昇は軽度にとどまることも少なくなく，これらのマーカーを過度に重要視すると DIC の診断が遅れる懸念がある．むしろ，血中 TAT,

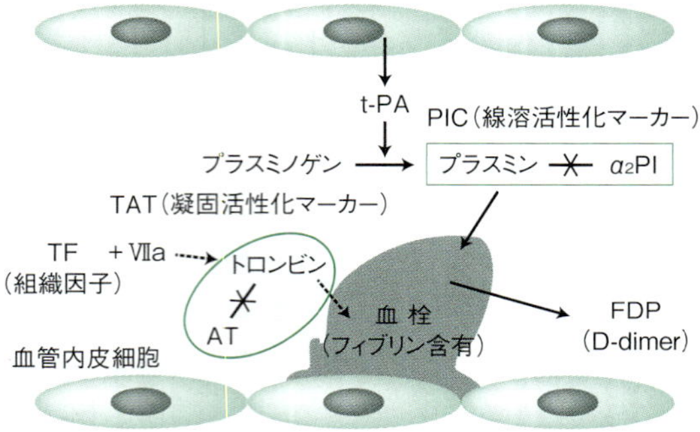

図5　TATとPICの意義

FDP：フィブリンならびにフィブリノゲン分解産物，D-dimer：フィブリン（血栓）分解産物の最小単位，TAT：トロンビン－アンチトロンビン複合体，PIC：プラスミン－α_2プラスミンインヒビター複合体，AT：アンチトロンビン，t-PA：組織型プラスミノゲンアクチベーター，TF：組織因子.

（筆者作成）

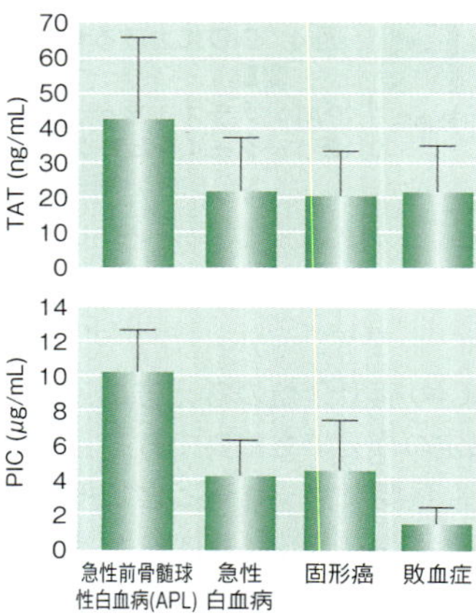

図6　基礎疾患別にみたTATとPICの変動

TAT：トロンビン－アンチトロンビン複合体，PIC：プラスミン－α_2プラスミンインヒビター複合体.

（筆者作成）

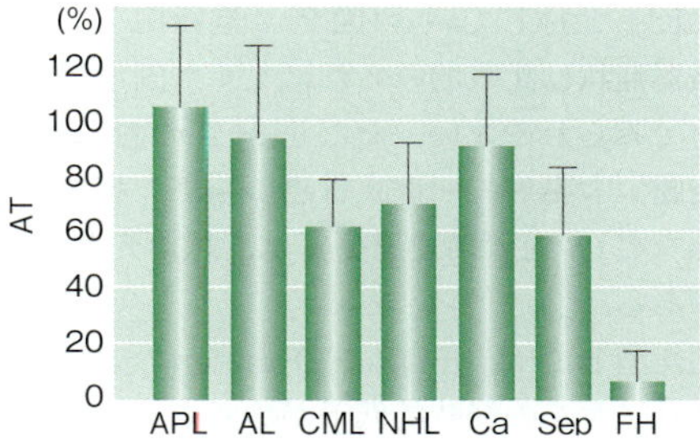

図 7　DIC における血中 AT 活性の変動

AT：アンチトロンビン，APL：急性前骨髄球性白血病，AL：APL 以外の急性白血病，CML：慢性骨髄性白血病の急性転化，NHL：非ホジキンリンパ腫，Ca：固形癌，Sep：敗血症，FH：劇症肝炎.

（筆者作成）

可溶性フィブリン（soluble fibrin；SF）の上昇や，血小板数の経時的低下に着目することにより早期診断が可能である．PIC は軽度上昇にとどまり，α_2 プラスミンインヒビター（α_2 plasmin inhibitor：α_2PI）活性は肝不全がなければ正常であることが多い（線溶抑制型 DIC で α_2PI が低下している場合，DIC が原因ではなく肝不全が原因である）．

敗血症に代表される線溶抑制型 DIC では，血中アンチトロンビン（antithrombin；AT）活性が低下しやすく（図 7），ヘパリン類に AT 濃縮製剤を併用する頻度が高い．また，線溶抑制型 DIC ではリポ多糖（lipopolysaccharide；LPS）や炎症性サイトカインが病態に強く関与しているために，抗炎症作用を併せもつ抗凝固薬である遺伝子組換えトロンボモジュリン製剤の使用頻度も高い．

2　線溶均衡型 DIC

凝固・線溶活性化のバランスがとれており，線溶抑制型 DIC と線溶亢進型 DIC の中間的病態を示すものを「線溶均衡型 DIC」と称している（**図 2**）．進行例を除くと，出血症状や臓器症状は比較的みられにくく，固形癌に合併した DIC などでみられやすい．ただし，一部の固形癌（前立腺癌，悪性黒色腫，大腸癌の一部，胃癌の一部，膵癌の一部，乳癌の一部など）や血管関連腫瘍では，線溶亢進型 DIC となることがある．

線溶均衡型 DIC は，FDP や D-dimer の上昇，血小板数やフィブリノゲンの経時的低下が診断の契機になることが多い．血中 TAT や PIC の測定も行い線溶均衡型 DIC の病型診断を行う．

なお，固形癌患者において FDP や D-dimer の上昇がみられた場合，DICの可能性のみならず深部静脈血栓症（deep vein thrombosis；DVT）や肺塞栓を確実に鑑別する必要がある（DIC と DVT の合併もある）．下肢静脈エコー検査（必要があれば造影胸部 CT）を積極的に行うのがよい．

肝予備能の低下がなければ AT 活性は低下しないことが多く，治療の面ではヘパリン類単独投与（AT 濃縮製剤の併用なし）がなされることが多い．DIC を合併する固形癌では，症例によっては 1 カ月以上にわたってヘパリン類

表 2　ヘパリン類の比較

薬 物	ヘパリン製剤		ダナパロイドナトリウム	フォンダパリヌクス
	未分画ヘパリン（標準ヘパリン）	低分子ヘパリン（ダルテパリン）		
適応症	・DIC ・体外循環の血液凝固防止（透析） ・血栓症の予防・治療	・DIC ・体外循環の血液凝固防止（透析）	・DIC	・下肢整形外科手術・腹部手術施行患者の VTE 発症抑制
抗 Xa/トロンビン比	1：1	2～5：1	22：1	7,400：1
半減期	0.5～1 時間	2～4 時間	20 時間	17 時間
用法・用量	5～10 単位/kg/ 時間持続点滴（DIC）	75 単位 /kg /24 時間持続点滴（DIC）	1,250 単位×2 回 / 日静注（DIC）	2.5mg（1.5mg）×1回/日皮下注（DVT 予防）

（筆者作成）

が投与されることも少なくない．患者を24時間持続点滴で拘束したくない場合には，半減期の長いヘパリン類であるダナパロイドナトリウムがよい適応である(表2)．

3 線溶亢進型 DIC

凝固活性化に見合う以上の著しい線溶活性化を伴う DIC においては，PAI はほとんど上昇せずに線溶活性化が強く，止血血栓が溶解されやすいことと関連して出血症状が高度になりやすいが，臓器障害はほとんどみられない．このような病型の DIC を「線溶亢進型 DIC」と称している(図2，表3)．検査所見としては，TAT，PIC 両者とも著増し，FDP や D-dimer も上昇する．フィブリノゲン分解も進行するために FDP/DD 比は上昇(DD/FDP 比で表現する場合は低下)しやすい(図8)．

表3　線溶亢進型 DIC の病態診断を行うための指針

1. **必須条件**：TAT≧20 μg/L かつ PIC≧10 μg/mL*
2. **検査所見**：下記のうち2つ以上を満たす． 1) FDP≧80 μg/mL 2) フィブリノゲン＜100mg/dL 3) FDP/DD 比の高値(DD/FDP 比の低値)
3. **参考所見**：下記所見がみられる場合，さらに重症出血症状をきたしやすい． 1) 血小板数低下(＜5万 / μL) 2) α_2PI 活性低下(＜50%)

＊：この必須条件を満たす場合は典型例である場合が多い．TAT や PIC が，上記の7～8割レベルの上昇であっても，線溶亢進型 DIC の病態と考えられることもある．
DD：D-dimer
(筆者作成)

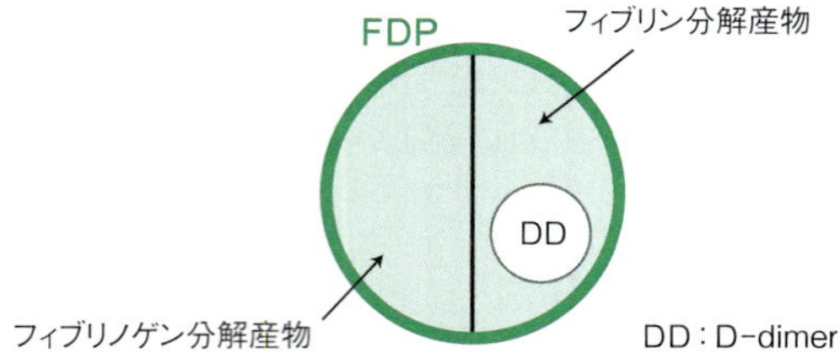

図 8　FDP と D-dimer の関係

FDP（フィブリンならびにフィブリノゲン分解産物）は，文字通りフィブリン分解産物とフィブリノゲン分解産物の総和である．
医学的な意味での狭義の D-dimer は，フィブリン分解産物の最小単位である（ただし，臨床の場で測定されている D-dimer は，医学的な D-dimer を含むが，その他のフィブリン分解産物も測り込んでいる）．
線溶亢進型 DIC では，フィブリン分解のみならずフィブリノゲン分解も進行する．そのために，FDP は著増しても相対的に D-dimer の上昇は軽度～中等度にとどまるので，FDP/DD 比は上昇（DD/FDP 比で表現する場合は低下）しやすい．

（筆者作成）

なお，線溶活性化の観点から線溶亢進型 DIC の病態をとるもののなかには，特殊病型（特殊型 DIC：線溶異常亢進）となる基礎疾患が存在する．すなわち，基礎疾患による凝固活性化に伴う線溶活性化（DIC による線溶活性化）に，一次線溶活性化が加算される場合である．たとえば，アネキシンⅡが細胞表面に高発現する急性前骨髄球性白血病（acute promyelocytic leukemia；APL）[6]や特殊な悪性腫瘍[7]においては，フィブリンが存在しなくてもアネキシンⅡの作用によりフィブリン同様の補酵素的役割を果たし，効率よいプラスミン生成を誘導する（一次線溶）．この場合は DIC を発症すると，アネキシンⅡを介した一次線溶亢進と DIC による二次線溶亢進が合算されるため，見かけ上，線溶亢進型 DIC の病態を呈する．

線溶亢進型 DIC では，AT 活性の低下はほとんどないのに対して（図 7），α_2PI 活性やフィブリノゲンは著減する．線溶亢進型 DIC において AT 活性の低下がみられた場合

表 4 DIC の基礎疾患と病型分類

1. 感染症 ・敗血症(↓) ・その他の重症感染症(呼吸器，尿路，胆道系など)(↓)
2. 造血器悪性腫瘍 ・急性前骨髄球性白血病(APL)：DIC 必発(↑) ・その他の急性白血病(↑) ・非ホジキンリンパ腫(↑) ・その他の造血器悪性腫瘍(↑)が多い
3. 固形癌：通常は転移を伴った進行癌(→)or(↑)
4. 外傷(経時的に↑から↓へ)，熱傷，熱中症，横紋筋融解(↑)
5. 手術後
6. 血管関連疾患 ・胸部＆腹部大動脈瘤(↑) ・巨大血管腫(↑) ・血管関連腫瘍(↑) ・膠原病(血管炎合併例) ・その他の血管関連疾患
7. 産科合併症 ・常位胎盤早期剝離(↑) ・羊水塞栓(↑) ・子癇 ・その他の産科合併症
8. 急性膵炎，劇症肝炎
9. ショック
10. 溶 血
11. 蛇咬傷
12. 低体温
13. その他

(↓)：線溶抑制型 DIC,(→)：線溶均衡型 DIC,(↑)：線溶亢進型 DIC.
記載のない基礎疾患は症例により異なるか不明の疾患.

(筆者作成)

分類

表5　DIC 病態の共通点と相違点

全ての DIC に共通してみられること
1) 基礎疾患の存在
2) 全身性・持続性の極端な凝固活性化

個々の DIC によって異なる所見
1) 線溶活性化の程度
2) 出血症状・臓器症状の出現
3) 血栓形成の程度

(筆者作成)

であっても，それは DIC のためではなく肝予備能の低下などが原因である．

治療面においては，線溶亢進型 DIC に対して，ヘパリン類のみを投与すると出血を助長することも少なくなく，このような場合はメシル酸ナファモスタット(抗プラスミン作用も強い抗トロンビン薬)，あるいはヘパリン類とトラネキサム酸の併用が有効である．ただし，DIC に対するトラネキサム酸の投与は使用方法を誤ると致命的な全身性血栓症を合併する懸念があるため，「線溶亢進型」であることを確実に診断するとともに，必ず専門家にコンサルトする必要がある[8,9]．

表4 に DIC の代表的な基礎疾患と，DIC 病型分類を記載した．ただし，同じ基礎疾患であっても症例によって病態が異なっていることも少なくなく，一応の目安である．

このように，DIC には共通した病態もあるが，一方で個々の DIC によって異なる所見が多い点を強調したい(**表5**)．

朝倉英策
(金沢大学附属病院高密度無菌治療部)

● References

1）金沢大学血液内科・呼吸器内科：播種性血管内凝固症候群(DIC). http://www. 3 nai.jp/weblog/entry/ 24539 .html
2）Levi M, Ten Cate H：Disseminated intravascular coagulation. *N Engl J Med* **341**：586–592 , 1999
3）Taylor FB Jr, Toh CH, Hoots WK et al：Towards definition, clinical and laboratory criteria, and a scoring system for disseminated intravascular coagulation. *Thromb Haemost* **86**：1327–1330 , 2001
4）日本血栓止血学会学術標準化委員会 DIC 部会：科学的根拠に基づいた感染症に伴う DIC 治療のエキスパートコンセンサス．日血栓止血会誌 **20**：77–113 , 2009
5）林 朋恵，朝倉英策：播種性血管内凝固症候群の病態・診断．わかりやすい血栓と止血の臨床(日本血栓止血学会 編)．南江堂，東京，2011，p 190–194
6）Menell JS, Cesarman GM, Jacovina AT et al：Annexin II and bleeding in acute promyelocytic leukemia. *N Engl J Med* **340**：994–1004 , 1999
7）Madoiwa S, Someya T, Hironaka M et al：Annexin 2 and hemorrhagic disorder in vascular intimal carcinomatosis. *Thromb Res* **119**：229–240 , 2007
8）朝倉英策：トラネキサム酸(トランサミン)．臨床に直結する血栓止血学 改訂 2 版(朝倉英策 編)．中外医学社，東京，2018，p 671 - 676
9）朝倉英策：播種性血管内凝固症候群(DIC)．しみじみ分かる血栓止血 vol. 1 DIC・血液凝固検査編．中外医学社，東京，2014，p 48 - 141

分類

Chapter 3
Pharma Navigator

病態と治療

病態基盤と病型

はじめに

播種性血管内凝固(disseminated intravascular coagulation；DIC)の三大基礎疾患は，敗血症，急性白血病，固形癌であるが，そのほかにも各種重症感染症，外傷，熱傷，熱中症，手術後，大動脈瘤，巨大血管腫，膠原病(とくに血管炎合併例)，産科合併症(常位胎盤早期剥離，羊水塞栓)，劇症肝炎，急性膵炎，ショック，横紋筋融解症など，多くの基礎疾患が知られている(Chapter 2 参照)[1]．

基礎疾患によりDICの発症機序は異なるが，多くの場合は直接的あるいは間接的に組織因子(tissue factor；TF)が重要な役割を演じている．また，大動脈瘤のようにDICの発症機序が十分には解明されていない病態も存在する．

1 敗血症に合併したDICの病態

敗血症などの重症感染症に合併したDICの発症には，サイトカインの関与が大きいと考えられている．敗血症においては，リポ多糖(lipopolysaccharide；LPS)や腫瘍壊死因子(tumor necrosis factor；TNF)，インターロイキン(interleukin；IL)-1などの炎症性サイトカインの作用により，単球/マクロファージや血管内皮から大量のTFが産生され，著しい凝固活性化を生じる．さらに，LPSやサイトカインは，血管内皮上の抗凝固性蛋白であるトロンボモジュリン(thrombomodulin；TM)の発現を抑制するため，凝固活性化に拍車がかかることになる．

凝固活性化の結果として生じた多発性微小血栓は，線溶

薬理作用
分類
病態と治療
処方の実際
トピックス
Q&A

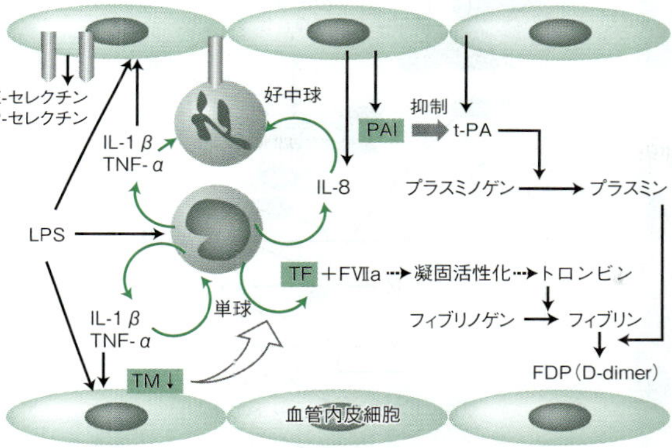

図 1　敗血症に合併した DIC の発症機序

TM：トロンボモジュリン，TF：組織因子，LPS：リポ多糖，PAI：プラスミノゲンアクチベーターインヒビター，t-PA：組織型プラスミノゲンアクチベーター，FDP：フィブリンならびにフィブリノゲン分解産物

（文献 1 より転載）

活性化により溶解されようとするが，LPS やサイトカインの作用によって血管内皮でプラスミノゲンアクチベーターインヒビター（plasminogen activator inhibitor；PAI）が過剰発現し，線溶が抑制されるために多発性微小血栓が残存し，微小循環障害による多臓器不全が進行する（**図 1**）[1,2]．

2　悪性腫瘍に合併した DIC の病態

急性白血病や固形癌などの悪性腫瘍においては，腫瘍細胞中の TF により外因系凝固が活性化されることが DIC 発症の原因と考えられている．血管内皮や炎症の関与がほとんどない点において，より直接的な凝固活性化の病態となっている（**図 2**）[1]．

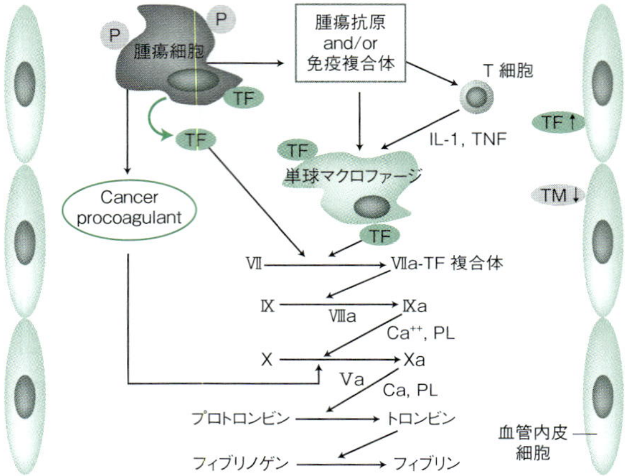

図 2　悪性腫瘍に合併した DIC の発症機序

TM：トロンボモジュリン，TF：組織因子，P：血小板，IL－1：インターロイキン 1，TNF：腫瘍壊死因子，Ca^{++}：カルシウムイオン，PL：リン脂質　（文献 1 より転載）

3　APL に合併した DIC の病態

急性前骨髄球性白血病（acute promyelocytic leukemia；APL）や固形癌の一部では，著明な線溶活性化にアネキシンⅡが重要な役割を演じている[3]．APL 細胞表面上にはアネキシンⅡが過剰に発現しており，このアネキシンⅡには組織型プラスミノゲンアクチベーター（tissue type plasminogen activator；t-PA）と，プラスミノゲンの両線溶因子が結合し，このことで t-PA によるプラスミノゲンの活性化能が飛躍的に高まる（**図 3**）[3]．

また，APL に対して all-trans レチノイン酸（all-trans retinoic acid；ATRA）を投与すると，APL 細胞中の TF およびアネキシンⅡの発現が抑制される．このため凝固活性化と線溶活性化に同時に抑制がかかり，APL の DIC は速やかに改善する[2]．なお，ATRA によるアネキシンⅡ発

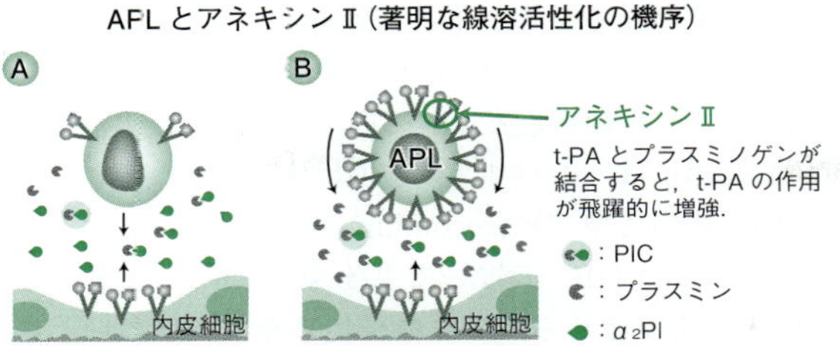

図3 APLに合併したDICの病態とATRAの効果

A：APL以外の急性白血病，B：APL.
APLに対するATRAの投与に伴う抗DIC効果；
① APL細胞におけるTF発現抑制,
② APL細胞におけるTM発現亢進,
③ APL細胞におけるアネキシンⅡの発現抑制.

(文献3より改変)

現の抑制は相当に強力であり，APLの著しい線溶活性化の性格は速やかに消失する.

APLに対してATRAを投与している場合に，トラネキサム酸などの抗線溶療法を投与すると，全身性血栓症や突然死の報告がみられる[4-10]．APLに対してATRAを投与する場合には，トラネキサム酸は絶対禁忌である(ATRA非投与例においては，ヘパリン類の併用下にトラネキサム酸を投与するとしばしば出血症状に対して著効するが，誤った使用は血栓症を誘発するため専門的判断を必要とする).

4 DIC病態基盤からみたDIC治療

1．敗血症

敗血症は「線溶抑制型DIC」の代表疾患である(Chapter 2参照)．治療においては感受性を有した抗生剤投与が最重要である.

敗血症に合併したDICにおいては，多くの例でアンチトロンビン(antithrombin；AT)活性が低下するため，AT

製剤が必要となることが多い．従来は血漿由来製剤が使用されてきたが，2017 年 11 月から遺伝子組換えアンチトロンビン製剤も使用可能となっている．十分な凝固活性を期待するためには，ヘパリン類を併用する(図 4)．

遺伝子組換え型 TM(recombinant TM；rTM)は，敗血症に合併した DIC に対しても有効である．AT 製剤と rTM の併用が認められる医療環境になってほしいところである．

肝不全合併のため，プロトロンビン時間(prothrombin time；PT)著明延長やフィブリノゲン著減がみられることがあり，この場合には新鮮凍結血漿(fresh frozen plasma；FFP)を投与する．食事摂取ができない状態で長期間の抗生剤が投与されることに伴って，ビタミン K 欠乏

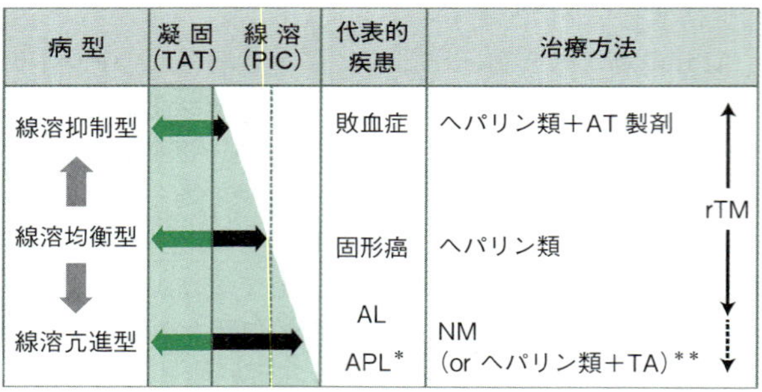

図 4　DIC の病型分類と治療法の選択(私見)

AL：APL 以外の急性白血病，APL：急性前骨髄球性白血病，rTM：遺伝子組換えトロンボモジュリン，NM：ナファモスタットメシル酸塩，TA：トラネキサム酸，ヘパリン類：ダナパロイドナトリウム or 低分子ヘパリンなど．

＊：APL に ATRA を投与している場合は，TA は禁忌．

＊＊：TA の不適切な使用は全身性の血栓症を誘発して致命症になることがあるため，必ず専門家にコンサルトする必要がある．

(NM による治療がとくに有効な基礎疾患については，以下のサイトを参照 http://www.3nai.jp/weblog/entry/49233.html)

(筆者作成)

症を併発する可能性があるため，ビタミンKの予防投与(点滴)を行っておくほうが無難である.

2. 造血器悪性腫瘍(APL 以外)

造血器悪性腫瘍(APL 以外)に合併したDIC では，APL に準じた著明な線溶活性化をきたすことが知られており，「線溶亢進型 DIC」の病型となる．臨床的には出血しやすいのが特徴である.

治療に際しては，適切な化学療法を行うことが最重要である．化学療法を行うことに伴って腫瘍細胞が急激に崩壊すると，白血病細胞中の TF が血中に一気に放出されて，しばしば DIC は一過性に悪化するが，このことを理由に現疾患の治療を躊躇してはいけない.

抗凝固療法としては，歴史的には未分画ヘパリンが頻用されてきたが，出血の副作用のため近年はあまり使用されない．出血の副作用が少ない低分子ヘパリンやダナパロイドナトリウムのほうが，ヘパリン類のなかでは使用される機会が多くなっている．ただし，これらのヘパリン類も出血の副作用がまったくないというわけではない.

合成セリンプロテアーゼインヒビターは出血の副作用がないため，基礎疾患が白血病のような出血しやすい DIC にはよい適応となる．とくに，ナファモスタットメシル酸塩(nafamostat mesilate；NM)は線溶抑制効果も強力であり，線溶亢進型 DIC に対して有効な治療薬である(**図 4**).

rTM は，臨床試験の結果によると，造血器悪性腫瘍に合併したDIC に対しても有効であった[11].

急性白血病では，DIC コントロールを行っても血小板数の回復は期待できないために，しばしば濃厚血小板(platelet concentrate；PC)の輸注が必要となる．フィブリノゲン著減例や，PT が著明に延長した症例に対しては，FFP による凝固因子の補充を行う.

病態と治療

3. 急性前骨髄球性白血病(APL)

APLは，著明な線溶活性化を特徴とした「線溶亢進型DIC」を発症する．APLに合併したDICの特殊性として，ATRAによる治療を挙げることができる．ATRAは，APLの分化誘導として有効であるが，前述したようにAPLに合併したDICに対してもしばしば著効する．

APLに対してATRAを投与すると，それのみでしばしばAPLのDICは速やかに改善するが，ATRA投与中にATRA症候群を合併するなどの理由で，ATRAのみでDICをコントロールできない場合には，rTMなどの投与を考慮する．

4. 白血病，造血幹細胞移植とrTM

rTMは，その抗凝固活性のためDIC治療薬として優れた薬物である．現在は世界で唯一，日本でのみ認可されている．本稿執筆時点での保険適応はDICのみであるが，抗炎症効果やその他の作用もあり，多くの病態に対して有効ではないかと期待されている．

rTMが，ATRAによる抗線溶作用や抗白血病作用を増強するという研究結果は，APLに合併したDICに対してrTMがよい適応であることを示しており，大変に興味深い[12]．

rTMが，APL細胞株であるTHP-1を分化させて細胞増殖を抑制したという報告もみられる(JNK/c-Junシグナルを活性化することによる)[13]．

造血幹細胞移植後に合併した，類洞閉塞症候群(sinusoidal obstruction syndrome；SOS)，血栓性微小血管障害症(thrombotic microangiopathy；TMA)，生着症候群(engraftment syndrome)，移植片対宿主病(graft versus host disease；GVHD)に対してrTMが有効であるという報告もみられている[14-18]．

朝倉英策
(金沢大学附属病院高密度無菌治療部)

● References

1) 朝倉英策：播種性血管内凝固症候群(DIC). 臨床に直結する血栓止血学(朝倉英策 編). 中外医学社, 東京, 2013, p 168-178
2) Matthay MA：Severe sepsis—a new treatment with both anticoagulant and antiinflammatory properties. *N Engl J Med* **344**：759-762, 2001
3) Menell JS, Cesarman GM, Jacovina AT et al：Annexin Ⅱ and bleeding in acute promyelocytic leukemia. *N Engl J Med* **340**：994-1004, 1999
4) Brown JE, Olujohungbe A, Chang J et al：All-trans retinoic acid(ATRA) and tranexamic acid：a potentially fatal combination in acute promyelocytic leukaemia. *Br J Haematol* **110**：1010-1012, 2000
5) Pogliani EM, Rossini F, Casaroli I et al：Thrombotic complications in acute promyelocytic leukemia during all-trans-retinoic acid therapy. *Acta Haematol* **97**：228-230, 1997
6) Tsukada N, Wada K, Aoki S et al：Induction therapy with all-trans retinoic acid for acute promyelocytic leukemia：a clinical study of 10 cases, including a fatal case with thromboembolism. *Intern Med* **35**：10-14, 1996
7) Hashimoto S, Koike T, Tatewaki W et al：Fatal thromboembolism in acute promyelocytic leukemia during all-trans retinoic acid therapy combined with antifibrinolytic therapy for prophylaxis of hemorrhage. *Leukemia* **8**：1113-1115, 1994
8) Mahendra P, Keeling DM, Hood IM et al：Fatal thromboembolism in acute promyelocytic leukaemia treated with a combination of all-trans retinoic acid and aprotonin. *Clin Lab Haematol* **18**：51-52, 1996
9) Koçak U, Gürsel T, Oztürk G, Kantarci S：Thrombosis during all-trans-retinoic acid therapy in a child with acute promyelocytic leukemia and factor VQ 506 mutation. *Pediatr Hematol Oncol* **17**：177-180, 2000
10) Breen KA, Grimwade D, Hunt BJ：The pathogenesis and management of the coagulopathy of acute promyelocytic leukaemia. *Br J Haematol* **156**：24-36, 2012
11) Saito H, Maruyama I, Shimazaki S et al：Efficacy and safety of recombinant human soluble thrombomodulin(ART-123)in disseminated intravascular coagulation：results of a phase Ⅲ, randomized, double-blind clinical trial. *J Thromb Haemost* **5**：31-41, 2007
12) Ikezoe T, Yang J, Nishioka C et al：Thrombomodulin enhances the antifibrinolytic and antileukemic effects of all-trans retinoic acid in acute promyelocytic leukemia cells. *Exp Hematol* **40**：457-465, 2012
13) Yang J, Ikezoe T, Nishioka C et al：Thrombomodulin-induced differentiation of acute myelomonocytic leukemia cells via JNK signaling. *Leuk Res* **36**：625-633, 2012
14) Ikezoe T, Togitani K, Komatsu N et al：Successful treatment of sinusoidal obstructive syndrome after hematopoietic stem cell transplantation with recombinant human soluble thrombomodulin. *Bone Marrow Transplant* **45**：783-785, 2010
15) Sakai M, Ikezoe T, Bandobashi K et al：Successful treatment of transplantation-associated thrombotic microangiopathy with recombinant human soluble thrombomodulin. *Bone Marrow Transplant* **45**：803-805, 2010
16) Nomura S, Ozasa R, Nakanishi T et al：Can recombinant thrombomodulin play a preventive role for VOD after haematopoietic stem cell transplantation？ *Thromb Haemost* **105**：1118-1120, 2011
17) Inoue Y, Kosugi S, Miura I et al：Successful treatment of refractory acute GVHD complicated by severe intestinal transplant-associated thrombotic microangiopathy using recombinant thrombomodulin. *Thromb Res* **127**：603-604, 2011
18) Nakamura D, Yoshimitsu M, Kawada H et al：Recombinant human soluble thrombomodulin for the treatment of hepatic sinusoidal obstructive syndrome post allogeneic hematopoietic SCT. *Bone Marrow Transplant* **47**：463-464, 2012

病態と治療

診断基準

はじめに

播種性血管内凝固(disseminated intravascular coagulation；DIC)[1,2]は，最初に産婦人科疾患で報告され，続いて白血病や固型癌などで報告され，その概念が確立された病態であるが，現在は感染症のDICが最も多い．1997年の厚生省班会議におけるアンケート調査[3]では，入院患者のDICの発症頻度は1.72％であり，最もDICを合併する頻度の高い疾患は急性前骨髄球性白血病，劇症肝炎，前置胎盤の順であり，最も症例数の多いのは敗血症，ショック，非ホジキンリンパ腫の順であった．DICの診断は，対象疾患が変わるにつれて変化し，DICの病態解析が進むにつれて進歩してきた．最初は病理学的な概念による微小血栓の証明から出発し，臨床検査値異常の解析へと進歩し，今後はより本質的なDICの病態を同定し，生命予後を改善するものになるであろう．

ここでは，厚生省DIC診断基準(スコアリングシステム)確立前の診断基準，スコアリングシステム確立後の診断基準，non-overt-DIC診断基準[4]の修正ならびに日本血栓止血学会DIC診断基準について述べる．

1 DICの定義・概念

DICの定義は多くの研究者によって提唱されているが，必ずしもそれらは一致していない．最初は播種性微小血栓の証明がDICの診断には重要とされていたが，厚生省診断基準[5]ができた頃には，止血系分子マーカーなどの検査値異常に関心が集まったことなどから，DICに対する考え方の違いは医療水準などにも依存すると考えられる．世界で最も広く使用されている厚生省診断基準[5]には，その基となる定義が存在しない．松田[6]は，DICを「さまざまな原因によって全身の最小血管内に汎発性フィブリン形成を生じ，同時に線溶機序も活性化されるので，生じたフィブリンの大部分は早急に溶解する病態」と定義した．1999年にMüller-Berghausら[7]は「血管内フィブリン形成；intravascular fibrin formation」の概念を提唱した．すなわち，可溶性フィブリン(soluble fibrin；SF)の増加によりDICを診断する考えであるが，SF増加がDICに特異的か否かという点が問題であり，当時の国際血栓止血学会(International Society on Thrombosis and Haemostasis；ISTH)では採用されなかった．2001年に行われたISTHの科学的標準化委員会(Scientific Standardization Committee；SSC)では，DICの定義[4]を「DICはさまざまな原因によって引き起こされる広範な血管内の凝固活性化を特徴とする後天的な症候群であり，微小血栓は最小血管で生じるとともに，これに障害を与え，きわめて重症になると機能障害をきたすこともある」と提案し，「DICはフィブリン関連産物(SF，FDP，D-dimerなど)の生成と，これを反映した細小血管の後天的(炎症性)あるいは非炎症性障害を特徴とする疾患である」との概念を示した．また，2006年に丸藤らは救急領域のDICを，全身性炎症反応症候群(systemic inflammatory response syndrome；SIRS)[8]に伴う止血異常と定義し，急性期DIC診断基準[9]を提案した．

病態と治療

2 スコアリングシステム確立前の診断基準(表1)

Colmanら[10]の診断基準は最も古いDIC診断基準であるが，すでに血小板数，プロトロンビン時間(prothrombin time；PT)，フィブリノゲン，フィブリンならびにフィブリノゲン分解産物(fibrin and fibrinogen degradation products；FDP)などの一般的止血系検査(global coagulation tests；GCTs)を中心に，トロンビン時間(thrombin time；TT)やユーグロブリン溶解時間(euglobulin lysis time；ELT)を加えてDICを診断しており，厚生省DIC診断基準の原型ともいえる．当時はFDPの定量的測定法は確立されていなかったため，DIC診断にFDPの比重が少ないのは仕方のないところである．

Al-Mondhiryの診断基準[11]は，FDPの比重を高め，フィブリノゲン値の時間変動を採用するなど，non-overt-DIC

表1　厚生省DIC診断基準以前の，種々のDIC診断基準

		Colman ら[10]	Al-Mondhiry[11]
1	血小板数(×1,000/μL)	150≧	100≧
2	PT(秒 or %)	15秒≦	対照の平均+2SD≦
3	血漿フィブリノゲン濃度(mg/dL)	160≧	150≧もしくは6日以内に50%減少
4	FDP(μg/mL)	正常の2倍≦	正常値×2≦もしくは12≦
5	TT	25秒≦	正常値×3≦
6	ELT	120分≧	
7	APTT(秒)		
8	FMC		
9	AT		
10	破砕赤血球(%)		
DIC の診断		1〜3の3項目もしくは1〜3の2項目+4〜6の1項目陽性	3+(4と5の1つ以上)+(1と2の1つ以上)陽性

PT：プロトロンビン時間，FDP：フィブリンならびにフィブリノゲン
FMC：フィブリンモノマー複合体(プロタミン試験により診断される)，

診断基準にも通じるユニークな診断基準である．1976年頃から，FDPの半定量法が普及し，DIC診断におけるFDPの比重が増した．松田[12]は血小板数，フィブリノゲンならびにFDPによるスコアリングを提唱し，厚生省DIC診断基準の基となったと考えられる．

1978年のSiegalら[13]の診断基準では，プロタミン試験が採用され，フィブリンモノマー複合体(fibrin monomer complex；FMC)がDICの診断に用いられるようになった．

1980年のSperoら[14]の診断基準は，FMCのほかにアンチトロンビン(antithrombin；AT)の低下を取り入れてい

	松田(1976)[12]	Siegalら[13]	Speroら[14]
	100≧；1点 50≧；2点	150≧	150≧
		40%≧	
	100≧；3点 150≧；2点 200≧；1点	150≧	150≧
	40≦；2点 20≦；1点	8≦	10≦
		延長	
		著明亢進	
		51≦	
		陽性	陽性
			低下
			10≦
	4点≦DIC 3点＝DIC疑い 1，3高値の場合減点	1～3，7，8の3つ以上陽性もしくは1～3，7，8の2つ以上＋4～6の1つ以上陽性	4か8の1つ以上陽性で，3項目以上陽性

分解産物，TT：トロンビン時間，ELT：ユーグロブリン溶解時間，AT：アンチトロンビン

（文献10～14より作成）

るなど，さらに進歩したが，Siegal や Spero の診断基準は診断項目数も増え，やや複雑にもなった印象がある（**表 1**）．ここまでの GCTs を主とした診断基準の発表により，DIC の診断は消耗性凝固障害や二次線溶の亢進を主体とするという下地ができたといえる．

3 スコアリングシステム確立後の診断基準（表 2）

1979 年に公表された厚生省 DIC 診断基準には，出血症状や臓器症状が取り入れられ，一般的な症状や検査所見のスコアリングにより，誰でもどこでも簡単に DIC の診断ができるようになった．1988 年の厚生省 DIC 診断基準の

表 2　厚生省 DIC 診断基準確立後の種々の DIC 診断基準

	厚生省 DIC 診断基準[5]
血小板数（×1,000/μL）	50≧；3 点 80≧；2 点 120≧；1 点
PT 比，PT（秒）	1.67≦；2 点 1.25≦；1 点
血漿フィブリノゲン濃度（mg/dL）	100≧；2 点 150≧；1 点
FRMs（μg/mL）	（FDP） 40≦；3 点 20≦；2 点 10≦；1 点
基礎疾患 出血症状 臓器症状	1 点 1 点 1 点
DIC の診断	7 点≦DIC 骨髄の巨核球数，肝障害でスコアリングが異なる．補助診断項目あり．

PT：プロトロンビン時間，FRMs：フィブリン関連マーカー，FDP：
マー複合体，SF：可溶性フィブリン，SIRS：全身性炎症反応症候群

改訂版[5]では，PT が PT 比となり，補助診断項目にトロンビン-AT 複合体(thrombin AT complex；TAT)やプラスミン-α_2プラスミンインヒビター複合体(plasmin-α_2 plasmin inhibitor complex；PIC)などの止血系分子マーカーが採用された．DIC 疑いの症例ではほとんどが補助診断項目 2 つ以上を満たすので，DIC スコア 6 点で DIC の治療ができるようになった．この診断基準は現在でも広く使用されている．

1993 年の松田らの試案[15]は，FDP と血小板数のみで DIC を診断する簡易なもので，救急領域では歓迎されたが，DIC の過剰診断の恐れがあった．

その後，敗血症に対する抗凝固薬の臨床試験が行われる

	松田ら (1993)[15]	ISTH[4]	急性期[9]
	150≧；1 点 100 >；2 点	100>；1 点 50>；2 点	120> ≧80 あるいは 30% 以上の減少 / 日；1点 80 > あるいは 50% 以上の減少 / 日；3点
		3 秒延長>；1 点 6 秒延長>；2 点	1.2≦1 点
		100>；1 点	
	(FDP) 30≦；3 点 20≦；2 点 10≦；1 点	(FDP, D-dimer もしくは SF/FMC) 中等度増加 2 点 著明増加 3 点	(FDP) 10≦；1 点 25≦；3 点
	必 須	必 須	必 須 SIRS 項目 3 つ以上 陽性で 1 点
	4 点≦DIC 3 点=DIC の疑いが強い 2 点 =DIC かもしれない	5 点≦ overt-DIC	4 点≦DIC

フィブリンならびにフィブリノゲン分解産物，FMC：フィブリンモノ

(文献 4，5，9 より作成)

病態と治療

ようになり，欧米諸国でもDICの診断が必要になり，ISTHのovert-DIC診断基準[4]が作成された．しかし，感度は厚生省DIC診断基準よりも低く，特異度を重視したものであった．このため，ISTH/SSCはより感度を上げたnon-overt-DIC診断基準を提案した．non-overt-DIC診断基準はGCTsの経日的変化を採用するとともに，特殊検査としてATやプロテインC，TATなどの止血系分子マーカーを駆使して，DICの早期診断を目指すものである．

丸藤らは救急領域のDICを，SIRSに1点を与え，PT，血小板数，FDPならびにその減少でスコアリングする急性期DIC診断基準[9]を提案した．この診断基準は感度に優れているが，特異度に問題があり，敗血症以外のDIC診断に適用するのは危険である．

表3　修正 non-overt-DIC 診断基準

	現時点の検査成績	ポイント		
血小板数 （×10^9/L）	100＜ 50＜≦100 ≦50	0 1 2	+ + +	
FDP （mg/L）	＜10 10≦＜25 25≦	0 1 2	+ + +	
フィブリノゲン （g/L）	1.0＜ 0.5＜≦1.0 ≦0.5	0 1 2	+ + +	
PT（秒） （正常値 11.0 秒）	＜14.0 14.0≦＜17.0 17.0≦	0 1 2	+ + +	
AT	AT≦70%　1 ポイント			
FMC あるいは TAT	FMC≧10 mg/L あるいは TAT≧10μg/L 1 ポイント			
DIC あるいは pre-DIC の診断：A+B+C+D+E+F ＝ or ＞ 5				

＊：1～2 日以内の変化．non-overt-DIC は overt-DIC と pre-DIC の

4 Non-overt-DIC 診断基準の修正

Toh らの最初の報告[16]によると，non-overt-DIC 診断基準と overt-DIC 診断基準の診断がほとんど一致しないことや，non-overt-DIC の予後が非常に悪いことなどの問題があり，non-overt-DIC 診断基準に対していくつかの修正[17-19]が試みられている．われわれの修正案[20]は，GCTs に 2 ポイントまで与え，その 50 %以上の減少にも 1 点を加点しているが，上限は 2 点までとしている．また，AT，FMC ならびに TAT の止血系分子マーカーにそれぞれ 1 ポイントを加えて，感度と特異度を増した(**表 3**)．

以下にわれわれの修正 non-overt-DIC 診断基準に対する検討を示す．登録症例は 613 例で，登録日に overt-DIC と診断されたのは 181 例(29.5 %)であった．登録日に

	診断時の変動*	ポイント		スコア
	≧50% の減少 ≧50% の減少	1 1 0	= = =	A
	5 倍増加 5 倍増加	1 1 0	= = =	B
	≧50% の減少 ≧50% の減少	1 1 0	= = =	C
	2.0 秒以上の延長 2.0 秒以上の延長	1 1 0	= = =	D
			=	E
			=	F

両者を含有する．　（文献 20 より改変）

overt-DIC と診断されなかった非 overt-DIC 432 例のうち，1 週間以内に overt-DIC を発症した遅発性 DIC は 44 例で，登録日にはいわゆる pre-DIC であったと考えられる．この

表 4　Non-overt DIC 診断基準の診断精度と AT，FMC，TAT などの追加検査項目

検査項目		non-overt-DIC診断頻度		
DICの状態		overt-DIC	遅発性DIC	非DIC
一般止血系検査	一般止血系検査	100(56.5%)	16(37.2%)	3(4.5%)
	+AT	128(72.3%)	26(60.5%)	21(31.8%)
	+TAT	140(79.1%)	33(76.7%)	25(37.9%)
	+ FMC	157(88.7%)	37(86.0%)	29(43.9%)
	+AT + TAT	164(92.7%)	41(95.3%)	55(83.3%)
	+AT + FMC	173(97.7%)	42(97.7%)	63(95.5%)
	+AT +(FMC もしくはTAT)*	177(100%)	43(100%)	66(100%)

*：1 ポイント：TAT 10 μg/L 以上，あるいは FMC 10 m g/L 以上.
AT：アンチトロンビン，TAT：トロンビン-AT 複合体，FMC：フィブリンモノマー複合体.
（文献 20 より改変）

表 5　日本血栓止血学会 DIC 診断基準

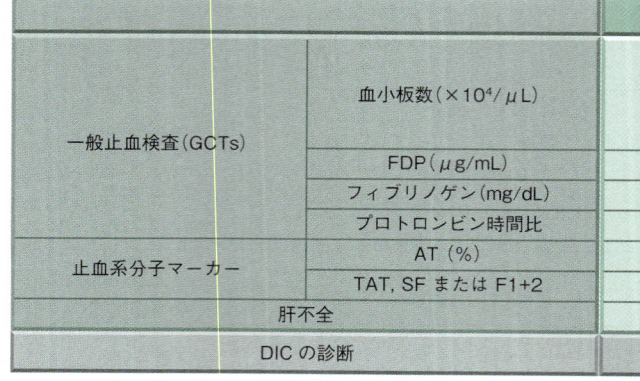

一般止血検査(GCTs)	血小板数(×10⁴/μL)	
	FDP(μg/mL)	
	フィブリノゲン(mg/dL)	
	プロトロンビン時間比	
止血系分子マーカー	AT (%)	
	TAT, SF または F1+2	
肝不全		
DIC の診断		

GCTs：一般的止血系検査，FDP：フィブリンならびにフィブリノゲン
SF：可溶性フィブリン

pre-DIC(遅発性 DIC)の 97.7 %(43 / 44 例)は，修正 non-overt-DIC 診断基準で診断された．修正 non-overt-DIC 診断基準による遅発性 DIC の予測感度は 97.7 %，特異度 83.0 %，オッズ比 209.8 であった．これらの成績からは，修正 non-overt-DIC 診断基準の DIC ならびに早期 DIC に対する診断感度は十分であると考えられた．

GCTs のみでは，non-overt-DIC 診断基準の診断精度は overt-DIC に対して 56.5 %，遅発性 DIC に対して 37.2 %であった．AT，TAT ならびに FMC の止血系分子マーカーを加えることは，修正 non-overt-DIC 診断基準の overt DIC ならびに遅発性 DIC の診断率を飛躍的に増加させ(**表 4**)，早期 DIC を診断するのに非常に有用であった．

5 日本血栓止血学会 DIC 診断基準

日本血栓止血学会は厚生省 DIC 診断基準を修正した DIC 診断基準(**表 5**)[21, 22] を発表した．造血器障害や感染

	造血障害型	基本型	感染症型
	加算なし	12 < ；0 点 8 < ≦12 あるいは 30%以上の減少；1 点 5 < ≦ 8 あるいは 50%以上の減少；2 点 ≦ 5 ；3 点 （血小板数と減少のスコアは加算できるが 3 点が上限）	
	<10；0 点，10 ≦<20；1 点，20 ≦<40；2 点，40 ≦；3 点		
	150 <；0 点, 100 <≦150；1 点, ≦100；2 点		加算なし
	<1.25；0 点，1.25≦<1.67；1 点，1.67≦；2 点		
	70 <；0 点，≦70；1 点		
	基準範囲上限の 2 倍未満；0 点，2 倍以上；1 点		
	なし；0 点，あり；−3 点		
	6 点以上	4 点以上	5 点以上

分解産物，AT：アンチトロンビン，TAT：トロンビン-AT 複合体，
（文献 21，22 より作成）

症などの有無によるアルゴリズムで,「造血障害型」,「感染症型」ならびに「基本型」の3つの病型にDICを分けている.「造血障害型」では血小板数のポイントが,「感染症型」ではフィブリノゲンのポイントが加算されない.「造血障害型」以外の2タイプでは,血小板数が5万/μLより多い症例で,24時間以内に30%以上血小板が減少すれば1点,50%以上減少すれば2点加点される.原則としてFDPによるスコアリングを推奨するが,FDPを測定していない施設では,D-dimer基準値上限の2倍以上への増加があれば1点を加える.また,DIC以外の原因による肝不全は−3点とすることにより,肝障害の影響を減らしている.ATは70%以下で1点加算し,TAT,SFならびにプロトロンビンフラグメントF1+2(prothrombin fragment F1+2;F1+2)のどれかが基準範囲上限の2倍以上であれば1点加算となる.これらのスコアの合計が,「基本型」は6点以上,「感染症型」は5点以上,「造血障害型」は4点以上でDICと診断される.ATはDIC以外の原因で低下することから,DICの診断基準に採用すべきでないとの意見があるが,AT低下はDICの病態をさらに進行させ,生命予後の判定にも有用である.

和田英夫
(三重県立総合医療センター/三重大学大学院連携講座)
松本剛史
(三重大学医学部附属病院輸血・細胞治療部)

● References

1) Wada H：Disseminated intravascular coagulation. *Clin Chim Acta* **344**：13-21, 2004
2) Wada H, Matsumoto T, Hatada T：Diagnostic criteria and laboratory tests for disseminated intravascular coagulation. *Expert Rev Hematol* **5**：643-652, 2012
3) 中川雅夫：厚生省特定疾患血液系疾患調査研究班,血液凝固異常症分科会,平成10年度研究業績報告書.1999, p57-72
4) Taylor Jr FB, Toh CH, Hoots WK et al：Towards definition, clinical and laboratory criteria, and a scoring system for disseminated intravascular coagulation – On behalf of the Scientific Subcommittee on disseminated

薬理作用 分類 病態と治療 処方の実際 トピックス Q&A

intravascular coagulation (DIC) of the International Society on Thrombosis and Haemostasis (ISTH). *Thromb Haemost* **86**：1327-1330, 2001
5）青木延雄，長谷川 淳：DIC 診断基準の『診断のための補助的検査成績，所見』の項の改訂について．厚生省特定疾患血液凝固異常症調査研究班，平成 4 年度業績報告集，1988, p 37-41
6）松田 保：DIC の臨床―播種性血管内凝固の臨床―.新興医学出版,東京，1997, p 1
7）Müller-Berghaus G, ten Cate H, Levi M：Disseminated intravascular coagulation：Clinical spectrum and established as well as new diagnostic approaches. *Thromb Haemost* **82**：706-712, 1999
8）Bone RC Toward an epidemiology and natural history of SIRS (systemic inflammatory response syndrome). *JAMA* **268**：3452-3455, 1992
9）Gando S, Iba T, Eguchi Y et al：Japanese Association for Acute Medicine Disseminated Intravascular Coagulation (JAAM DIC) Study Group：A multicenter, prospective validation of disseminated intravascular coagulation diagnostic criteria for critically ill patients：comparing current criteria. *Crit Care Med* **34**：625-631, 2006
10）Colman RW, Robby SJ, Minna JD：Disseminated intravascular coagulation (DIC)：an approach. *Am J Med* **52**：679-689, 1972
11）Al-Mondhiry H：Disseminated intravascular coagulation：experience in a major cancer center. *Thromb Diath Haemorrh* **34**：181-193, 1975
12）松田 保　播種性血管内凝固(DIC). 臨床血液 **17**：1139-1152, 1976
13）Siegal T, Seligsohn U, Aghai E et al：Clinical and laboratory aspects of disseminated intravascular coagulation (DIC)：a study of 118 cases. *Thromb Haemosts* **39**：122-134, 1978
14）Spero JA, Lewis JH, Hasiba U：Disseminated intravascular coagulation. Findings in 346 patients. *Thromb Haemosts* **43**：28-33, 1980
15）松田 保　朝倉英策，山崎雅英ほか：DIC 診断基準の問題点：フィブリノゲンとプロトロンビン時間の問題点について．厚生省特定疾患血液凝固異常症調査研究班，平成 4 年度業績報告集，1993, p 24-30
16）Toh CH, Downey C：Performance and prognostic importance of a new clinical and laboratory scoring system for identifying non-overt disseminated intravascular coagulation. *Blood Coagul Fibrinolysis* **16**：69-74, 2005
17）Hayakawa M, Gando S, Hoshino H：A Prospective comparison of new Japanese criteria for disseminated intravascular coagulation：new Japanese criteria versus ISTH criteria. *Clin Appl Thromb Hemost* **13**：172-181, 2007
18）Egi M, Morimatsu H, Wiedermann CJ et al：Non-overt disseminated intravascular coagulation scoring for critically ill patients：The impact of antithrombin levels. *Thromb Haemost* **101**：696-705, 2009
19）Oh D, Jang MJ, Lee SJ et al：Evaluation of modified non-overt DIC criteria on the prediction of poor outcome in patients with sepsis. *Thromb Res* **126**：18-23, 2010
20）Wada H, Hatada T, Okamoto K et al：Japanese Society of Thrombosis Hemostasis/DIC subcommittee.：Modified non-overt DIC diagnostic criteria predict the early phase of overt-DIC. *Am J Hematol* **85**：691-694, 2010
21）Asakura H, Takahashi H, Uchiyama T et al：Proposal for new diagnostic criteria for DIC from the Japanese Society on Thrombosis and Hemostasis. *Thromb J* **14**：42, 2016
22）Wada H, Takahashi H, Uchiyama T et al：The approval of revised diagnostic criteria for DIC from the Japanese Society on Thrombosis and Hemostasis. *Thromb J* **15**：17, 2017

Pharma Navi

治療総論（従来の治療と最新の治療）

はじめに

播種性血管内凝固(disseminated intravascular coagulation；DIC)[1]ならびにその基礎疾患である重症敗血症に対して，アンチトロンビン(antithrombin；AT)[2]，活性化プロテインC(activated protein C；APC)[3,4]，遺伝子組換え型組織因子経路阻害薬(recombinant tissue factor pathway inhibitor；rTFPI)[5]，遺伝子組換え型トロンボモジュリン(recombinant thrombomodulin；rTM)[6]など，種々の生理的プロテアーゼ阻害薬の臨床試験が行われた．現在わが国では，ATならびにrTMはDIC患者に臨床で使用されている．また，以前からヘパリンや合成プロテアーゼ阻害薬がDIC治療に使用されてきた．

表1　BCSH，JSTH，SISET，ISTHガイドラインの推奨度

	BCSH[7]	
UFH(血栓症治療)	R(Grade C)	
UFH(血栓症予防)	R(Grade A)	
低分子ヘパリン	NM	
合成プロテアーゼ阻害薬	NM	
アンチトロンビン	NR (Grade A)	
トロンボモジュリン	NM	
活性化プロテインC	R(Grade A→D)	

BCSH：英国血液学標準化委員会，JSTH：日本血栓止血学会，R：recommendation(推奨)，NR：not recommendation(非推奨)，推奨度は文献5を参照．

英国血液標準化委員会(British Committee for Standards in Haematology；BCSH), 日本血栓止血学会(Japanese Society of Thrombosis and Hemostasis；JSTH), イタリア血栓止血学会(Italian Society for Thrombosis and Haemostasis；SISET)ならびに国際血栓止血学会(International Society on Thrombosis and Haemostasis；ISTH)/科学的標準化委員会(Scientific Standardization Committee；SSC)が, それぞれのDIC診療ガイドラインを作製した(**表1, 2**)[7-10]. また, 日本版敗血症診療ガイドライン2016[11]が公表され, その中で敗血症DICの治療指針が示された. ここでは, これらのガイドラインを参考に以下の薬剤について解説する.

1 ヘパリン

ヘパリンには未分画ヘパリン(unfractional heparin；UFH)と低分子ヘパリン(low molecular weight heparin；LMWH)がある.

	JSTH[8]	SISET[9]	ISTH[10]
	R(level C)	NR(Grade D)	R(low)
	NM	R	R(moderate)
	R(level B2)	R(Grade D)	R
	R(level B2)	NR(Grade D)	NM
	R(level B1)	NR(Grade D)	追加のRCT必要
	R(level B1)	NR(Grade B)	追加のRCT必要
	NM	R(Grade D)	追加のRCT必要

SISET：イタリア血栓止血学会, ISTH：国際血栓止血学会.
NM：not mention(コメントなし), UFH：未分画ヘパリン.

(文献7〜10より作成)

表2 JSTH エキスパートコンセンサスにおけるヘパリン，合成プロテアーゼ阻害薬，AT，TM の病態別推奨度

薬剤		UFH	LMWH	GM	NM	AT	TM
総合的		C	B_2	B_2	B_2	$B_1^{\#}$	B_1
無症候型	輸血基準不適合	C	B_2	B_2	B_2	$B_2^{\#}$	B_2
	輸血基準適合	C	B_2	B_2	B_2	$B_2^{\#}$	B_2
出血型	軽度	C	B_2	B_2	B_2	$B_2^{\#}$	B_1
	著明	D	D	B_1	B_1	$B_2^{\#}$	C
臓器障害型		C	B_2	B_2	B_2	$B_1^{\#}$	$B_1^{\#}$
合併症	大血管の血栓合併	B_2	B_1	C	C	$B_2^{\#}$	B_2
	TTP 合併	C	B_2	B_2	B_2	$B_2^{\#}$	B_2
	HIT 合併	D	D	B_2	B_2	$B_2^{\#}$	B_2

#：適応は血中 AT< 70 % の症例に限定される．
UFH：未分画ヘパリン，LMWH：低分子ヘパリン，GM：メシル酸ガベキサート，NM：メシル酸ナファモスタット，AT：アンチトロンビン，TM：トロンボモジュリン，TTP：血栓性血小板減少性紫斑病，HIT：ヘパリン起因性血小板減少症．
出血型：線溶亢進型，臓器障害型：線溶抑制型 DIC を病態別に分類すると，大きく無症候型，出血型，臓器障害型，その他の合併症に分けられる．それぞれの病態により適応薬剤が決まってくる．
B_1：その推奨の効果に関する根拠が中等度である，または，その効果に関して強い根拠があるが臨床上の有用性がわずかである．B_2：十分な根拠はないが，有害作用が少なく日常臨床で行われている．C：その推奨の効果を支持する(あるいは否定する)根拠が不十分である，または，その効果が有害作用・不都合(毒性や薬剤の相互作用，コスト)を上回らない可能性がある．D：その推奨の有効性を否定する，または，有害作用を示す中等度の根拠がある．
(日本止血学会学術標準化委員会 DIC 部会：科学的根拠に基づいた感染症に伴う DIC 治療のエキスパートコンセンサス．日血栓止血会誌 **20**：86，2009 より作成)

UFH はウロン酸とヘキソサミンの 2 つの糖鎖のくり返し構造(1-4 グリコシド結合)を基本骨格にもつグリコサミノグリカンである．UFH そのものには抗凝固活性は存在せず，AT 活性を 1,000 倍以上に増強することにより，ト

表3 UFH, LMWH, GM, NM, AT, TM ならびに APC の作用機序

薬剤	補助因子	作用
UFH	AT, ヘパリンコファクター	Ⅱa, Xa, Ⅸa, Ⅶa, Ⅺa, Ⅻa などを抑制
LMWH	AT, ヘパリンコファクター	おもにⅡa, Xa を抑制
GM	トリプシン, キニン, カリクレイン, Ⅱa, Xa, プラスミンさらには補体系を阻害	
NM	トリプシン, プラスミン, カリクレイン, C3 および C5 コンベルターゼ, Ⅱa, Xa, Ⅶa, Ⅻa を阻害	
AT	ヘパリン, ヘパリン類	Ⅱa, Xa, Ⅸa, Ⅶa, Ⅺa, Ⅻa などを抑制
TM	Ⅱa	Ⅱa, Va, Ⅷa, HMGB1, LPS 阻害
APC	PAR, APCR	Va, Ⅷa 抑制, 炎症性サイトカインの産生抑制

UFH：未分画ヘパリン, LMWH：低分子ヘパリン, GM：メシル酸ガベキサート, NM：メシル酸ナファモスタット, AT：アンチトロンビン, TM：トロンボモジュリン, APC：活性化プロテインC, PAR：プロテアーゼ活性化受容体, APCR：APC 受容体, LPS：リポ多糖.

（筆者作成）

病態と治療

ロンビンやFXaを強力に阻害し，そのほかにFⅫa，FⅪa，FⅨaなどを阻害する（**表3**）が，出血の危険性はLMWHに比べて高い．また，DIC症例での凝血学的改善効果は認められているが，DICの予後を改善させるか否かは，ランダム化比較試験（randomized controlled trial；RCT）で証明されていない．なお，UFHは静注時の半減期が約40分と短く，24時間持続投与が一般的である．

DICにおけるUFHの有効性を示すRCTはないが，ICUではほとんどのDIC症例で，静脈血栓塞栓症の予防のためにヘパリンが使用されてきた．DICに対するメシル酸ガベキサート（gabexate mesilate；GM）[12]やメシル酸ナファモスタット（nafamostat mesilate；NM）[13]との比較試験では，治療効果や有用性などに有意差を認めなかった．重症敗血症におけるATⅢ[2]，APC[3]およびTFPI[5]使用に関す

表 4　敗血症における低用量ヘパリンの成績(28 病日での死亡率)

試 験	試験薬単独	ヘパリン単独	試験薬とヘパリン併用	プラセボ
KyberSept(ATⅢ)[2]	37.8%	36.6%	39.4%	43.6%
PROWESS(APC)[3]	24%	28%	25%	39%
OPTIMIST(TFPI)[5]	34.6%	29.8%	34.0%	42.7%

(文献 14 より改変)

る RCT での 28 病日における死亡率を比較したのが表 4 である[14]．後ろ向きで群分けされた低用量ヘパリン使用群は，プラセボ群に比較して 28 病日における死亡率が明らかに低い．しかし，これらはヘパリンの使用に関してランダム化された試験ではなく，主治医のバイアスにより，重症でない患者にヘパリンが投与された可能性も考えられる．

DIC 治療薬として保険適用を受けている LMWH はダルテパリンナトリウム(ダルテパリン)のみである．ダルテパリンは，UFH を化学処理して得られた平均分子量 4,400〜5,600 の LMWH で，AT を介して抗凝固作用を発揮する．UFH と比較して抗 Xa 活性が強く，抗トロンビン活性は軽度であり，血小板に対する影響も少ないため，出血の危険性は UFH に比べて低い．

DIC 患者を対象としたダルテパリンの二重盲検 RCT が報告された[15]．対照薬は UFH で，DIC の基礎疾患は主として急性白血病を含む悪性腫瘍と感染症であった．LMWH(75 IU/kg)61 例あるいは UFH (240 IU/kg/ 時間) 64 例に，5 日間持続点滴投与された．5 日後の生存率や出血症状中等度改善率は LMWH 群が UFH 群に比べ優れる傾向にあった．臓器症状の改善率や概括安全度は LMWH 群が UFH 群に比べ有意に優れていた．

ヘパリンは 4 つのガイドラインすべて(表 1)で推奨されているが，むしろ深部静脈血栓症予防での評価が高く，顕性DICになる前の早期に投与されるのが望ましい．ただし，超早期のDICに対するUFHの投与は感染症を広げる恐れがあり[16]，日本版敗血症診療ガイドライン[11]ではUFHの投与は推奨されていない．また，UFHよりはLMWHのほうが安全性は高い．

2 合成プロテアーゼ阻害薬

DICの治療に用いられる合成プロテアーゼ阻害薬にはGMとNMがある．出血性合併症が生じる頻度がヘパリン類やAT製剤に比較し少ないことから，DICに対する治療薬として日常臨床で最もよく使用されてきた薬剤のひとつである．ただし，日本版敗血症診療ガイドライン[11]では合成プロテアーゼ阻害薬の投与は推奨されていない．

1．メシル酸ガベキサート(GM)

GMは分子量417.48の非ペプタイド性合成プロテアーゼ阻害薬で，膵外分泌酵素であるトリプシン，キニン，カリクレインを阻害し，また，Ⅱa，Xa，プラスミン，さらには補体系を阻害する(**表3**)．GMは抗トロンビン，抗Xa作用ならびに抗プラスミン作用を有し，血小板凝集をも抑制する．50 %阻害濃度はトロンビンに対して約1.0 μM，プラスミンに対しては約10 μMで，凝固線溶系抑制のバランスからいえば，凝固系抑制作用がより強い薬剤である．

自家製DIC診断基準によるDICまたはDIC準備状態の211症例を対象にした無盲検化のRCT[12]では，GMは1～2mg/kg/時，UFHは10,000～20,000 IU/日または100 IU/kg/日を3日以上投与された．全体での生存率はGM群57 %，UFH群63 %で，有意差はなかった．出血症状の改善は両群で差がなく，悪化例はUFH群で有意に多かった．自家製DIC診断基準の値で比較すると，両群に差はなかった．

ICU での軽症〜中等症 DIC 患者に対し，GM（2 mg/kg/時）または生理食塩液（生食）を各群 20 名に 7 日間投与した RCT[17]では，7 日以内の死亡は GM 群で 10 %，生食群で 20 %，30 日死亡は GM 群で 40 %，生食群では 35 %であった．

他の RCT[18] は，ICU で腹部手術後の感染症による DIC 患者を対象にしたもので，5 日間以上 GM（1 mg/kg/ 時）を投与した．死亡率は GM 群 24 %，対照群 36 %で，両群間に有意差はなく，GM 群で DIC や臓器障害スコアが早期に減少した．

2．メシル酸ナファモスタット（NM）

NM は分子量 539.59 の合成プロテアーゼ阻害薬で，構造中のエステル結合がセリン残基と直接相互作用することで，セリンプロテアーゼと基質との反応を阻害する．スペクトラムとしてはトリプシン，プラスミン，カリクレインを阻害し，補体系に対してはセリンプロテアーゼである C 3 および C 5 コンベルターゼを阻害することにより，強力に補体活性を抑制する（**表 3**）．また，抗トロンビン作用，抗トロンビン抗 Xa，抗XIIa，抗VIIa 作用を有し，体外循環における抗凝固薬としても頻用されている．

DIC または DIC 疑いの 163 例（NM 群 82 例，UFH 群 81 例）の無盲検化の RCT で，NM 0.2 mg/kg/ 時または UFH 10 IU/kg/ 時が投与された[13]．対象症例の大半は白血病または悪性腫瘍症例で，感染症に起因した DIC は 6 例のみであった．NM 群が UFH 群に比べ，臓器症状，AT 活性の低下を改善したが，DIC スコアに差はなかった．主治医ならびに委員会判定による有効率には有意差はなかった．

合成プロテアーゼ阻害薬はおもにわが国でのみ使用されているので，BCSH，SISET，ISTH ガイドラインでは推奨されていないが，JSTH では推奨されている（**表 1，2**）．

とくに抗線溶作用があることから，とくに線溶優位型である血液疾患に伴うDICや一部の固形癌性DICにおいて効果が期待できる.

3 生理的プロテアーゼ阻害薬

生理的プロテアーゼ阻害薬は抗凝固作用だけではなく，抗炎症作用を有するとされ，ATはJSTHガイドライン[8]ならびに日本版敗血症診療ガイドライン[11]で，APCはBCSHガイドライン[7]とSISET[9]，rTMはJSTHガイドライン[8]で推奨されている．ISTHガイドライン[10]は，今後のRCTなどで生理的プロテアーゼ阻害薬が推奨される可能性を示唆した.

1．アンチトロンビン(AT)

ATは，おもに肝臓で合成される分子量約58,200の単鎖糖蛋白で，トロンビンのみならず，FⅩa，FⅨa，FⅦa，FⅪa，FⅫa因子など多くの活性化凝固因子を阻害する(**表3**)．凝固亢進状態であるDICにおいては，種々の原因によりAT活性が低下し，これに対して補充治療が行われる．とくに敗血症や高度侵襲下においては，凝固亢進による消費に加えて，肝における産生減少，エラスターゼによる分解，血管内皮の透過性亢進による血管外漏出などがあいまって，ATの血中レベルは著しく低下する．ATの高用量投与は，血管内皮保護的に働き，敗血症における臓器障害への進展を抑制するものと考えられ，重症化制御や転帰の改善効果を期待して，これまでに数多くの臨床試験が実施されている.

DICを対象としたATの有用性に関する臨床研究は国内のみで行なわれており，レベルの高いエビデンスは存在しなかった．これに対し海外では，重症敗血症を対象として複数の質の高い臨床試験が実施されている．重症敗血症2,314例を対象としたKyberSept trial[19]では，AT大量投

病態と治療

与(計30,000 IUを4日間で投与)は治療開始28日目の生存率を改善できなかったが，ヘパリン非併用例におけるサブグループ解析において，90日目の生存率を改善する傾向を示した.

さらに，KyberSept trialにおけるヘパリン非併用DIC例についての解析では，ATはDIC例における有意な生存率の改善を示した[20]．これに加えて，過去のRCTから抽出された敗血症性DIC症例のメタ解析から，AT投与により転帰の改善がもたらされることが報告[20]された．国内の大規模市販後調査(729例)の結果[21]では，重篤な出血のリスクは2％以下であり，ヘパリンの併用は大きな出血・生命予後などに大きな影響を及ぼさなかった．28日後の生存率は，AT1,500 IU/日投与群65.2％，AT 3,000 IU/日投与群74.7％であった．JSTHガイドライン(**表1**)ではATはB_1に推奨されており，わが国ではATの低下したDICに対して，最初に投与を考慮されるべき薬剤である．近年，rATがわが国で開発され，血漿由来ATと同等の作用を示し[22]，臨床でも使われ始めている.

2. トロンボモジュリン(TM)

TMはトロンビンと結合することにより，トロンビン活性を消失させ，さらにTM-トロンビン複合体がプロテインC(protein C；PC)をAPCに変換することにより，強力な抗凝固活性を発揮する(**表3**)．また，致死性メディエータであるHMGB 1蛋白質(high mobility group box 1 protein；HMGB-1)やリポ多糖(lipopolysaccharide；LPS)と結合して，これらを制御・阻害することにより，抗炎症作用を発揮する．出血の副作用の懸念もあるが，開発段階でのRCT[6]や市販後調査などでその有用性や安全性が証明された．現在，DICの治療薬として最もよく使用されている薬剤のひとつである.

DICに対する開発時のrTMのRCTでは，造血器腫瘍におけるDIC離脱率(rTM群66.1 % vs UFH群49.9 %)ならびに出血症状の改善率はUFH群に比べてrTM群で有意に高く，感染症DICの28日後の死亡率(rTM群21.8 % vs UFH群31.6 %)も，UFH群に比べrTM群に改善傾向がみられた．市販後の小規模RCT[23]では，プラセボ群に比しrTMは有意な死亡率(rTM群25.0 % vs プラセボ群47.0 %)と臓器障害の改善を示した．

さらにrTMは，移植後の血栓性微小血管障害(thrombotic microangiopathy；TMA)や肝中心静脈閉塞症(vascular obstructive syndrome；VOD)にも有効な可能性があり，血管内皮細胞保護作用などの多面的な作用を有するとも考えられている．現在のところ，rTMはJSTHガイドライン[24]で推奨が追加されたが(**表1，2**)が，今後のRCTの結果によりさらに推奨が広がることが期待される．

3. 活性化プロテインC(APC)

APCはⅤaおよびⅧaを阻害するとともに，プラスミノゲンアクチベーターインヒビター(plasminogen activator inhibitor；PAI)の線溶抑制作用を阻害する(**表3**)．したがってAPCは，敗血症などの線溶抑制型のDICにおいて有効性が期待できると考えられる．一方，APCの抗炎症効果に関しては，炎症性サイトカインの産生を抑制することが確認されており(**表3**)，臨床試験でもインターロイキン(interleukin；IL)-6レベルの低下が報告されている．血漿由来APC製剤に関するRCTが，DICを対象として国内多施設において実施された．その結果，DIC離脱に関しては対照とされたUFHと差がみられなかったが，一部の凝固パラメーターの有意な改善と生存率の改善が報告された[3]．しかし同薬は，現時点では先天性PC欠損症における血栓症に対してのみ使用が認められている．

一方，海外におけるrAPCによる重症敗血症1,520例を集積した大規模なRCT[4](PROWESS trial)が行われ，有

病態と治療

意な生存率の改善が報告された．最初はrAPCに対するBCSHの推奨度は高かったが，PROWESS-Shock trial[25]の成績から推奨度は下がり，イーライリリー社がrAPCの販売から撤退してしまった．また，日本では販売されていないため，rAPCに対するJSTHの推奨はない(**表1**)．

和田英夫
(三重県立総合医療センター/三重大学大学院連携講座)
松本剛史
(三重大学医学部附属病院輸血・細胞治療部)

● References

1) Wada H：Disseminated intravascular coagulation. *Clin Chim Acta* **344**：13 - 21 , 2004
2) Warren BL, Eid A, Singer P et al：High-dose antithrombin in severe sepsis. A randomized controlled trial. *JAMA* **286**：1869 - 1878 , 2001
3) Bernard GR, Vincent JL, Laterre PF et al：Efficacy and safety of recombinant human protein C for severe sepsis. *New Engl J Med* **8**：699 - 709 , 2001
4) Aoki N, Matsuda T, Saito H et al：A comparative double blind randomized trial of activated protein C and unfractionated heparin in the treatment of disseminated intravascular coagulation. *Int J Hematol* **75**：540 - 547 , 2002
5) Abraham E, Reinhart K, Opal S et al：Efficacy and safety of tifacogin (recombinant tissue factor pathway inhibitor) in severe sepsis: a randomized controlled trial. *JAMA* **290**：238–247 , 2003
6) Saito H, Maruyama I, Shimazaki S et al：Efficacy and safety of recombinant human soluble thrombomodulin (ART- 123) in disseminated intravascular coagulation: results of a phase III, randomized, double-blind clinical trial. *J Thromb Haemost* **5**：31–41 , 2007
7) Levi M, Toh CH, Thachil J et al：Guidelines for the diagnosis and management of disseminated intravascular coagulation. *Br J Haematol* **145**：24–33 , 2009
8) Wada H, Asakura H, Okamoto K et al：Expert consensus for the treatment of disseminated intravascular coagulation in Japan. *Thromb Res* **125**：6–11 , 2010
9) Di Nisio M, Baudo F, Cosmi B et al：on behalf of the Italian Society for Thrombosis and Haemostasis. Diagnosis and treatment of disseminated intravascular coagulation: Guidelines of the Italian Society for Haemostasis and Thrombosis (SISET). *Thromb Res* **129**：e177–e184 , 2012
10) Wada H, Thachil J, Di Nisio M et al：Guidance for diagnosis and treatment of disseminated intravascular coagulation from harmonization of the recommendations from three guidelines. *J Thromb Haemost* **11**：761–767 , 2013
11) 西田 修，小倉裕司，井上茂亮 ほか：日本版敗血症診療ガイドライン2016，日救急医会誌 **28**：S 5–S 12 , 2017
12) 神前五郎，神林純一，平山亮夫 ほか：DICに対するFOYの治療効果に

関する研究－多施設比較臨床試験－. 医学のあゆみ **124**：144-154, 1983
13）柴田昭, 高橋芳右, 服部晃 ほか：DIC に対する FUT-175 注の治療効果－多施設比較臨床試験による検討－ 臨床と研究 **65**：921-940, 1988
14）Polderman KH, Girbes AR：Drug intervention trials in sepsis: divergent results. *Lancet* **363**：1721-1723, 2004
15）Sakuragawa N, Hasegawa H, Maki M et al：Clinical evaluation of low-molecular-weight heparin（FR-860）on disseminated intravascular coagulation（DIC）- a multicenter co-operative double-blind trial in comparison with heparin. *Thromb Res* **72**：475-500, 1993
16）Wada H, Matsumoto T, Yamashita Y et al：Is early treatment of DIC beneficial in septic patients? *Crit Care* **18**：447, 2014
17）Nishiyama T, Matsukawa T, Hanaoka K：Is protease inhibitor a choice for the treatment of pre- or mild disseminated intravascular coagulation? *Crit Care Med* **28**：1419-1422, 2000
18）Hsu JT, Chen HM, Chiu DF et al：Efficacy of gabexate mesilate on disseminated intravascular coagulation as a complication of infection developing after abdominal surgery. *J Formos Med Assoc* **103**：678-684, 2004
19）Kienast J, Juers M, Wiedermann CJ et al：Treatment effects of high-dose antithrombin without concomitant heparin in patients with severe sepsis with or without disseminated intravascular coagulation. *J Thromb Haemost* **4**：90-97, 2005
20）Wiedermann CJ, Kaneider N：A systematic review of antithrombin concentrate use in patients with disseminated intravascular coagulation of severe sepsis. *Blood Coagulation and Fibrinolysis* **17**：521-526, 2006
21）Iba T, Saito D, Wada H et al：Efficacy bleeding risk of antithrombin supplementation in septic disseminated intravascular coagulation: A prospective multicenter survey. *Thromb Res* **130**：e129-e133, 2012
22）Endo S, Shimazaki R：An open-label, randomized, phase 3 study of the efficacy and safety of antithrombin gamma in patients with sepsis-induced disseminated intravascular coagulation syndrome. *J Intensive Care* **6**：75, 2018
23）Yamakawa K, Fujimi S, Mohri T et al：Treatment effects of recombinant human soluble thrombomodulin in patients with severe sepsis: a historical control study. *Crit Care* **15**：R 123, 2011
24）Wada H, Okamoto K, Iba T et al：Addition of recommendations for the use of recombinant human thrombomodulin to the "Expert consensus for the treatment of disseminated intravascular coagulation in Japan". *Thromb Res* **134**：924-925, 2014
25）Ranieri VM, Thompson BT, Barie PS et al：Drotrecogin alfa（activated）in adults with septic shock. *N Engl J Med* **366**：2055-2064, 2014

DIC と鑑別が必要な疾患
血栓性微小血管症(TMA)

1 疾患の概念

血栓性微小血管症(thrombotic microangiopathy；TMA)は①微小血管症性溶血性貧血(microangiopathic hemolytic anemia；MAHA)，②消費性血小板減少，③微小循環不全による臓器機能障害を臨床的な特徴とする．TMA の病態の理解が進み，2015 年に日本腎臓学会と日本小児科学会から非典型溶血性尿毒症症候群(atypical hemolytic uremic syndrome；aHUS)診療ガイドが発表され，そのなかで TMA の新たな分類が明示された[1)]．それによると，志賀毒素を産生する病原性大腸菌(Shiga toxin-producing *Escherichia coli*；STEC)によるものを STEC-HUS，a disintegrin-like and metalloproteinase with thrombospondin type 1 motifs 13 (ADAMTS 13)酵素活性が 10 %未満に著減するものを血栓性血小板減少性紫斑病(thrombotic thrombocytopenic purpura；TTP)，補体関連因子の異常に伴い発症するものを aHUS とし，それ以外の何らかの基礎疾患に伴い発症する TMA は全て二次性 TMA として分類された(**表 1**)[1)]．

2 病態生理

TTP ではフォンウィルブランド因子(von Willebrand factor；VWF)の切断酵素である ADAMTS 13 が先天的に欠損，あるいは自己抗体により著減するため，非常に大きな VWF 重合体が形成される．そのため全身の細小血管で微小血栓が形成され赤血球破砕が起こり，その結果，溶血性貧血を呈する．加えて，消費性の血小板減少と循環不全

表1 TMAの分類とその発症要因

TMA			
STEC-HUS	TTP	aHUS	二次性 TMA
志賀毒素	ADAMTS13の著減	補体経路の活性化	敗血症，膠原病，薬剤，妊娠，移植など

TMA：血栓性微小血管症，STEC：志賀毒素を産生する病原性大腸菌，HUS：溶血性尿毒症症候群，aHUS：非典型 HUS.

（文献1より作成）

による臓器不全を伴うことがこの疾患の本態とされる[2]．一方，膠原病，敗血症などの基礎疾患や，造血細胞移植に伴い発症する二次性 TMA では血管内皮細胞障害がその病態形成の主要な一因となる．そのため，血小板の活性化に加えて血液凝固異常も併存し，ときに播種性血管内凝固(disseminated intravascular coagulation；DIC)との診断が紛らわしい．ここでは移植関連 TMA(transplant-associated TMA；TA-TMA)を例に二次性 TMA の発症要因について述べる．TA-TMA の詳細については日本造血細胞移植学会から発刊されている診療ガイドラインを参照されたい[3]．

1．抗癌剤や放射線照射

移植前処置に用いるシクロホスファミド，ブスルファンや放射線は，血管内皮細胞を障害する[4,5]．TA-TMA 発症危険因子としてブスルファンの使用が報告されているが，リン酸フルダラビンをはじめ，いかなる抗癌剤も TMA の原因となり得ることに留意すべきである．また，全身放射線照射を含む前処置レジメンを使用すると TA-TMA 発症リスクが高くなることが知られている[6]．

2．カルシニューリン阻害剤

移植片対宿主病(graft-versus host disease；GVHD)の予防に使用されるシクロスポリン，タクロリムスなどのカ

病態と治療

ルシニューリン阻害剤は，血管内皮細胞を障害する[7,8]．これら薬剤の存在下で血管内皮細胞を培養するとチロシンプロテインキナーゼSrcや核内転写因子（nuclear factor；NF）-κBが活性化し，インターロイキン（interleukin；IL）-6をはじめ各種炎症性サイトカインの分泌が亢進する[9]．これらサイトカインがフィブリン血栓や血小板血栓の形成を促進すると考えられる．病理学的にTMAが証明された，タクロリムス誘発ラットTMAモデルが存在する[10]．

3．移植片対宿主病（GVHD）

血管内皮細胞はGVHDの標的臓器の1つと考えられている．すなわち，ドナー由来のTリンパ球や炎症性サイトカインがホストの血管内皮細胞を障害する[11-13]．GradeⅡ-Ⅳの急性GVHDはTA-TMAの危険因子と考えられている[14]．

4．感染症

感染症を合併すると，活性化した好中球から好中球細胞外トラップ（neutrophil extracellular traps；NETs）が放出される．NETsの主要構成成分のひとつである核内蛋白質ヒストンは，血液凝固系や血小板を活性化して血栓形成に促進的に働く[15]．このような機序で形成される血栓は免疫学的血栓（immunothrombosis）と呼ばれ，病原体のさらなる拡散を防ぎ生体防御のために働くとされる．一方で，細胞外に放出されたヒストンは血管内皮細胞にアポトーシスを誘導することも知られている[16]．単施設での後方視的解析によると，TA-TMA患者では血清中のNETsは，TA-TMAを発症しなかった移植患者のそれよりも有意に増加していた[17]．

5．炎症性サイトカイン

腫瘍壊死因子（tumor necrosis factor；TNF）-αやIL-1βをはじめとする炎症性サイトカインは血管内皮細胞にアポ

トーシスを誘導する[6, 18]．また，これらは血管内皮細胞における超高分子量VWF重合体(usually large-VWF multimers；UL-VWFM)の分泌を刺激する[19]．IL-6はADAMTS13によるUL-VWFMの切断を抑制することも知られている[20]．また，炎症性サイトカインにより，血管内皮細胞では凝固を負に制御するトロンボモジュリン(thrombomodulin；TM)の発現は減弱し，一方で組織因子(tissue factor；TF)や線溶系を抑制するプラスミノゲンアクチベーターインヒビターI(plasminogen activator inhibitor-I；PAI-I)の発現は増加するためフィブリン血栓形成も促進する[21]．

6．補体

aHUSでは，補体制御因子の遺伝子異常や補体制御因子に対する自己抗体により補体第二経路が過剰に活性化する結果，血管内皮細胞障害とそれに伴うTMAを発症する[1]．

単施設での小児移植患者を対象とした前方視的臨床研究で，TA-TMA発症患者血清中で補体複合体C5b-9が増加していることが示された[22]．また，TA-TMA患者の腎組織には補体因子の沈着が認められ，その病理像はaHUSのそれと類似することも示されるなど，TA-TMA発症における補体の関与は疑う余地もない．

補体因子C3aやC4dは血小板表面に接着し，血小板を活性化して凝集を引き起こす[23]．また，ヒストンが誘発する血栓形成にC5aが必須であることも動物モデルで示されるなど，補体因子の血栓形成への関与が明らとなってきた[24]．

3 診断基準

病理学的には腎臓をはじめ，全身の諸臓器のおもに細動脈，そして一部毛細血管に血小板に富む血栓を多数認める(**表2**)[25]．血栓には一部フィブリンや破砕した赤血球も含

病態と治療

まれる．内皮細胞が障害を受けた結果，その断裂像も認める．しかしながらTMAでは全身状態の悪化や，とくにTA-TMAでは血小板減少のために組織生検を施行できないことが多く，臨床症状や血液検査値から診断せざるを得ない場合がほとんどである．TA-TMAに関しては血液・骨髄移植臨床試験ネットワーク(Blood and Marrow Transplant Clinical Trial Network；BMT-CTN)[26]と欧州骨髄移植学会(European Group for Blood and Marrow Transplantation；EBMT)[27]から診断基準が発表されている．両者に共通して，破砕赤血球の末梢血への出現や乳酸脱水素酵素(lactate dehydrogenase；LDH)の上昇が評価項目として採用されている．その他，クームス試験の陰性確認や溶血の結果としてハプトグロビンの低下なども診断の一助となる．

Jodeleらは，TA-TMAを発症した患者では，そうでない患者と比較して補体膜攻撃複合体C5b-9が有意に高値を示すことや，この値が予後不良と関連することも見出した．また，腎障害を反映して，クレアチニンの上昇よりも早期に蛋白尿(> 30 mg/dL)や高血圧を認めることを報告した[28, 29](**表3**)．これらの診断基準はTA-TMAに限らず二次性TMAに広く応用可能と思われる．

表2　HUS, TTP, DICの血栓の違い

病態	HUS	TTP	DIC
分布	腎臓	全身，とくに脳，心臓，腎臓	全身，とくに肺，腎臓
血管	小動脈，細動脈，糸球体毛細血管	細動脈，毛細血管	毛細血管
組織	血小板とフィブリン	血小板に富む	フィブリンに富む

HUS：溶血性尿毒症症候群，TTP：血栓性血小板減少性紫斑病，DIC：播種性血管内凝固．

(文献25より引用)

4 鑑別診断

上記診断基準を用いてTMAを臨床的に診断すると同時に，フローチャートに従いその類縁疾患を鑑別する[1]．

STEC-HUSではSTECの経口摂取後3～5日で腹痛や下痢を症状として発症する．下痢は水様から血性に移行し，発熱や嘔吐を伴うこともある．便から大腸菌を分離・同定し志賀毒素の産生を確認する[2]．

TTPではADAMTS 13活性は10％未満でADMAMTS 13に対する中和抗体が検出される．二次性TMAやDICでもADAMTS 13は低下するが，20％を下回ることはほぼない[30]．

aHUSは感染症を契機に発症することが多いが，移植を契機とすることもある．その診断プロセスはaHUS診療ガイドに従う[1]．ヘモグロビン10 g/dL未満のMAHA，15万/μL未満の血小板減少，急性腎障害を三徴とするが，必ずしも揃うとは限らない．臨床的にaHUSを疑えば専門機関に依頼して補体やその制御因子の遺伝子解析や自己抗体の測定を行う．詳細については他稿を参照されたい．

二次性TMAは血液凝固異常を高率に伴うため，DICとの鑑別は困難を極める．病理学的には，DICでは全身のおもに毛細血管にフィブリンに富む血栓を認める点で，血小板血栓を主体とするTMAとは異なるが(**表2**)，DICにおいても患者の全身状態や出血傾向などを鑑み，またその抗凝固薬による治療の緊急性などから組織生検が行われることはほとんどない．DICと診断しても，基礎疾患の軽快にもかかわらず血小板減少が遷延する場合はTMAを考える必要がある

5 治療管理

1．支持療法

二次性TMAの治療の基本は基礎疾患の治療である．

病態と治療

表 3 TA-TMA の診断基準

	BMT-CTN [26]
分裂赤血球	≧2 HPF
LDH	上 昇
腎障害	Crn；ベースラインの 2 倍 または Ccr：50% 減少
血小板減少症	NA
貧 血	NA
神経機能障害	あ り
クームス試験	陰 性
ハプトグロビン	NA
DIC	NA
補体活性化	NA

TA-TMA：移植関連血栓性微小血管症，BMT-CTN：血液・骨髄移植臨
プ，EBMT：欧州骨髄移植学会，LDH：乳酸脱水素酵素，DIC：播種性血
アチニン，Ccr：クレアチニンクリアランス.

TMA の原因を見極めてそれを取り除くことに務める．たとえば TA-TMA でカルシニューリン阻害剤が被疑薬であれば，それを中止，あるいは減量してステロイド剤による GVHD 予防に切り替える[3]．

2. 血漿交換

TTP に対する血漿交換の有効性は確立されているが，二次性 TMA における血漿交換の評価は定まっていない．ADAMTS 13 が 10 %以上残存する TA-TMA を含む二次性 TMA 患者を対象に，血漿交換を受けた 71 例と受けなかった 115 例の治療成績を比較した試験が存在するが，それによると，二次性 TMA に対する血漿交換の有効性は否定された[31]．

	IWG of the EBMT [27]	TMA by Jodele et al [28,29]
	>4%	あり
	急激な，または持続的な上昇	上昇
	NA	蛋白尿>30mg/dL または高血圧
	<50×10⁹/L または≧50% 減少	<50×10⁹/L または≧50% 減少
	Hb 減少または 赤血球輸血が必要	Hb 減少または 赤血球輸血が必要
	NA	NA
	NA	陰性
	低下	NA
	NA	なし
	NA	C5b-9 増加

床試験ネットワーク，IWG：欧州白血病ネットワーク国際ワーキンググルー
管内凝固，NA：該当なし，Hb：ヘモグロビン，RBC：赤血球，Crn：クレ

（文献 26～29 より作成）

3. 血管内皮細胞保護作用のある薬剤による治療（保険適応外）

二次性TMAは血管内皮細胞障害に起因して発症するため，血管内皮細胞に対する保護作用をもつ薬剤による治療効果に期待が寄せられる．デフィブロチド(defibrotide；DF)は，TA-TMA と同様に内皮細胞障害に伴い発症する移植関連合併症である類洞閉塞症候群(sinusoidal obstruction syndrome；SOS)に対する治療薬として欧米で承認され，近々わが国でも承認予定である．DF はカルシニューリン阻害剤によるアポトーシスから臍帯静脈内皮細胞を保護し，血管新生作用も併せもつ[32]．DF 投与を受けた 12 例の TA-TMA 患者の後方視的解析によると，5 例(41 %)で寛解が得られた[33]．

遺伝子組換えトロンボモジュリン製剤(recombinant thrombomodulin；rTM)はTMの細胞外領域を遺伝子工学的に作製した抗凝固薬で，2008年からわが国でDICに対する治療薬として使用されている．rTMはその上皮細胞増殖因子様領域を介して，血管内皮細胞保護作用と血管新生作用を発揮することが試験管内での実験やマウス内皮細胞障害モデルで示された[34]．rTMの使用がTA-TMAや出産後のHELLP症候群(hemolysis, elevated liver enzymes, low platelet count syndrome)に対して有効であったとする報告が複数存在する[35,36]．また，単施設でのTA-TMA(n=16)に対するrTMの治療効果を後方視的に解析した研究によると，rTM使用群(n=9)は非使用群(n=7)に比べて有意に全生存期間が優れていた[37]．

4. 補体を標的とした抗体医薬による治療(保険適応外)

aHUSの予後はC5に対するヒト化モノクローナル抗体エクリズマブにより劇的に改善した．エクリズマブのTA-TMAに対する有効性を示唆する報告が複数存在するが，2019年3月現在，エクリズマブの使用は発作性夜間血色素尿症，aHUSと全身型重症筋無力症にしか認められていない．

エクリズマブとは異なるエピトープを認識する抗C5ヒト化モノクローナル抗体tesidolumab(LFG316)のTA-TMAに対する有効性と安全性を評価する臨床試験が海外で行われており，その結果に興味がもたれる(NCT02763644)．

池添隆之
(福島県立医科大学血液内科学講座)

● References

1）非典型溶血性尿毒症症候群診断基準作成委員会：非典型溶血性尿毒症症候群(aHUS)診療ガイドライン 2015．https://cdn.jsn.or.jp/guideline/pdf/ahus_2016-2.pdf

2）宮川義隆，松本雅則，南学正臣：血栓性微小血管症(TMA)診断・治療実践マニュアル．東京，医薬ジャーナル社，2016

3）日本造血細胞移植学会．造血細胞移植ガイドライン SOS/TA-TMA. http://www.jshct.com/guideline/pdf/01_06_06_sos_ta-tma.pdf

4）Zeng L, Jia L, Xu S et al：Vascular endothelium changes after conditioning in hematopoietic stem cell transplantation: role of cyclophosphamide and busulfan. *Transplant Proc* **42**：2720-2724, 2010

5）Zeng L, Ding S, Yan Z et al：Irradiation induces homing of donor endothelial progenitor cells in allogeneic hematopoietic stem cell transplantation. *Int J Hematol* **95**：189-197, 2012

6）Uderzo C, Bonanomi S, Busca A et al：Risk factors and severe outcome in thrombotic microangiopathy after allogeneic hematopoietic stem cell transplantation. *Transplantation* **82**：638-644, 2006

7）Ikezoe T, Yang J, Nishioka C et al：Thrombomodulin protects endothelial cells from a calcineurin inhibitor-induced cytotoxicity by upregulation of extracellular signal-regulated kinase/myeloid leukemia cell-1 signaling. *Arterioscler Thromb Vasc Biol* **32**：2259-2270, 2012

8）Carmona A, Díaz-Ricart M, Palomo M et al：Distinct deleterious effects of cyclosporine and tacrolimus and combined tacrolimus-sirolimus on endothelial cells: protective effect of defibrotide. *Biol Blood Marrow Transplant* **19**：1439-1445, 2013

9）Ikezoe T, Yang J, Nishioka C et al：Thrombomodulin blocks calcineurin inhibitor-induced vascular permeability via inhibition of Src/VE-cadherin axis. *Bone Marrow Transplant* **52**：245-251, 2017

10）Fujino M, Kim Y, Ito M：Intestinal thrombotic microangiopathy induced by FK506 in rats. *Bone Marrow Transplant* **39**：367-372, 2007

11）Bernardo A, Ball C, Nolasco L et al：Effects of inflammatory cytokines on the release and cleavage of the endothelial cell-derived ultralarge von Willebrand factor multimers under flow. *Blood* **104**：100-106, 2004

12）Seeber C, Hiller E, Holler E et al：Increased levels of tissue plasminogen activator (t-PA) and tissue plasminogen activator inhibitor (PAI) correlate with tumor necrosis factor alpha release in patients suffering from microangiopathy following allogeneic bone marrow transplantation (BMT). *Thromb Res* **66**：373-383, 1992

13）Biedermann BC, Sahner S, Gregor M et al：Endothelial injury mediated by cytotoxic T lymphocytes and loss of microvessels in chronic graft versus host disease. *Lancet* **359**：2078-2083, 2002

14）Nakamae H, Yamane T, Hasegawa T et al：Risk factor analysis for thrombotic microangiopathy after reduced-intensity or myeloablative allogeneic hematopoietic stem cell transplantation. *Am J Hematol* **81**：525-531, 2006

15）Fuchs TA, Brill A, Duerschmied D et al：Extracellular DNA traps promote thrombosis. *Proc Natl Acad Sci U S A* **107**：15880-15885, 2010

16）Xu J, Zhang X, Pelayo R et al：Extracellular histones are major mediators of death in sepsis. *Nat Med* **15**：1318-1321, 2009

17）Arai Y, Yamashita K, Mizugishi K et al：Serum neutrophil extracellular trap levels predict thrombotic microangiopathy after allogeneic stem cell transplantation. *Biol Blood Marrow Transplant* **19**：1683-1689, 2013

18) Xia Z, Liu M, Wu Y et al. N-acetylcysteine attenuates TNF-alpha-induced human vascular endothelial cell apoptosis and restores eNOS expression. *Eur J Pharmacol* **550** : 134-142, 2006
19) Wang D, Wang Q, Yan G et al : High glucose and interleukin 1β-induced apoptosis in human umbilical vein endothelial cells involves in down-regulation of monocarboxylate transporter 4. *Biochem Biophys Res Commun* **466** : 607-614, 2015
20) Bernardo A, Ball C, Nolasco L et al : Effects of inflammatory cytokines on the release and cleavage of the endothelial cell-derived ultralarge von Willebrand factor multimers under flow. *Blood* **104** : 100-106, 2004
21) Seeber C, Hiller E, Holler E et al : Increased levels of tissue plasminogen activator (t-PA) and tissue plasminogen activator inhibitor (PAI) correlate with tumor necrosis factor alpha (TNF alpha)-release in patients suffering from microangiopathy following bone marrow transplantation (BMT). *Thromb Res* **66** : 373-383, 1992
22) Jodele S, Davies SM, Lane A et al : Diagnostic and risk criteria for HSCT-associated thrombotic microangiopathy: a study in children and young adults. *Blood*. **124** : 645-653, 2014
23) Atefi G, Aisiku O, Shapiro N et al : Complement Activation in Trauma Patients Alters Platelet Function. *Shock*. **46** : 83-88, 2016
24) Mizuno T, Yoshioka K, Mizuno M et al : Complement component 5 promotes lethal thrombosis. *Sci Rep* **7** : 42714, 2017
25) 山下 篤, 浅田祐士郎：血栓性微小血管症(TMA)の最新の知見. 日本血栓止血学会誌 **25** : 682-688, 2014
26) Ho VT, Cutler C, Carter S et al : Blood and marrow transplant clinical trials network toxicity committee consensus summary: thrombotic microangiopathy after hematopoietic stem cell transplantation. *Biol Blood Marrow Transplant* **11** : 571-575, 2005
27) Ruutu T, Barosi G, Benjamin RJ et al : Diagnostic criteria for hematopoietic stem cell transplant-associated microangiopathy: results of a consensus process by an International Working Group. *Haematologica* **92** : 95-100, 2007
28) Jodele S, Davies SM, Lane A et al : Diagnostic and risk criteria for HSCT-associated thrombotic microangiopathy: a study in children and young adults. *Blood* **124** : 645-653, 2014
29) Khosla J, Yeh AC, Spitzer TR et al : Hematopoietic stem cell transplant-associated thrombotic microangiopathy: current paradigm and novel therapies. *Bone Marrow Transplant* **53** : 129-137, 2018
30) Shah N, Rutherford C, Matevosyan K et al : Role of ADAMTS13 in the management of thrombotic microangiopathies including thrombotic thrombocytopenic purpura (TTP). *Br J Haematol* **163** : 514-519, 2013
31) Li A, Makar RS, Hurwitz S et al : Treatment with or without plasma exchange for patients with acquired thrombotic microangiopathy not associated with severe ADAMTS13 deficiency: a propensity score-matched study. *Transfusion* **56** : 2069-2077, 2016
32) Wang X, Pan B, Hashimoto Y et al : Defibrotide Stimulates Angiogenesis and Protects Endothelial Cells from Calcineurin Inhibitor-Induced Apoptosis via Upregulation of AKT/Bcl-xL. *Thromb Haemost* **118** : 161-173, 2018
33) Corti P, Uderzo C, Tagliabue A et al : Defibrotide as a promising treatment for thrombotic thrombocytopenic purpura in patients undergoing bone marrow transplantation. *Bone Marrow Transplant* **29** : 542-543, 2002

34) Ikezoe T, Yang J, Nishioka C et al : Thrombomodulin protects endothelial cells from a calcineurin inhibitor-induced cytotoxicity by upregulation of extracellular signal-regulated kinase/myeloid leukemia cell-1 signaling. *Arterioscler Thromb Vasc Biol* **32** : 2259-2270, 2012
35) Sakai M, Ikezoe T, Bandobashi K et al : Successful treatment of transplantation-associated thrombotic microangiopathy with recombinant human soluble thrombomodulin. *Bone Marrow Transplant* **45** : 803-805, 2010
36) Ikezoe T, Ikenoue N, Uchikawa N et al : Use of recombinant human soluble thrombomodulin in the management of HELLP syndrome complicated by DIC. *Thromb Res* **126** : e 238-240, 2010
37) Fujiwara H, Maeda Y, Sando Y et al : Treatment of thrombotic microangiopathy after hematopoietic stem cell transplantation with recombinant human soluble thrombomodulin. *Transfusion* **56** : 886-892, 2016

DIC と鑑別が必要な疾患
溶血性尿毒症症候群(HUS)

1　疾患の概念

溶血性尿毒症症候群(hemolytic uremic syndrome；HUS)は，破砕赤血球の出現を伴う微小血管症性溶血性貧血，消費性血小板減少および急性腎障害を三主徴とする疾患である．三主徴に加えて，発熱や中枢神経症状をきたすものは血栓性血小板減少性紫斑病(thrombotic thrombocytopenic purpura；TTP)と歴史的に区別されてきた．しかしながら，両者は血管内皮障害を背景に凝固・炎症の惹起

表 1　血栓性微小血管症(TMA)の臨床像

血栓の特徴
全身性の VWF—血小板血栓
腎優位の血小板—フィブリン血栓
腎臓あるいは全身性の血栓

(文献 1，2 より改変)

により①微小血管症性溶血性貧血，②消費性血小板減少，③微小血管内血小板血栓による臓器機能障害を特徴とする共通の病態を有し，症状のみでは鑑別困難な症例も存在するため，現在では病理学的診断名である「血栓性微小血管症(thrombotic microangiopathy；TMA)」と総称されている．

近年，TTP の発症にはフォンウィルブランド因子(von Willebrand factor；VWF)切断酵素である a disintegrin-like and metalloproteinase with thrombospondin type 1 motifs 13(ADAMTS 13)の活性低下が関与していることが示され，ADAMTS 13 活性が著減するもの(10 %未満が TTP と診断されるようになった．一方，HUS に関して国際的に統一された分類はないが，本稿では日本腎臓学会・日本小児科学会合同の『非典型溶血性尿毒症症候群

	原因	臨床像
	ADAMTS13 活性の低下 ・遺伝的欠乏(先天性) ・後天性抗 ADAMTS13 抗体産出(後天性)	TTP
	志賀毒素への曝露	STEC-HUS
	遺伝性補体制御異常 抗 H 因子抗体などによる後天的な補体制御異常 原因不明の家族性	非典型 HUS
	感染症(肺炎球菌，インフルエンザ A/H1N1，HIV，C 型肝炎ウイルス，サイトメガロウイルス，百日咳菌，水痘帯状疱疹ウイルス，溶血連鎖球菌など) コバラミン(ビタミン B_{12})代謝異常症 薬剤(抗悪性腫瘍薬，免疫抑制薬，抗血小板薬など) 妊娠関連(HELLP 症候群，子癇) 自己免疫疾患(SLE，強皮症，皮膚筋炎 / 多発筋炎など) 悪性腫瘍(悪性リンパ腫，胃癌，膵癌など) 臓器移植 急性膵炎 悪性高血圧症	二次性 TMA

（aHUS）診療ガイド 2015』[1] に準拠する．HUS は志賀毒素（Shiga toxin；Stx）を産生する腸管出血性大腸菌（志賀毒素産生性大腸菌〔Stx-producing *Escherichia coli*；STEC〕）の感染による HUS（STEC-HUS）と，補体制御異常による非典型 HUS（atypical HUS；aHUS）に区別される．

これまで aHUS に含まれた感染症，代謝異常症，薬剤，妊娠，自己免疫疾患，臓器移植などに関連したものは，二次性 TMA に分類される（**表 1**）．

2 DIC と TMA の鑑別

両者の臨床症状は類似し，血小板減少や破砕赤血球の出現も共に認めるなど鑑別診断は容易ではない．また TMA でも血小板血栓をフィブリン塊が取り囲み，DIC を合併する場合もある．病理学的に DIC はフィブリンを主体とする血栓が形成されるのに対し，TMA における血栓は VWF や血小板が主体である[2]．これは血管内皮障害によって ADAMTS 13 の処理能力を超えるウルトララージ VWF マルチマーが放出されることが原因と考えられている[3]．したがって TMA では凝固・線溶活性化を呈することは少ないか，あっても軽度にとどまると考えられる．フィブリンならびにフィブリノゲン分解産物（fibrin and fibrinogen degradation products；FDP）や D-dimer，フィブリノゲン，プロトロンビン時間などを測定し，DIC 診断基準を用いて鑑別する．DIC には通常基礎疾患が存在しており，その検索を十分に行うことも肝要である．

3 病態生理

1．STEC 感染による HUS（STEC-HUS）（図 1）

STEC-HUS は，腸管感染で増殖した STEC が抗菌薬投与などの刺激により溶菌し，菌外に放出された Stx が大腸

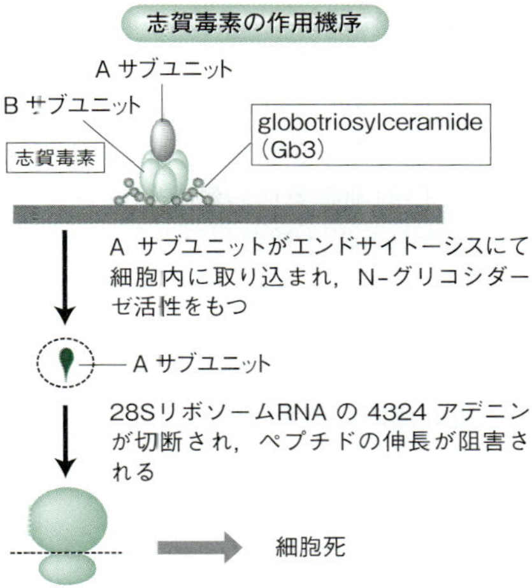

①炎症の誘導（LPS の共存下）

大腸粘膜上皮細胞
IL-8，ケモカイン放出
壊死による LPS の体内流入

好中球・単球
腎尿細管細胞・腎糸球体上皮細胞
TNF-α，IL-1，IL-6 放出

②腎優位の血小板―フィブリン血栓形成および凝固亢進

腎糸球体内皮細胞
超高分子量 VWF 重合体産出・放出
壊死による組織因子露出

血小板
活性化による接着・凝集促進

図 1　STEC-HUS の発症メカニズム

LPS：リポ多糖

（文献 2 より改変）

粘膜を損傷しながら循環血中に入り込んで発症すると考えられている．Stx は vero 毒素あるいは Shiga-like toxin とも呼ばれていたが，現在は Stx に統一されている．Stx は 1 個の A サブユニットを 5 個の B サブユニットが取り囲む構造をとり，標的細胞表面の特異的受容体である globotriosylceramide(Gb 3)と結合したのちに，細胞内に取り込まれた A サブユニットが蛋白合成を阻害することで毒性を発揮する．Gb 3 を高度に発現している微小血管内皮細胞，大腸粘膜上皮細胞，腎組織，血球が標的となる．Stx の直接傷害と標的部位からの炎症性サイトカイン放出に血球の活性化も加わると，炎症と凝固が著しく惹起されて腎優位の臓器傷害をきたす．

HUS の血栓は血小板―フィブリン血栓であり，TTP の VWF―血小板血栓とは異なる組成である．また，STEC-HUS の実験動物モデル作製にはリポ多糖(lipopolysaccharide；LPS)の併存が不可欠であり，STEC-HUS 患者の多くで LPS に対する血清抗体が検出され[4]，血中 LPS 結合蛋白も高値を示す[5]ことから，LPS も病態に関与していると考えられている．さらに，STEC-HUS 患者は補体第二経路の活性化が生じているという報告もあり，補体の関与も注目される．

2. 非典型 HUS(aHUS)(図 2)

非典型 HUS(aHUS)は，先天的な補体第二経路の異常活性化に起因する．補体 C 3 は自然発生の加水分解により常に活性化されている状態にあり，補体第二経路が過剰に活性化されて細胞傷害を招かぬように厳密な制御が行われている．血漿中で C 3 の加水分解から生じた C 3 b は細胞膜に沈着し，B 因子が D 因子により分解されて生じた Bb と結合して C 3 変換酵素となる．C 3 変換酵素は C 3 の加水分解を促進しつつ，自らは C 3 b をもう 1 分子結合させて C 5 変換酵素となる．C 5 変換酵素により C 5 b が生じると，

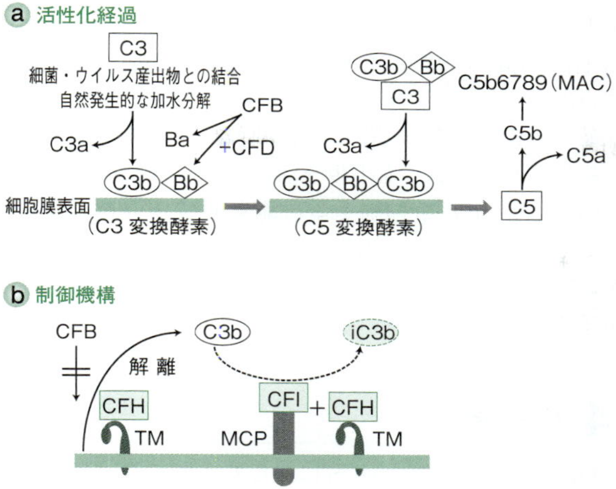

図 2　補体第二経路の活性化と制御

CFB：補体 B 因子，CFD：補体 D 因子，CFH：補体 H 因子，CFI：補体 I 因子，iC3b：不活化 C3b，TM：トロンボモジュリン，MAC：膜侵襲複合体，MCP(CD46)：膜補因子蛋白質.　（文献 1 より改変）

膜侵襲複合体(membrane attack complex；MAC)が形成され，細胞膜融解を引き起こす(図 2 ⓐ).

第二経路の制御には H 因子，I 因子，膜結合型の膜補因子蛋白質(membrane cofactor protein；MCP)やトロンボモジュリン(thrombomodulin；TM)がおもに関与する．I 因子は過剰に生成された C 3 b を不活化 C 3 b(inactivated C 3 b；iC 3 b)へ分解し，H 因子と MCP が補酵素として作用する．H 因子自身も TM と結合して C 3 b と B 因子の結合を阻害し，C 3 変換酵素の細胞膜からの解離を促す(図 2 ⓑ)．上記制御因子の機能障害，あるいは C 3 や B 因子の異常による抵抗性獲得から第二経路が暴走し，微小血管内皮細胞傷害から HUS を生じると考えられている．また，

H 因子に対する自己抗体も HUS 発症に関与し，自己抗体産生に CFH 関連蛋白質（complement factor H related；CFHR）の遺伝子異常が関与していることが明らかとなっている．

最近，aHUS 患者の遺伝子解析により新たな原因遺伝子が報告されている．血小板を活性化する diacylglycerols（DAG）シグナルを抑制する機能をもつ diacylglycerol kinase ε（DGKE）と，線溶系の主要因子であるプラスミノゲンに遺伝子変異が同定され，George らはこれらを凝固関連 TMA に分類している[6)]．

4 診断基準

わが国では，STEC-HUS に関しては 2013 年に厚生労働省研究班作成の『溶血性尿毒症症候群の診断・治療ガイドライン』[7)]が作成された．また同年発表された aHUS の診断基準も上述のように 2015 年に改訂された．三主徴の数値基準は同一で，多くの欧米ガイドラインに準拠している．

①微小血管症性溶血性貧血；破砕赤血球を伴う貧血で，Hb 10 g/dL 未満．

②血小板減少；血小板数 15 万 / μL 未満．

③急性腎障害；小児は血清クレアチニン基準値[8)]の 1.5 倍以上，成人は Kidney Disease：Improving Global Outcomes の AKI の診断基準[9)]を用いる．

5 鑑別診断（図 3）

Loirat ら[10)]の診断アルゴリズムをもとに，一部改変して作成した HUS 鑑別診断フローチャートを図 3 に示す．

まずは診断基準を満たした症例の病歴聴取が肝要である．HUS の 90 % は STEC-HUS であり，発症前 1～3 週間の飲食，プール・浴場の利用，家畜・感染者との接触まで詳細に聴取する．一方，①生後6カ月未満で発症，②発症時期が不明確，③原因不明の貧血の既往，④ HUS の既往，⑤近親者の HUS 発症，⑥腎移植後に HUS を再発，⑦下痢・血便を伴わない症例では，aHUS を考慮する．加えて身体所見や諸検査により，DIC や悪性貧血などの TMA 類似疾患の除外と二次性 TMA の原疾患の検索を行う．

次に ADAMTS 13 活性測定で TTP を除外した後，STEC 感染症の有無を検索する．画像検査で結腸の壁肥厚など特徴的な病変を確認のうえ，便培養や便中 Stx 検査を行う．STEC 感染症が強く疑われても確定できない症例は，

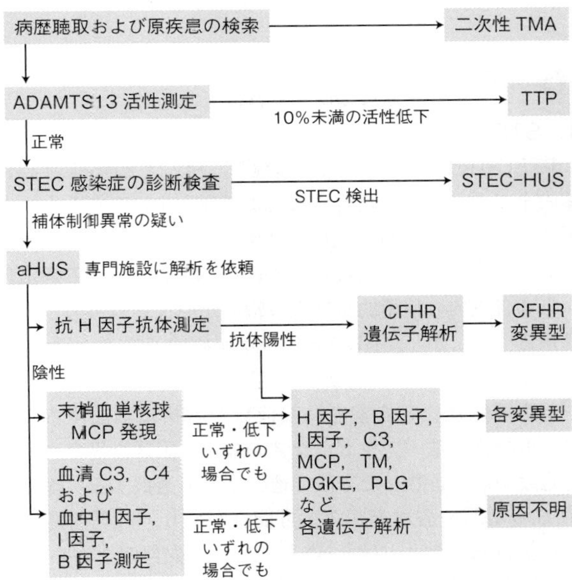

図3　HUS の鑑別診断フローチャート
MCP：膜補因子蛋白質，CFHR：CFH 関連蛋白質．TM：トロンボモジュリン，DGKE：diacylglycerol kinase ε，PLG：プラスミノゲン
（文献 10 より改変）

各地方衛生研究所に相談し，可能ならば血清 LPS 抗体測定を依頼する．これらの検索で病因が特定できない場合は，aHUS を疑う．一般検査で測定できる血清 C 3 値の低下は第二経路の活性化が示唆されるが，aHUS 症例の半数程度にしかみられない．aHUS の確定診断には，国内の専門機関に依頼し，第二経路関連蛋白の解析(発現・機能・遺伝子)および抗 H 因子抗体測定を行う．現在明らかとなっている病因には，① H 因子異常(25～27 %)，② MCP 異常(7～9 %)，③ C 3 異常(5～8 %)，④ I 因子異常(4～8 %)，⑤抗 H 因子抗体(3～6 %)，⑥ TM 異常(～5 %)，⑦ B 因子異常(～1 %)があり，半数近くは既知の遺伝子で変異を同定できない[10]．

6 治療管理

1．STEC-HUS

STEC-HUS の多くが自然回復し，Stx は HUS 発症時に体内全ての受容体と結合するため循環血中に存在しないと考えられている．治療の基本は体液管理主体の支持療法である．HUS 発症前の STEC 感染症の段階では，下痢出現から 4 日以内の積極的な等張液輸液が急性腎障害の予防に繋がる[11]．しかし，HUS 発症後は過剰輸液による溢水(高血圧や肺水腫，心不全)をきたさぬよう，バイタルサインや下大静脈径などを参考に輸液量を厳格に調節する．溢水・電解質異常・アシドーシスの補正が困難な場合には，各施設が最も習熟した方法で透析療法を選択する．輸血は HUS の増悪や溢水をきたす可能性があり，外科的処置時など最低限の使用にとどめる．また，少数例ながら DIC の合併が報告されている．傷害部位では組織因子が露出し，外因系凝固が活性化されるためである．抗凝固療法は基本的に推奨されないが，DIC 合併例では考慮すべきである．ガイドライン[7]ではメシル酸ナファモスタット，メシル酸ガベキサート，遺伝子組換えヒトトロンボモジュリン(recombinant human thrombomodulin；rhTM)，アンチトロンビンⅢ製剤の使用は妥当とされている．近年，rhTMのSTEC-HUSに対する有用性が報告されている[12]．TMは炎症・凝固を総合的に制御する因子であり，STEC-HUSでは枯渇した状態にある．rhTM投与は合目的であり，有効性に関する今後の検証が待たれる．

STEC-HUSの最も重篤な合併症は急性脳症であり，予後を左右する．神経症状は痙攣，意識障害をはじめ多彩で，MRIによる画像診断が必須である．最近の検討では，Stxの神経毒性よりもサイトカインで惹起された炎症の関与が指摘されている[13,14]．現時点で確立した治療法はなく，まずはベンゾジアゼピン系またはバルビツール酸系の静脈用抗痙攣剤を使用して十分な鎮静を行う．頭蓋内圧亢進に対しては，高浸透圧療法を行う．特異的な治療法としてエビデンスは確立されていないが，サイトカイン遮断を目的した血漿交換療法[13]やメチルプレドニゾロンパルス療法[15]があり，各施設で安全性を確認できれば実施を検討すべきである．

2．非典型HUS(aHUS)

aHUSが疑われた時点で早期に血漿治療を開始する．初回のエピソードで症例の1/4近くが末期腎不全に陥るという報告があるためである[16]．血漿治療には血漿交換と血漿輸注があるが，容量負荷を回避して異常な補体制御因子や自己抗体の除去と正常因子の補充を同時に行える利点から，血漿交換が推奨される．欧州のガイドラインでは，診断後24時間以内に1回1.5倍血漿量の血漿交換を開始し，血小板数や血清LDHの正常化まで連日施行したのちに漸減するとされる[17]．しかしながら，治療効果は満足できるレベルではなく[18]，診断確定までの初期治療と捉えるべきであろう．

臨床的に aHUS と診断された場合には，できるだけ早期にC5モノクローナル抗体であるエクリズマブの投与を開始する．エクリズマブはC5からC5bへの変換を阻害し，MAC の形成を阻害する．わが国では 2013 年 9 月に治療薬として承認された．なお，エクリズマブ使用により髄膜炎菌の発症リスクが増大するため，髄膜炎菌ワクチンの接種が義務づけられている．また抗 H 因子抗体陽性例の治療は免疫抑制剤・ステロイド剤投与による抗体価減少が主体となるが，臓器障害を伴う症例ではエクリズマブ投与も考慮される[10]．

エクリズマブ投与で寛解が得られた場合，いつまで継続投与するかについて十分なコンセンサスはない．その一方で，治療効果を認めない症例では漫然とした投与は避けるべきである．

金田　尚
（国民健康保険小松市民病院小児科）

● References

1）香美祥二，岡田浩一，南学正臣ほか：非典型溶血性尿毒症症候群（aHUS）診療ガイド 2015．日本腎臓学会誌 **58**：62-75，2016
2）Moake J：Thrombotic microangiopathies. *N Engl J Med* **347**：589-600，2002
3）松本雅則：血栓性微小血管障害症（TMA）-TTP，HUS，移植後 TMA を中心に．医学のあゆみ **238**：136-140，2011
4）Proulx F, Seidman E, Mariscalco MM et al：Increased circulating levels of lipopolysaccharide binding protein in children with Escherichia coli O 157：H 7 hemorrhagic colitis and hemolytic uremic syndrome. *Clin Diagn Lab Immunol* **6**：773，1999
5）Bitzan M, Moebius E, Ludwig K et al：High incidence of serum antibodies to Escherichia coli O 157 lipopolysaccharide in children with hemolytic-uremic syndrome. *J Pediatr* **119**：380-385，1991
6）George JN, Nester CM：Syndromes of thrombotic microangiopathy. *N Engl J Med* **371**：654-666，2014
7）五十嵐隆：溶血性尿毒症症候群の診断・治療ガイドライン．東京，東京医学社，2014
8）Uemura O, Honda M, Matsuyama T et al：Age, gender, and body length effects on reference serum creatinine levels determined by an enzymatic method in Japanese children：a multicenter study. *Clin Exp Nephrol* **15**：694-699，2011
9）Kidney Disease：Improving Global Outcomes Acute Kidney Injury Work Group；Kidney International.suppl 2：2012，p 1-138
10）Loirat C, Fakhouri F, Ariceta G et al：An international consensus approach to the management of atypical hemolytic uremic syndrome in children. *Pediatr Nephrol* **31**：15-39，2016
11）Hickey CA, Beattie TJ, Cowieson J et a：Early volume expansion during diarrhea and relative nephroprotection during subsequent hemolytic uremic syndrome. *JAMA* **165**：884-889，2012
12）Honda T, Ogata S, Mineo E et al：A novel strategy for hemolytic uremic syndrome：successful treatment with thrombomodulin α. *Pediatrics* **131**：e 928-e 933，2013
13）Nathanson S, Kwon T, Elmaleh M et al：Acute neurological involvement in diarrhea-associated hemolytic uremic syndrome. *Clin J Am Soc Nephrol* **5**：1218-1228，2010
14）Shimizu M, Kuroda M, Sakashita N et al：Cytokine profiles of patients with enterohemorrhagic Escherichia coli O 111 -induced hemolytic-uremic syndrome. *Cytokine* **60**：694-700，2012
15）佐多徹太郎：厚生労働省科学研究費補助金厚生労働省科学特別研究事業「EHEC/O 111 食中毒事例における疫学的・細菌学・臨床研究」平成 23 年度総括・分担研究報告書．
16）Tayler CM, Machin S, Wigmore SJ et al：Clinical practice guidelines for the management of atypical haemolytic uraemic syndrome in the United Kingdom. *Br J Haematol* **148**：37-47，2009
17）Ariceta G, Besbas N, Johnson S et al：Guideline for the investigation and initial therapy of diarrhea-negative hemolytic uremic syndrome. *Pediatr Nephrol* **24**：687-696，2011
18）Noris M, Remuzzi G：Atypical hemolytic-uremic syndrome. *N Engl J Med* **361**：1676-1687，2009

Chapter 4

Pharma Navigator

処方の実際

Pharma Navi

造血器悪性腫瘍とDIC

症 例

40歳代後半，男性．

現病歴：口腔内出血や四肢に斑状出血を認めるようになり，当院血液内科を受診．血液検査所見，骨髄検査所見から急性前骨髄球性白血病(acute promyelocytic leukemia；APL)と診断され，同日緊急入院となった．

初診時血液検査結果(カッコ内は当院基準値)：WBC 93,000 /μL(3,800～8,500 /μL)(blast 93 %)，RBC 360万 /μL(400～550万 /μL)，Hb 11.9 g/dL(13～18 g/dL)，Ht 34.4 %(37～52 %)，Plt 2.2万 /μL(16～42万 /μL)，BUN 17 mg/dL(8.0～22.0 mg/dL)，Cre 0.97 mg/dL(0.60～1.10 mg/dL)，GOT(AST) 26 IU/L(13～33 IU/L)，GPT(ALT) 16 IU/L(6～30 IU/L)，LDH 801 IU/L(119～229 IU/L)，T-bil 1.1 mg/dL(0.3～1.2 mg/dL)

PT 18.4秒(対照 13.2秒)，APTT 40.3秒(対照 32.2秒)，AT 127 %(80～120 %)，フィブリノゲン 97 mg/dL(200～400 mg/dL)，FDP 182 μg/mL(10 μg/mL未満)，D-dimer 42.2μg/mL(1.0μg/mL未満)，フィブリンモノマー 130 μg/mL(6.1 ≧ μg/mL) PIC 25.9μg/mL(0～0.8μg/mL)，TAT ＞ 60.0μg/mL(0～3.0μg/mL)

診断と治療：入院時の採血結果から，DICスコアが厚生省のDIC診断基準(1988年度改訂)で7点(基礎疾患1点，血清FDP 3点，血漿フィブリノゲン2点，プロトロンビン時間 時間比1点)であり，診断基準Ⅳ-2に従いDICと診断．

DIC治療として，遺伝子組換えトロンボモデュリン アルファ製剤を入院当日より開始．またフィブリノゲンが100 mg/dL未満に低下していたため，新鮮凍結血漿(fresh

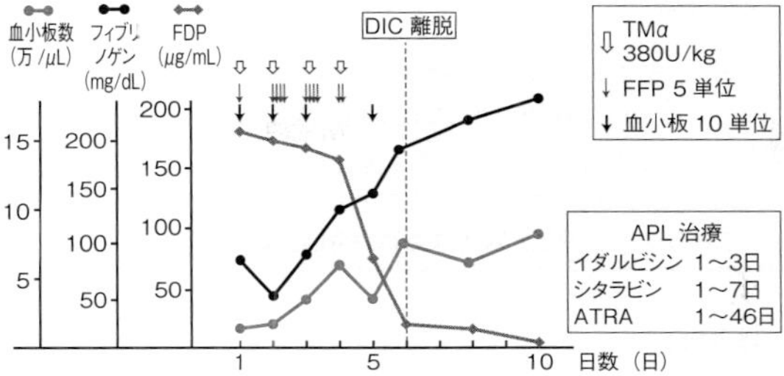

図１　臨床データの推移

FDP：フィブリンならびにフィブリノゲン分解産物，FFP：新鮮凍結血漿，TMα：トロンボモデュリン アルファ(遺伝子組換え)，ATRA：オールトランスレチノイン酸． （筆者作成）

frozen plasma；FFP)にて補充．血小板数も著減し，紫斑などの出血傾向がみられていたため，血小板数5万/μL程度を目安に輸血を行った(**図１**)．

原疾患であるAPLに関しては翌日よりイダルビシン，シタラビン，オールトランスレチノイン酸(all-trans retinoic acid；ATRA)による治療を開始した．

DICの経過はDIC治療開始後３日目から血小板，フィブリノゲンの回復がみられ，FDPも減少傾向となった．そして6日目にDICから離脱した(厚生省のDIC診断基準)．

処方例1

・トロンボモデュリン アルファ(遺伝子組換え)(リコモジュリン®点滴静注)……………………1回380U/kg 30分点滴静注

1バイアル(12,800U)あたり2mLの生理食塩液で溶解し，この溶液から患者の体重にあわせて必要量をとり生理食塩液100mLに希釈する．(透析患者，および重篤な腎機能障害のある患者では130U/kgに減量する．)

処方例2

・ナファモスタットメシル酸塩（フサン®）
…………………0.06～0.20mg/kg/ 時を静脈内に持続投与

副作用にショック，高カリウム血症が挙げられる．使用時にはカリウムのモニタリングを忘れないようにする．また溶解には5%ブドウ糖注射液または注射用水を使用する．

処方例3

・ガベキサートメシル酸塩（エフオーワイ®）
……………………………20～39mg/kg/日を静脈内持続投与

副作用として，ショック，注射部位の静脈炎，皮膚潰瘍，壊死などがある．高濃度では血管内壁障害を起こすため，末梢静脈から投与する際には100mgあたり50mL以上の5%ブドウ糖注射液で希釈し，0.2%以下の濃度で投与する．

解　説

1．造血器悪性腫瘍に合併する DIC の診断

DIC の診断に関して，複数の診断基準が出されているが，造血器悪性腫瘍に合併する DIC に関しては 1988 年に改訂された「厚生省 DIC 診断基準」の特異度が高く，使用に適している．ただし感度が高くないことに注意が必要であり，白血病に合併した DIC においては，Pre-DIC と考えられるスコア 3 点までに DIC 治療を開始した場合にはほとんどの症例で DIC から離脱したが，4 点以上で治療を開始すると DIC の治癒率は低下し，死亡率が増加したという報告もある[1)]．そのため早期の治療開始を心がけることが大切である．

一方，造血器悪性腫瘍に合併し得る DIC は腫瘍が原因であるものだけでなく，治療過程で合併する感染症によって引き起こされる場合もある．感染症に合併する DIC に関しては日本救急医学会より発表された「急性期 DIC 診断基準」の感度が高く，その使用に適している．したがっ

て，造血器悪性腫瘍に合併するDIC治療においても，DICの原疾患を正しく判断し，適切な診断基準に照らし合わせ診断するという基本姿勢が大切である．また近年，「日本血栓止血学会DIC診断基準2017年版」が公開され[2)]，学会ホームページからアクセス可能である．この診断基準では評価項目にトロンビン-アンチトロンビン複合体(TAT)，可溶性フィブリン(SF)が採用されている．これらの項目が迅速に測定できる環境にあるのであれば，こちらの診断基準を使用してもよい．

2. APLに合併するDIC

APLにおけるDICの合併率は文献上では約80％とされているが，事実上ほぼ必発と考えてよい．その病態はきわめて特徴的であり，APL細胞の表面上に大量に発現している組織因子(tissue factor；TF)が凝固反応を活性化させる機序のほかに，線溶系を著明に亢進させる機序として，やはりAPL細胞上に過剰発現しているアネキシンIIが組織型プラスミノゲンアクチベーター(tissue type plasminogen activator；t-PA)によるプラスミン生成を促進して線溶活性を高める．それにより，フィブリンをD-dimerに分解する二次線溶のみでなく，フィブリノゲン分解(一次線溶)も高度に亢進させる．この結果，採血データ上，D-dimerに比してFDPの著明な上昇を認めることが多く，TATだけでなくPICも大幅に上昇させる．また臨床症状としては線溶亢進型のDICであるため，微小血栓による臓器障害はあまり目立たず，出血傾向が著しいことが多い．APLの寛解導入療法での最大の障壁はこの著しい出血傾向からくる臓器出血であることを念頭に置く必要がある．

3. 治療

基本的な治療方針において最重要であるのは原疾患の治療であるが，とくにAPLの場合は原疾患治療薬である

ATRA が有効な DIC の治療薬でもある．ATRA は APL 細胞の表面に存在する TF の機能を抑制し，さらにアネキシン II によって引き起こされるプラスミンの活性化を抑制することにより DIC を改善する作用をもつ．

この原疾患の治療に組み合わせて抗凝固療法，補充療法を症例に応じて使い分ける．抗凝固療法として，ヘパリン類は出血リスクを考えると使いにくく，実臨床ではトロンボモデュリン アルファ（遺伝子組換え）製剤が使われるケースが多いようである．トロンボモデュリン アルファ（遺伝子組換え）製剤は抗凝固因子のひとつであるトロンボモジュリン（thrombomodulin；TM）の遺伝子組換え製剤である．TM はトロンビンと複合体を形成して，プロテイン C（protein C；PC）を活性化する．また APL に関しては APL 細胞の表面にあるアネキシン II の発現量を減少させる作用もあるとされる．APL におけるトロンボモデュリン アルファ（遺伝子組換え）製剤使用の臨床報告としては後方視的研究ではあるが，DIC からの早期離脱や輸血量の低減効果が報告されている[3]．出血リスクが低いという点ではナファモスタットメシル酸塩やガベキサートメシル酸塩が使用候補になる．とくにナファモスタットメシル酸塩は抗線溶作用が強いことが特徴であり，APL に合併するような線溶優位型 DIC には適している．具体的な処方例としては処方 2，3 として挙げたが，これらの薬剤は DIC におけるエビデンスレベルが高くなく，日本血液学会の造血器腫瘍診療ガイドラインなどの推奨度はあまり高くない．

線溶亢進型 DIC ではトラネキサム酸が使用されることがある．しかし APL で ATRA による治療を行っている場合には ATRA の作用によりアネキシン II の発現が低下することにより線溶の活性化が急速に抑制され，一気に凝固優位に傾く恐れがあるため，トラネキサム酸は絶対禁忌であることに注意しておく必要がある．

補充療法に関しては抗凝固療法を行ったうえで，血小板数5万/μL程度を目安に出血傾向を見ながら血小板輸血を行う．モニタリングはあくまで臨床症状が大切であるが，数値目標として，少なくとも血小板3万/μL以上を維持することが日本血液学会の『造血器腫瘍診療ガイドライン2018年版』においても推奨されている[4]．フィブリノゲンに関しては本症例のように出血傾向を伴い，著減しているような症例ではフィブリノゲン製剤を使用したいところではあるが，適応がないため，FFPにて対応するのが一般的である．JALSG APL 97研究の臓器出血に関するサブ解析では，臓器出血の高危険因子として，低フィブリノゲン血症（< 100 mg/dL,）白血球数高値（> 20,000/μL）および全身状態（performance status；PS）2～3が挙げられた[5]．このことからも，フィブリノゲンをある程度のレベルに保つことは治療戦略上重要である．数値的目標としては，急性期治療時には150 mg/dL以上を目標とすることが日本血液学会のガイドラインで推奨されているが[4]，FFPを使用してフィブリノゲン補充を行う場合は急上昇させることが難しいため，早めの対応が要求される．

鈴木伸明
（名古屋大学医学部附属病院輸血部）
松下　正
（名古屋大学医学部附属病院検査部・輸血部）

● References

1）Wada H, Wakita Y, Nakase T et al：Outcome of disseminated intravascular coagulation in relation to the score when treatment was begun. Mie DIC Study Group. *Thromb Haemost* **74**：848-852, 1995
2）DIC診断基準作成委員会：日本血栓止血学会DIC診断基準2017年版. 血栓止血誌 **28**：369-391, 2017
3）Ikezoe T, Takeuchi A, Isaka M et al：Recombinant human soluble thrombomodulin safely and effectively rescues acute promyelocytic leukemia patients from disseminated intravascular coagulation. *Leuk Res* **36**：1398-1402, 2012
4）一般社団法人日本血液学会 編：造血器腫瘍診療ガイドライン2018年版. 東京，金原出版，2018
5）Yanada M, Matsushita T, Asou N et al：Severe hemorrhagic complications during remission induction therapy for acute promyelocytic leukemia: incidence, risk factors, and influence on outcome. *Eur J Haematol* **78**：213-219, 2007

固形癌と DIC

症 例

60 歳代後半，男性.

主訴：食欲不振.

現病歴：3 カ月前の健康診断で胃癌が発見され，近医(消化器内科)で精査．肝臓への転移が確認された．その 2 週間後から著しい食欲の低下と倦怠感を認めるようになり，当院に紹介入院となる.

入院後経過：入院時の凝固検査では異常を認めなかったが，1 週間後の検査ではアンチトロンビン(AT)とフィブリノゲン(Fbg)の低下を認めた．入院 13 日目に意識レベルの低下，18 日目には静脈穿刺部位からの出血や両上肢，腹部および背部に紫斑を認めた．19 日目に血小板数の急激な減少とトロンビン-AT複合体(TAT)の増加を確認したため播種性血管内凝固(DIC)と判断し，ダナパロイドナトト

表 1　ダナパロイドナトリウム投与後の臨床データの推移

検査項目	基準値	
血小板数($\times 10^4/\mu L$)	12.4 ～ 36.2	
PT(秒)	10.2 ～ 13.6	
APTT(秒)	28.8 ～ 38.2	
フィブリノゲン(mg/dL)	200 ～ 400	
AT(%)	65 ～ 145	
TAT(ng/mL)	< 3.0	
PIC(μg/mL)	< 0.8	
FDP(μg/mL)	< 5.0	
D-dimer (μg/mL)	< 1.0	

リウムの投与を開始した．22日目（ダナパロイドナトリウム投与4日目）には検査所見の回復と出血症状の改善を認めた（表1）．しかしその後，腹水の出現や血圧の低下がみられるようになり，入院36日目に死亡した．

処方例

1. 固形癌に伴う線溶均衡型DICの場合
①ダナパロイドナトリウム注射液（オルガラン®静注）
……………………1回1,250単位 分2 12時間ごと静脈注射
②ダルテパリンナトリウム注射液（フラグミン®静注）
………………………………75IU/kg 24時間持続点滴静注

2. 固形癌に伴う線溶亢進型DIC
ナファモスタットメシル酸塩（フサン®）
……………………0.06～0.20mg/kg 24時間持続点滴静注

3. アンチトロンビン低下例（AT≦70%）
①アンチトロンビン ガンマ（遺伝子組換え）（アコアラン®）静注
…………1日1回36 IU/kg（1日量 72 IU/kgを超えない）
静注または点滴静注
②乾燥濃縮人アンチトロンビンⅢ（アンスロビン®P注
またはノイアート®静注，献血ノンスロン®注）
……………………1日1,500IU 持続点滴静注（3～5日間）

	入院後経過					
	0日	7日	14日	19日	22日	28日
	16.2	15.2	12.8	3.7	6.8	11.2
	13.0	14.2	13.2	14.8	13.1	12.6
	29.7	32.4	36.5	36.3	38.5	39.0
	352	240	252	174	206	315
	97	72	65	49	64	91
	-	4.5	-	15.2	5.2	4.2
	-	0.7	-	1.9	1.3	1.0
	-	3.8	-	42.2	20.8	7.2
	-	0.6	-	10.6	4.1	1.3

（筆者作成）

解　説

固形癌を有する患者における凝固異常は，癌患者全体で50％以上，広範囲な転移例では90％以上に認められる．固形癌を基礎疾患とするDICの頻度は高く，わが国では全DICの29～45％と報告されている[1]．ほとんどの固形癌はDICの基礎疾患となり得るが，とくに肝細胞癌，卵巣癌，肺癌，胃癌，大腸癌，胆管・胆嚢癌，膵癌などが合併しやすい．固形癌に伴うDIC発症は，腫瘍細胞表面および腫瘍細胞中に含まれる組織因子（TF）による凝固活性化が主因であり，発症誘因として感染症や抗癌剤投与による癌細胞の崩壊，手術，ショックや脱水症などが挙げられる．

固形癌に伴うDICの治療における基本原則は，①基礎疾患（癌）の治療，②抗凝固療法，③補充療法，④全身管理，である．基礎疾患の治療は最も重要で，抗癌剤投与，放射線療法，外科的切除，ホルモン療法などの治療が行われる．多くの場合は全身転移を伴った進行癌症例であることが多く，基礎疾患となっている固形癌への治療が有効でない際にはDICへの治療効果もあまり期待できない．しかし，抗癌剤などによる基礎疾患への治療が奏効した場合には，DICが軽快または改善することもある．進行癌であってもDICへの治療を行うことには意義があり，それなりの予後改善を期待できる場合もある．ただし，抗癌剤などの治療による癌細胞の崩壊がDICの発症や悪化を促すこともあり[2]，治療の際にはあらかじめ抗凝固薬を投与するなどの注意が必要である．

1．線溶均衡型DIC

抗凝固療法は，DICの本体である著しい凝固系の活性化を阻止することを目的として投与される．線溶均衡型での治療薬としてはヘパリン，ヘパリン類（表2）が中心となる．ダナパロイドナトリウム（1,250単位，2回/日）の投与が推奨される．腎不全例や低体重例では，投与回数を減らして1回/日投与とする．ダナパロイドは阻害するターゲットがトロンビンよりも凝固第Xa因子の割合が高く，十分な抗凝固効果が得られるわりに出血性の事象は少ないとされる[3]．半減期が比較的長いため持続的な抗凝固効果が期待できるが，もし出血性の事象が生じた場合には難治性の止血困難になる場合もある．代謝が腎排泄であるため，腎機能障害のある症例や低体重の症例では減量使用が勧められる．

低分子ヘパリンも効果的で，ダルテパリンナトリウム(75 IU/kg/24時間)を持続点滴する．本剤の投与方法は持続静注であるため，慢性DICなどで長時間拘束したくない患者にはダナパロイドナトリウムによる治療が有用である．未分画ヘパリンも用いられていたが，医学的な有用性があまりないことから，近年はあまり使われなくなってき

表2　わが国でDICに投与可能なヘパリン，ヘパリン類

ヘパリン，ヘパリン類	未分画ヘパリン(標準ヘパリン)	低分子ヘパリン	ダナパロイドナトリウム
抗Xa/Thr活性比*	1：1	2～5：1	22：1
血中半減期	約0.5～1時間	約2時間	約20時間
適応症(本邦)	・DIC ・血液凝固防止 ・血栓塞栓症の予防・治療 ・体外循環装置使用時の血液凝固の防止(透析など)	・DIC ・血液体外循環時の還流血液の凝固防止(透析など)	・DIC
用法・用量	DIC時 5～10単位/kg/時間 (持続点滴)	DIC時 75 IU/kg/24時間 (持続点滴静注)	DIC時 1,250単位 1日2回 (静注)

*：抗Xaの活性/抗トロンビン活性比；1：1，1.4：1，2,400：1

(文献3より改変)

処方の実際

ている．これらのヘパリン，ヘパリン類では，抗Xa 活性/抗トロンビン活性比や半減期に大きな違いがあり，それぞれの特徴を考慮しながら投与する必要がある(表 2)．

本症例のように，固形癌に伴う DIC は一般的には線溶均衡型に属し[4,5]，比較的慢性の経過をとりやすい．

2．線溶亢進型 DIC

一部の固形癌，とくに前立腺癌，大腸癌，膵癌や悪性黒色腫などに合併した DIC では線溶亢進型となり，難治性の出血症状をきたす場合がある．線溶亢進型 DIC の判断は表 3 を参考にするとよい[3]．線溶亢進型 DIC の治療にはナファモスタットメシル酸塩(0.06〜0.20 mg/kg/日，持続点滴静注)が推奨される．ナファモスタットメシル酸塩は抗凝固活性に加え抗線溶活性も強く，しかも出血性の副作用はきわめて少ない．ただし，ショックと高カリウム血症の副作用には注意が必要である．

補充療法も重要な治療である．著しい血小板減少例では濃厚血小板(PC)を，また凝固因子低下が著しい症例では

表 3　線溶亢進型 DIC の病態診断を行うための指針

1．必須条件
TAT≧20 ng/mL かつ PIC≧10 μg/mL*

2．検査所見：下記のうち 2 つ以上を満たす
1）FDP≧80 μg/mL 2）フィブリノゲン<100 mg/dL 3）FDP/DD 比>3.0

TAT：トロンビン-アンチトロンビン複合体，PIC：プラスミン-α_2 プラスミンインヒビター複合体，FDP：フィブリンならびにフィブリノゲン分解産物，DD：D-dimer.

＊：典型例での条件．TAT や PIC が上記の 7〜8 割程度の上昇であっても，線溶亢進型 DIC の病態と考えられることもある．

（文献 3 より改変）

薬理作用
分類
病態と治療
処方の実際
トピックス
Q&A

新鮮凍結血漿(FFP)を輸注する．PC は血小板数 2万/μL 以上を目安として輸注し，FFP はフィブリノゲン 100 mg/dL 未満の症例で必要となることが多い[3]．

3．アンチトロンビン低下例

ヘパリン，ヘパリン類は，患者血中の AT を介して Xa 因子やトロンビンを阻害する．したがって，患者血中の AT 濃度が低下している場合は，期待するような抗凝固効果を発揮しないことがある．アンチトロンビン ガンマ(遺伝子組換え)製剤は，36 IU/kg/日(適時増減，1 日量で 72 IU/kg を超えないこと)を緩徐に静注または点滴静注する．乾燥濃縮人アンチトロンビンⅢ製剤の補充は，保険適応では AT 活性 70 % 以下の症例で投与可能であり，1,500 単位 / 日で 3〜5 日間投与できる．AT 製剤の添付文書には，原則としてヘパリン類の持続点滴静注のもとに投与するとされているが，出血が予想される場合には AT 単独投与も考慮される[5]．

Low-grade DIC や慢性 DIC で家庭内治療または通院治療を行う場合は，低分子ヘパリンや未分画ヘパリン(ヘパリンナトリウム，ヘパリンカルシウム；5,000 単位，2 回 / 日，皮下注射)も有用である．DIC の治療を行っても予後改善効果がほとんど期待できない場合は，生活の質(QOL)のため DIC 治療は行わないことも 1 つの方法である．ただし，その場合でも出血予防のために PC や FFP を投与することは意義がある．

家子正裕
(北海道医療大学歯学部内科学分野)

処方の実際

● References

1）中川雅夫：本邦における播種性血管内凝固（DIC）の発症頻度・原因疾患に関する調査報告．厚生省特定疾患・血液系疾患調査研究班血液凝固異常症分科会 平成 10 年度研究業績報告書，1999，p 57-64
2）Weitz IC, Israel VK, Waisman JR et al：Chemotherapy-induced activation of hemostasis：effect of a low molecular weight heparin（dalteparin sodium）on plasma markers of hemostatic activation. *Thromb Haemost* **88**：213-220, 2002
3）朝倉英策，林 朋恵，前川実生ほか：DIC の治療戦略．日内会誌 **98**：1640-1647，2009
4）Takahashi H, Tatewaki W, Wada K et al：Thrombin vs. plasmin generation in disseminated intravascular coagulation associated with various underlying disorders. *Am J Hematol* **33**：90-95, 1990
5）日本血栓止血学会学術標準化委員会 DIC 部会：科学的根拠に基づいた感染症に伴う DIC 治療のエキスパートコンセンサス．日血栓止血会誌 **20**：77-113，2009

MEMO

Pharma Navi

外科の DIC（リスクの高い手術）

症 例

70 歳代，男性.

現病歴：受診前日より右下腹部痛出現．排便はあったが夜間より腹部全体の激痛となったため当院受診．既往歴の膵癌に対しては，膵頭十二指腸切除術施行．肝転移・腹膜播種を認め化学療法を施行していた．

身体所見：身長 167 cm，体重 55 kg，BMI 19.7，脈拍 79 / 分，血圧 83 / 41 mmHg，体温 36.2 ℃，SpO_2 96 %．腹部所見：平坦，腹部全体に疼痛を認め，右下腹部に圧痛，筋性防御を認めた．

初診時血液検査結果：WBC 1,400 / μL，Neut 700 / μL，Hb 11.6 g/dL，Plt 17.4 万 / μL，APTT 36.7 秒，PT-INR 1.15，Fib 294 mg/dL，FDP 7 μg/mL，D-dimer 2.15 μg/mL，CRP 0.29 mg/dL，AST 29 IU/L，ALT 17 IU/L，

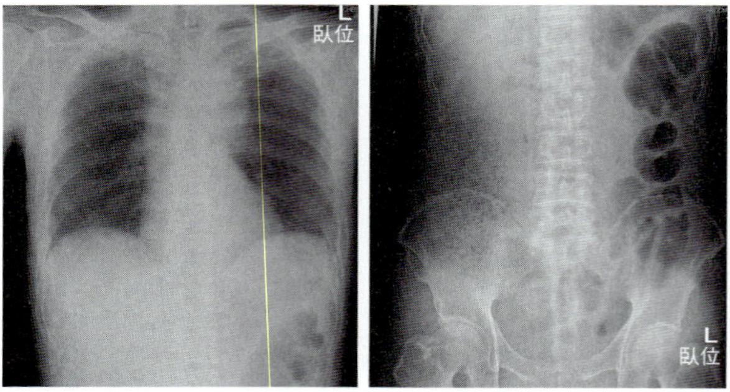

図 1　胸腹部レントゲン

明らかな free air を認めない．

薬理作用
分類
病態と治療
処方の実際
トピックス
Q&A

T-Bil 1.3 mg/dL，Glu 151 mg/dL，Na 144 mEq/L，K 4.0 mEq/L，Amy 52 IU/L，Alb 4.1 g/dL.

腹部 CT 検査を行い腸管穿孔による急性汎発性腹膜炎と診断し，緊急手術となった(図 1，2)．開腹手術所見で膵癌による腹膜播種病巣による上行結腸狭窄に伴う盲腸穿孔であったため，腹腔内洗浄ののち，穿孔部分を腹壁外へ持ち上げ人工肛門を作成した．手術時間 2 時間 33 分，出血量 100 mL．手術開始後 1 時間で収縮期血圧が 60 mmHg まで低下したため，5 %アルブミン製剤の急速静注を行うも，血圧が反応しないためドパミン塩酸塩およびノルアドレナリンの投与を開始．輸血なし．

術後は挿管した状態で ICU 入室．術後 6 時間目の採血にて WBC 1,000 /μL，Hb 9.0 g/dL，Plt 8.3 万 /μL，PT-INR 1.43，FDP 8 μg/mL．急性期播種性血管内凝固(DIC)診断基準のスコア[1]より，全身性炎症反応症候群(SIRS)診断(1 点)，24 時間以内の血小板数半減(3 点)，

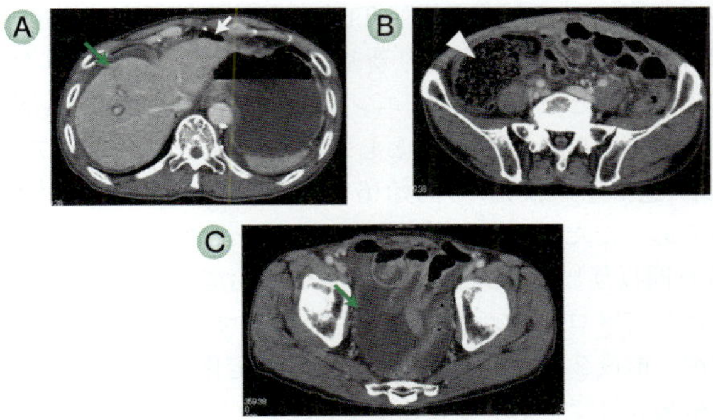

図 2　腹部 CT

A，C：上腹部に free air を認める(白矢印)．肝周囲，骨盤内に腹水貯留あり(色矢印)．B：上行結腸は著明に拡張し内腔に便を大量に認めた(白矢頭)．

処方例

トロンボモデュリン アルファ（遺伝子組換え）（リコモジュリン® 点滴静注）……………1 日 1 回 380U/kg（6 日間）
アンチトロンビン ガンマ（遺伝子組換え）（アコアラン®）静注 ……………1日1回36 IU/kg（1日量 72 IU/kgを超えない）静注または点滴静注
ドパミン塩酸塩（イノバン®注）……… 1〜5 μg/kg/ 分（漸減）
ノルアドレナリン（ノルアドリナリン® 注）……………0.1 μg/kg/ 分（漸減）
メロペネム（メロペン®）……………1 日 0.5 g を分 3
バンコマイシン塩酸塩（塩酸バンコマイシン点滴静注用）……………1 日 2 g を分 4 または 1 回 1 g を 2 回

PT-INR（1 点），で合計 5 点となり，日本血栓止血学会の新 DIC 診断基準[2)]では造血障害がなく，感染症があるため「感染症型」を使用し，血小板数で 1 点，24 時間以内に 30 %の減少を認めているために＋ 1 点加点．プロトロンビン時間比で 1 点，アンチトロンビン（AT）70 %以下で 1 点，トロンビン-AT 複合体（TAT）も基準値 2 倍以上の増加を認め 1 点で合計 5 点となり新基準でも DIC と診断された．DIC の診断となったため，エンドトキシン吸着療法（PMX）を施行．さらに DIC 治療としてトロンボモデュリン アルファ（遺伝子組換え）を開始（6 日間投与）．ATⅢの値も低値であったためアンチトロンビン ガンマの補充も行った（5 日間投与）．穿孔性腹膜炎に対する治療としては抗生物質としてメロペネム（MEPM），バンコマイシン（VCM）を使用．術後 2 日で抜管，循環状態も安定化し，循環作動薬も術後 3 日で中止することができた．

図 3 に術後経過と急性期 DIC スコアの経時変化を示した．食事は術後 5 日目より開始し，抗生物質はその後ドレーン排液の細菌培養結果にあわせ変更し，術後29日目まで投与．

〈術後経過〉

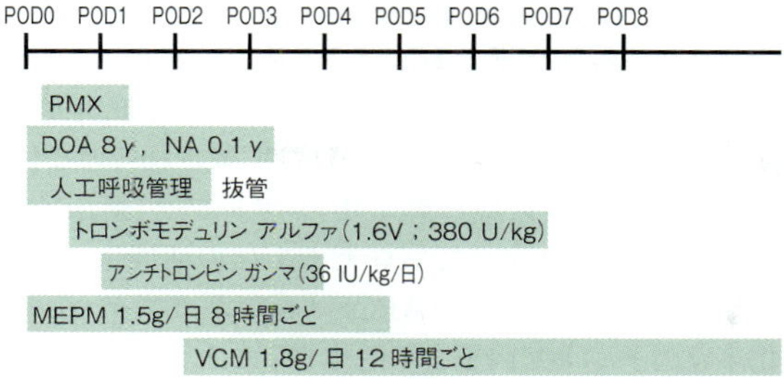

〈急性期 DIC スコア推移〉

	POD1	POD2	POD3	POD5
SIRS 基準	SIRS(+) 1点	SIRS(+) 1点	SIRS(-) 0点	SIRS(-) 0点
Plt(/μL)	8.9万…1点	6.2万…3点	6.5万…3点	8.0万…1点
PT-INR	1.78……1点	1.38……1点	1.13……0点	1.13……0点
FDP(μg/mL)	38………3点	26………3点	なし………ー点	14………1点
	スコア……6点	スコア……8点	スコア……3点	スコア……2点

図3　症例の臨床経過

PMX：エンドトキシン吸着療法，DOA：ドパミン塩酸塩，NA：ノルアドレナリン，MEPM：メロペネム，VCM：バンコマイシン.

（筆者作成）

術後53日目に軽快退院となった.

解　説

外科領域における DIC 発症リスクの高い疾患としては消化管穿孔，急性閉塞性化膿性胆管炎，急性膵炎などの感染症を基礎疾患とするものがある．ほかに悪性腫瘍でも凝固系の活性が起こっていることは周知の事実であり，抗癌剤治療によっても DIC が発症することがある．本症例は進行再発膵癌で外来化学療法を施行しており，腹膜播種巣増大による閉塞性腸炎から盲腸の穿孔をきたした．術前の急性期 DIC スコアは1点で DIC と判定されなかったが，上記の理由から早期に DIC となることが予測されたため，術後6時間目に血液検査を再検し DIC と判断し早期 DIC

治療を開始することができた.

DICの基本病態は全身の微小血管の播種性の血栓形成とそれに伴う線溶亢進であるため,治療の基本は抗凝固療法であることがエキスパートコンセンサスで推奨度Aとして記載されている[3].そのなかには記載されていないが,今回使用したトロンボモデュリン アルファ(遺伝子組換え)はトロンビンと結合しプロテインCの活性化を促進する.活性化プロテインC(APC)は凝固系カスケードの活性化第Ⅷ因子,第Ⅴ因子を不活化することにより抗凝固作用を示す.生理的に生じたトロンビンの量に応じて抗凝固作用を示すため,出血の副作用が少ないといわれている.半減期は20時間であるため1日1回の投与でよい.また,抗炎症作用も有するため,敗血症性DICにおける予後改善効果も報告されている[4].DICは凝固亢進状態であるため血中のATⅢ濃度は低下していることが多い,そのためAT製剤を補充するのは合目的である.

DIC治療における抗凝固療法はその根幹を成すものであるが,原疾患に対する治療を忘れてはいけない.本症例においては,腸管穿孔性腹膜炎を有する重症感染症が基礎疾患となっているため,手術による原因除去と術後の抗生物質投与は必須である.

池田正孝
(兵庫医科大学外科学講座下部消化管外科)
三宅正和/西川和宏/宮本敦史/宮崎道彦/平尾素宏
(国立病院機構大阪医療センター)
関本貢嗣
(関西医科大学外科学講座)
浅岡忠史
(大阪大学大学院医学系研究科外科学講座消化器外科学)

● References

1）丸藤 哲，池田寿昭，石倉宏恭ほか：急性期 DIC 診断基準．第二次多施設共同前向き試験結果報告．日救急医会誌 **18**：237-272，2007
2）DIC 診断基準作成委員会：日本血栓止血学会 DIC 診断基準 2017 年版．日血栓止血会誌 28：369-391，2017
3）丸山征郎，坂田洋一，和田英夫ほか：科学的根拠に基づいた感染症に伴う DIC 治療のエキスパートコンセンサス．日血栓止血会誌 **20**：77-113，2009
4）Hayakawa M, Yamakawa K, Saito S：Recombinant human soluble thrombomodulin and mortality in sepsis-induced disseminated intravascular coagulation. A multicentre retrospective study. *Thromb Haemost* **115**：1157-1166，2016

救急領域の DIC

出血性ショックを伴う重症外傷急性期にみられる
播種性血管内凝固症候群（DIC）

1. 外傷超急性期

処方例1　(外傷超急性期)

1. 濃厚血小板（PC）
   血小板数値を確認しつつ投与（原則として血小板数が 5万/μL以下に限る）
2. 新鮮凍結血漿（FFP）
   プロトロンビン時間（PT），活性化部分トロンボプラスチン時間（APTT）値を確認しつつ投与
3. 乾燥人フィブリノゲン（適応外使用）
   フィブリノゲン値を確認しつつ投与
4. 遺伝子組換えアンチトロンビン/乾燥濃縮人アンチトロンビンⅢ
   アンチトロンビン（AT）値を確認しつつ投与（AT>70%では保険適応外）
5. トラネキサム酸注（1g）
   1g を 10 分で静注後，さらに 1g を 8 時間かけて投与
   全身性血栓症などの報告があるため，DIC 専門家へのコンサルトを行うなど，慎重に投与

解　説

播種性血管内凝固症候群（DIC）は線溶亢進型と線溶抑制型に分類可能であるが，外傷初期（受傷後から数時間まで）は線溶亢進型 DIC として発症し，重症外傷ではその後線溶抑制型 DIC へ移行する（図 1）[1,2]．重症外傷では，組織損傷に伴う血管外周囲組織からの組織因子（TF）の血管内流入と，damage-associated molecular patterns（DAMPs）遊離炎症性サイトカイン発現により単球，マクロファージ，血管内皮細胞などに誘導される TF が外因系凝固反応を活

薬理作用
分類
病態と治療
処方の実際
トピックス
Q&A

性化して大量のトロンビンが産生される．通常，組織損傷では，トロンビン産生はトロンボモジュリン/プロテインC，アンチトロンビン/グリコサミノグリカンなどの凝固制御系により制御され，損傷局所に限局される(cell-based model)[3]．しかし，重症外傷では，これらの凝固制御系の消費性減少と血管内皮細胞傷害による機能不全のために播種性のトロンビン産生，すなわちDICが惹起される．同時に，α_2プラスミンインヒビターや血液凝固第XIII因子の消費性減少に伴う二次線溶の過剰発現(制御不全)と，フィブリン架橋結合不全による脆弱フィブリン血栓形成により，出血傾向が出現する．出血性ショックを伴う重症外傷では，末梢循環不全による血管内皮細胞虚血刺激が組織型プラスミノゲンアクチベーター(t-PA)を循環血液中に遊離し，いわゆる一次線溶亢進が起こる．これらが，外傷初期に発症する線溶亢進型DICの病態である．

外傷初期の線溶亢進型DICでは，外科的止血が完了しても制御不可能な大量のoozing型出血が持続する．このような状態には抗凝固薬の投与は禁忌であり，DIC治療

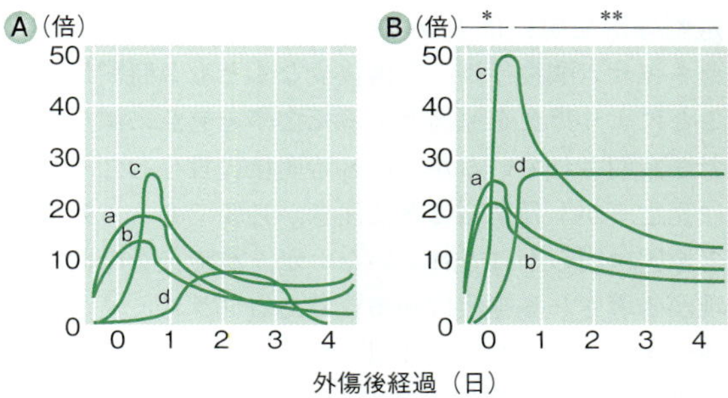

図1　外傷後の凝固線溶系の変化

A：生理的止血・創傷治癒過程としての変化，B：病的変化(DIC)．a：トロンビン産生，b：プラスミン産生，c：二次線溶(D-dimer)，d：PAI-Iによる線溶抑制．
＊：線溶亢進型DIC，＊＊：線溶抑制型DIC．　（文献1より改変）

の原則である基礎疾患の治療(外科的止血と抗ショック療法)に加えて，処方例1に提示した濃厚血小板(PC)と新鮮凍結血漿(FFP)による補充療法が治療の主体となる．線溶亢進型 DIC では重度の消費性凝固障害のために，大量の FFP を投与してもプロトロンビン時間(PT)，活性化部分トロンボプラスチン時間(APTT)の延長が持続しフィブリノゲン低値が持続することが多い．このような症例では乾燥人フィブリノゲンの適応であり，少なくとも 200 mg/dL 以上の値を保持するように投与量を決定する[4]．しかし，乾燥人フィブリノゲンは保険適応外使用であるため，当該施設倫理委員会の承認を得たうえで，患者(家族)の承諾を取得して使用するべきである．

アンチトロンビン製剤の使用に関しては異論が予想される．しかし，アンチトロンビン低値がトロンビンの全身循環血液中への逸脱を規定していることが外傷初期 DIC で証明されているために，FFP 投与で正常値への回復が期待できない場合には投与を試みてよいと考えられる[5]．しかし，過度のアンチトロンビン値上昇が出血傾向をきたすことは周知の事実であることを十分に認識して使用すべきである．

過剰線溶発現にはトラネキサム酸投与で対処する[6,7]．トラネキサム酸投与は，受傷後少なくとも3時間以内に行うことにより出血を原因とする死亡率を有意に減少させることが証明されているが，3〜8時間後に投与した場合には，逆に死亡率が上昇することに注意が必要である．死亡率増加の原因は明らかにされていないが，重症後数時間後から発現が誘導される線溶抑制物質であるプラスミノゲンアクチベーターインヒビターⅠ(PAI-Ⅰ)と相乗的に作用して，過度の線溶抑制が線溶抑制型 DIC 発現を助長している可能性も否定できない．

2. 受傷後少なくとも4時間以降

重症外傷では，外科的止血の完了と出血性ショック離脱

処方例 2（受傷後少なくとも 4 時間以降）

1. 濃厚血小板（PC）
   血小板数値を確認しつつ投与（原則として血小板数が5万/μL 以下に限る）
2. 新鮮凍結血漿（FFP）
   プロトロンビン時間（PT），活性化部分トロンボプラスチン時間（APTT）値を確認しつつ投与
3. 遺伝子組換えアンチトロンビン/乾燥濃縮人アンチトロンビンⅢ
   AT 値を確認しつつ投与（AT＞70％では保険適応外）
4. ガベキサートメシル酸塩
   ……………………………………39mg/kg 24時間持続静注
5. トロンボモデュリン アルファ（遺伝子組換え）（リコモジュリン®）
   …………………………………1 回 380U/kg 30分かけて静注

後も，広範な組織損傷および持続的炎症性サイトカイン発現によるトロンビン産生が持続し，消費性減少と内皮細胞機能不全によるトロンボモジュリン/プロテイン C およびアンチトロンビン/グリコサミノグリカン系凝固制御機構の改善が遅延する．さらに，前述した PAI-I の発現が炎症性サイトカイン産生に伴い持続するために，①凝固の持続的亢進，②凝固制御機能不全，③線溶抑制で象徴される線溶抑制型 DIC の特徴が揃うことになる．

線溶抑制型 DIC の治療は，内科系 DIC でみられる同型 DIC の治療と異なる所はない．消費性凝固障害に対しては PC，FFP 投与で対処し，ガベキサートメシル酸塩による抗凝固療法を施行する．さらに，抗凝固作用と抗炎症作用を併せもつ遺伝子組換えアンチトロンビン/乾燥濃縮人アンチトロンビンⅢと遺伝子組換えトロンボモジュリンを使用する．これら 3 薬を併用する場合，とくに腎機能障害症例では出血傾向の出現に十分に注意する必要がある．

丸藤　哲
（札幌東徳洲会病院侵襲制御救急センター）
和田剛志
（北海道大学病院救急科）

● References

1） Gando S：Disseminated intravascular coagulation in trauma patients. *Semin Thromb Haemost* **27**：585-591，2001

2） Gando S, Sawamura S, Hayakawa M：Trauma, shock, and disseminated intravascular coagulation. *Ann Surg* **254**：10-19，2011

3） Hoffman M, Monroe Ⅲ DM：A cell-based model of hemostasis. *Thromb Haemost* **85**：958-965，2001

4） Sawamura A, Hayakawa M, Gando S et al：Disseminated intravascular coagulation with a fibrinolytic phenotype at an early phase of trauma predicts mortality. *Thromb Res* **124**：608-613，2009

5） Dunbar NM, Chandler WL：Thrombin generation in trauma patients. *Transfusion* **49**：2652-2660，2009

6） CRASH-2 collaborators. Effects of tranexamic acid on death, vascular occlusive events, and blood transfusion in trauma patients with significant hemorrhage（CRASH-2）：a randomized, placebo-controlled trial. *Lancet* **376**：23-32，2010

7） CRASH-2 collaborators. The importance of early treatment with tranexamic acid in bleeding trauma patients：an exploratory analysis of the CRASH-2 randomized controlled trial. *Lancet* **377**：1096-1101，2011

MEMO

新生児領域の DIC

新生児期は成人に比べ臓器の発達が悪く，血液凝固線溶系も未成熟であり，低酸素症，アシドーシス，感染症などの DIC を発症する病態を合併しやすく，早期産児においてはそのリスクはさらに高まる．よって，DIC 発症リスクの高い新生児においては注意深く観察し，その早期発見と早期治療が重要となる．

病　態

1．新生児における血液凝固線溶系の特徴と DIC[1)]

新生児期は肝機能が未成熟なため，血中蛋白濃度は成人に比べ低値であるが，血液凝固因子も低値であり，とくにビタミン K 依存性因子である第Ⅱ，Ⅶ，Ⅸ，Ⅹ因子は低値

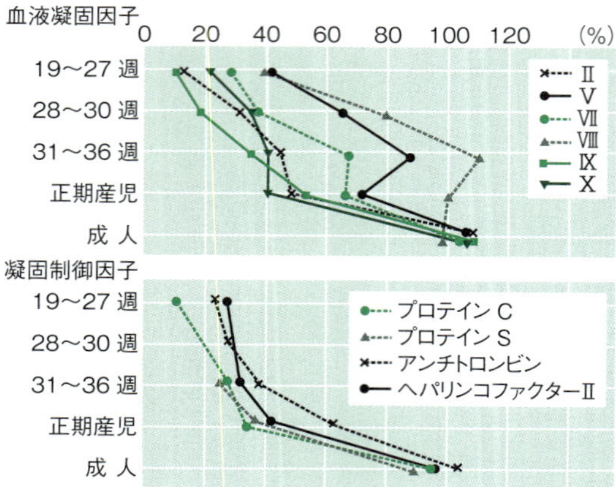

図 1　早期産児と正期産児の血液凝固因子・凝固制御因子の正常平均値
（文献 1 より改変）

であり，フィブリノゲンも低値である(図 1)．一方，血液凝固の制御因子であるアンチトロンビン(AT)，プロテイン C(PC)，プロテイン S(PS)，ヘパリンコファクターⅡ，組織因子経路インヒビター(TFPI)なども低値であり[2-5]，その傾向は早期産児で顕著である．

以上から，一度，種々の原因から凝固系の活性化が生じると過凝固の状態が進行して，播種性の微小血栓形成が多臓器で起こり，多臓器不全を生じる．また，微小血栓形成により，血小板の減少と凝固因子の消費亢進が起こり，出血傾向を伴う DIC に陥ってしまう傾向がある．(図 2)[1]

2. DIC をきたす基礎疾患とその病態生理

DIC の基本病態は，基礎疾患を有し，そのために血管内凝固亢進をきたすことにより，全身性に播種性の微小血栓形成が生じ，多臓器不全に陥るとともに，血小板や凝固因子が消費され，また，プラスミンの産生などの二次線溶亢進が加わって出血傾向を呈する症候群である．

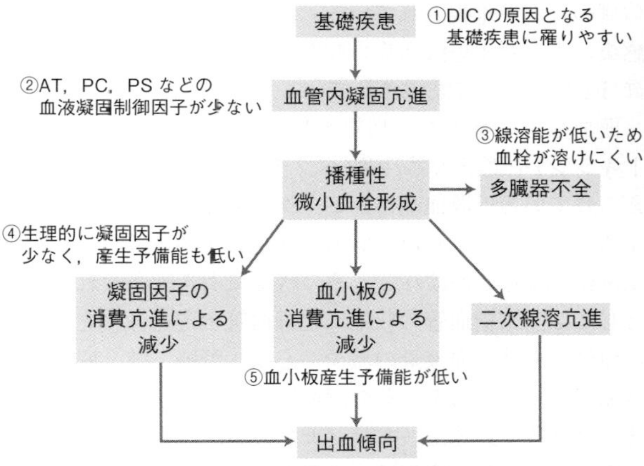

図 2　新生児が DIC に罹りやすい要因

(文献 1 より改変)

血管内凝固の亢進には，急性前骨髄性白血病のように腫瘍細胞から大量に組織因子（TF）が放出される場合と，血管内皮細胞の障害により血管に存在する TF が放出され第Ⅶ因子が活性化される場合に大別される．

1）線溶亢進型

新生児における DIC の基礎疾患として，大量の TF が関与しているものとして，一絨毛膜性双胎で一児死亡の場合，死亡した胎児から大量の TF が生児に吻合血管を介して流入する場合があり，血管内皮細胞障害から生じるものに，低酸素症，アシドーシスによる重症新生児仮死症例が考えられる．これらの場合，感染症が合併していない場合は PAI-Ⅰが上昇していないので，二次線溶が亢進して出血症状が顕著になる．

2）線溶抑制型

近年，成人領域では，敗血症は感染による全身性炎症反応症候群（SIRS）として捉えられ，菌血症の存在よりも生体側の反応が重視されている．周産期においても，子宮内感染による新生児敗血症の頻度が多く，胎児炎症反応症候群（FIRS）[6]として認識されている．

敗血症性ショックの病態として，グラム陰性菌（エンドトキシン）やグラム陽性菌（ペプチドグリカン）の関与が考えられている．敗血症性ショックの初期は末梢血管が拡張するのが特徴で，その時期の皮膚色は赤みを帯び，一般に warm shock と呼ばれる．その状態に引き続き表れる特徴としては，末梢血管の収縮，毛細血管の透過性の亢進による血管内の循環血液量の減少，心臓，腎臓，肺，肝臓の機能障害が挙げられる．その周産期における起炎菌は，頻度的には B 群連鎖球菌（GBS）および大腸菌が重要である．

Warm shock の病態は，単球および血小板の膜に存在する Toll 様受容体（TLR）にエンドトキシンやペプチドグリカンが結合することにより，血管拡張作用を有する内因性マリファナであるカンナビノイド(アナンダマイド，2-AG)が放出され，最初の血管拡張を惹起し，次いで，サイトカイン(IL-1β，TNF-α)が誘導され，これらのサイトカインがNO合成酵素を誘導し，NOにより血管拡張が増強されることで引き起こされると考えられている[7](**図3**).

また，次の段階では好中球のエラスターゼによる血管内皮障害により血漿成分の血管外への漏出が生じるので，輸液をしても循環血液量の不足と浮腫を生じる．また，血管内皮からのTFの発現による凝固亢進とその際産生されたトロンビンがプロテアーゼアクチベーター受容体(PAR)に結合して，トロンボモジュリン(TM)の産生低下，プラスミノゲンアクチベーターインヒビターⅠ(PAI-Ⅰ)の産生亢進を誘導することから凝固亢進の状態になり，全身性に血管内血栓を生じ，多臓器不全を引き起こすと考えられている(**図4**).

治　療

新生児DICの進行は早く，多臓器不全が出現してからの治療では時機を逸してしまうので，基礎疾患を有する場

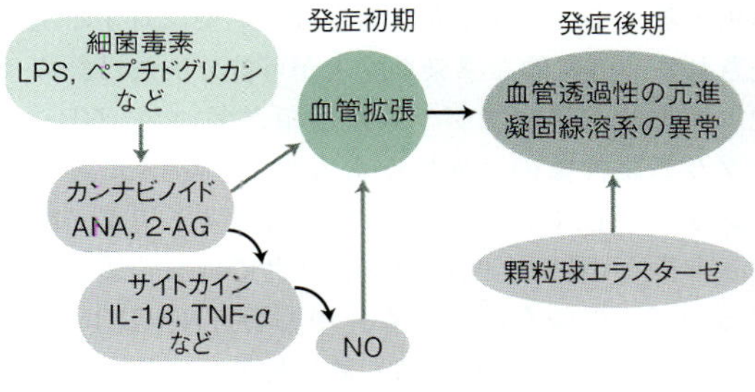

図3　敗血症性ショックの病態生理

ANA：アナンダマイド.　（筆者作成）

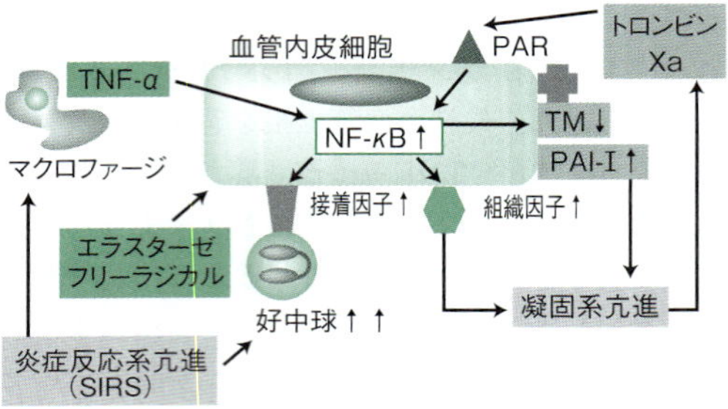

図 4　凝固系と炎症反応系の相互作用

PAR：プロテアーゼアクチベーター受容体，TM：トロンボモジュリン，PAI-Ⅰ：プラスミノゲンアクチベーターインヒビターⅠ．（筆者作成）

合は，血小板数，フィブリノゲン，凝固亢進の指標として可溶性フィブリン(SF)，トロンビン-アンチトロンビン複合体(TAT)，線溶系亢進の指標として FDP D-dimer，プラスミン-α_2 プラスミンインヒビター複合体(PIC)を検査して，異常を認める場合は早めに治療を始めるのが重要である．

1．基礎疾患の治療と全身管理

低酸素症やアシドーシスは，呼吸循環管理を適切に行って是正する．また，敗血症の場合は，感染に対する治療が優先される．外科的な感染巣除去が可能であれば行う．新生児の菌血症の場合，グラム陰性菌が多いが，GBS のようにグラム陽性菌の可能性があるので，GBS に対するアンピシリン(ABPC)とグラム陰性菌に対するアミノ配糖体の投与を行う(**図 5**)．敗血症ショックでは血管透過性が亢進するので，浮腫を認めても，中心静脈圧(CVP)を測定して，循環血液量を維持するために輸液を行う．また，血中膠質浸透圧を維持するためにアルブミン投与を行い，心収縮力と末梢血管抵抗の上昇をドパミンやエピネフリンの

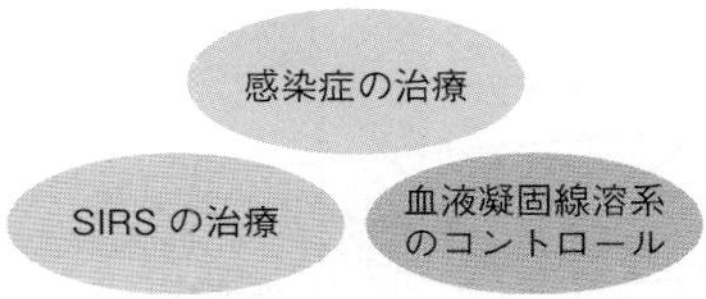

図 5　敗血症性ショックの治療戦略

（筆者作成）

投与を行う．酸素消費量を抑えるためにフェンタニルを用いて，鎮静，鎮痛を行いながら人工換気を行う．肺炎などで酸素化非常に悪化した場合は，成熟児であれば膜型人工肺を用いた体外循環による呼吸循環補助（ECMO）にて呼吸循環補助を行う．

2．抗凝固療法（図 6）

1）アンチトロンビン製剤

アンチトロンビンは肝臓で合成される単鎖糖蛋白であり，凝固因子であるトロンビンやⅦa，Ⅸa，Ⅹa，Ⅺa，Ⅻa などに対して凝固因子阻害作用を有するセリンプロテアーゼインヒビターであり，その欠乏状態は過凝固状態を惹起する．アンチトロンビンはヘパリン結合部位を有し，ヘパリンと結合することでより強い抗凝固作用を発揮する．ヘパリンにより反応が著しく加速するので，ヘパリンとの併用は注意を要する．

また，アンチトロンビンは血管内皮細胞表面のヘパリン様物質と相互作用し，血管内皮のプロスタサイクリン（PGI_2）産生を促進し，産生された PGI_2 が活性化好中球の抑制，サイトカイン（TNF-α）産生抑制，活性化白血球の血管内皮への粘着抑制を惹起すると考えられており，敗血症に伴う DIC にはとくに有効であると考えられる．しかしながら，ヘパリンとの併用でこのような作用が消失するとも報告されている[8]．

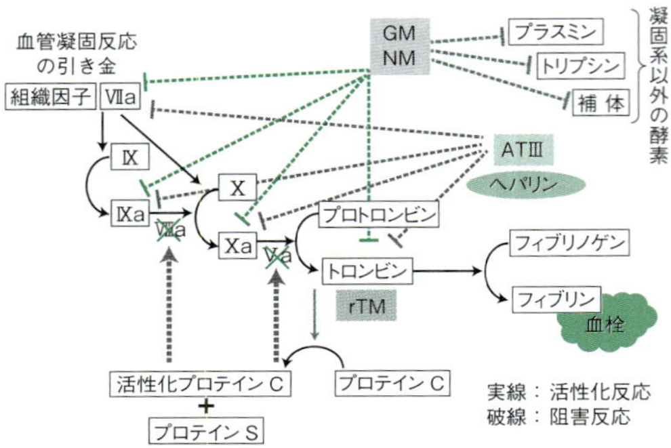

図 6　抗凝固薬の作用メカニズム

GM：ガベキサートメシル酸塩，NM：ナファモスタットメシル酸塩，rTM：遺伝子組換え型トロンボモデュリン アルファ.

（筆者作成）

処方例

アンチトロンビン ガンマ（遺伝子組換え）（アコアラン® 静注用）
……………………………………………………1 日 1 回 36IU/kg

乾燥濃縮人アンチトロンビンⅢ製剤（アンスロビン®P，献血ノンスロン®，ノイアート®）
…………………………………………… 40～60IU/kg/ 日 5 日間静注

ATⅢ濃度を 80％以上に維持

2）遺伝子組換え型トロンボモジュリン（rTM）

遺伝子組換え型トロンボモデュリン アルファは，ヒトトロンボモジュリンの活性部位を含む細胞外ドメインのみを可溶型分子として遺伝子工学的に動物細胞で産生させた物質である．トロンビンと複合体を形成してトロンビンの凝固活性を阻害するとともに，プロテイン C（PC）を活性化プロテイン C（APC）へと用量依存的に変化させ，APC がプロテイン S を補酵素として Va やⅧa を選択的に分解することにより，トロンビン生成が制御され抗凝固作用が

薬理作用
分類
病態と治療
処方の実際
トピックス
Q&A

示される．rTM は PC の活性化を介した抗凝固作用とともに，トロンビン活性化線溶インヒビター(TAFI)を活性化させ抗線溶活性も有するため，線溶抑制型，線溶均衡型，線溶亢進型すべての病態に治療効果が期待できる．また，rTM は炎症性致死因子 high mobility group box-1 protein (HMGB 1)やエンドトキシンを結合・失活させる直接的抗炎症作用を有し，さらに APC は内皮細胞プロテイン C/APC 受容体である内皮細胞プロテイン C 受容体(EPCR)に結合し，PAR-1 を活性化することにより間接的抗炎症作用や細胞保護作用を有する．安全性に関しては，TM の抗凝固作用は直接的な抗トロンビン作用ではなく，トロンビンとの複合体形成を介した PC 活性化であるため，出血の助長が少ない薬剤と考えられる．

新生児 DIC に対する効果は確定していない．われわれの経験では，有効な治療法である可能性がある．

処方例

トロンボモデュリン アルファ(遺伝子組換え)
(リコモジュリン® 点滴静注)
……………………1 回 380U/kg/ 日 30 分以上かけて静注[9)]

3)ヘパリン

ヘパリンそのものには抗凝固作用はなく，アンチトロンビンの作用を促進(約 1,000 倍)することにより，その作用が発揮される．投与はアンチトロンビンが優先され，また，その投与により出血症状が増強することがあるので，その投与には慎重である必要がある．活性化部分トロンボプラスチン時間(APTT)をコントロールの 2 倍以下に延長させる程度に，5～15 単位 /kg/ 時で持続静注する．

4)合成プロテアーゼ阻害剤

アンチトロンビン非依存性に，トロンビン，第Xa 因子などの凝固因子，プラスミンおよび補体などを阻害する作用を有しており，ガベキサートメシル酸塩，ナファモスタットメシル酸塩が開発されている．さらに，DIC において重要な活性化好中球の血管内皮細胞障害に対しても，活性酸素産生抑制，エラスターゼ放出抑制，TNF-α産生抑制の作用を有する．

処方例

ガベキサートメシル酸塩（エフオーワイ®）
……………………1 日 20～39mg/kg 24 時間静脈持続静注
ナファモスタットメシル酸塩（フサン®）
……………………0.06～0.20mg/kg/ 時 24 時間持続静注

3．補充療法

凝固因子や血小板が極端に低下した場合は，補充療法を行う．血小板５万／μL 以上，フィブリノゲン 100 mg/dL 以上を維持するように補充療法を行う．

4．血液浄化療法による SIRS の治療

持続血液濾過透析（CHDF）にてサイトカイン除去と除水による血中膠質浸透圧の上昇による肺浮腫や皮下浮腫の改善を図り，また，エンドトキシンやカンビノイドを吸着できる PMX（ポリミキシン B を固定化したカラム）吸着療法を行い，血圧の上昇と血管内皮細胞障害の進展阻害を図る．最近では，小型化カラム（PMX 01 R：カラム容量 8 mL）が開発され，1,000 g 未満の超低出生体重児にも安全に施行できるようになった．

茨　聡
（鹿児島市立病院総合周産期母子医療センター新生児内科）

● References

1）白幡　聡，白川嘉継：新生児の DIC．血栓止血誌 **17**：245-253，2006
2）椎木みどり，有吉宣明，中村外士雄，白幡　聡：新生児の凝固・線溶阻止因子の動態．臨床血液 **32**：758-765，1991
3）下野昌幸，浦野　元，高尾伸也ほか：新生児期のプロテイン C とプロテイン S の動態—ビタミン K 投与例での検討．日本新生児誌 **26**：503-510，1990
4）白川嘉継，中村外士雄，白幡　聡，山岸　稔：新生児期の血漿へパリンコファクターⅡ値．日本新生児誌 **26**：727-731，1990
5）Tay SP, Cheong SK, Eob NY：Circulating tissue factor, tissue factor pathway inhibitor and D-dimer in umbilical cord blood of normal term neonates and adult plasma. *Blood Coagul Fibrinolysis* **14**：125-129 2003
6）Gomez R, Romero R, Ghezzi F et al：The fetal inflammatory response syndrome. *Am J Obstet Gynecol* **179**：194-202，1998
7）丸山征郎：DIC 発現の新規メディエーターと臨床への応用を探る，DIC 治療の新たなるストラテジー（丸藤　哲 編）．東京，先端医学社，2004，p 31-35
8）岡島研二：DIC および重症感染症のアンチトロンビンⅢ濃縮製剤による治療．*Biomed Perspect* **2**：75-82，1993
9）丸山征郎，鈴木宏治：血管内皮細胞の抗血栓分子トロンボモジュリン（TM）による循環維持機構の解明と遺伝子組み換え TM による血栓制御の臨床展開．最新医学 **64**：264-289，2009

処方の実際

産科・婦人科領域の DIC

婦人科領域の播種性血管内凝固(DIC)は敗血症などの感染症や悪性腫瘍などに伴って発症するが，これは外科領域の治療に準じるので，ここでは産科特有の DIC について解説する．

産科 DIC の臨床的特徴は，①急性で突発的なことが多く定型的な DIC が発生する，②基礎疾患と DIC 発症とのあいだに密接な関係がある，③急性腎不全などの臓器症状を合併することが多い，④検査成績を待たずにさまざまな処置を進めなければならない，などが挙げられる．**表 1** に産科 DIC をきたしやすい基礎疾患を示す[1-3]．

1．消費性凝固障害を主体とする急性 DIC

表 1[1-3]に示す産科 DIC の基礎疾患のうち，常位胎盤早期剝離(早剝)や羊水塞栓症では，子宮内に存在する血液凝固促進物質(胎盤，脱落膜，羊水などに含まれる組織因子，ケミカルメディエーターなど)の母体血中流入により直接的に DIC が惹起されると考えられる．なお，一部の弛緩出血は DIC 型後産期出血の範疇に入ると思われ，従来から軽症の羊水塞栓症とも考えられてきたが，最近の研究の結果，子宮および子宮周辺血管内に胎児成分が多量に流入することによって引き起こされる子宮型(DIC 型)羊水塞栓症という新しい概念が提唱されている[4]．このタイプの DIC では，血液凝固促進物質の母体血中流入により急速に外因系凝固の活性化が惹起され，消費性凝固障害のため出血量に比しフィブリノゲンが激減し，容易に後天性低フィブリノゲン血症をきたしやすい．すなわち，消費に加えプラスミンによりフィブリノゲンが直接分解されるため，た

表1　産科DICの基礎疾患

疾患名	原因
常位胎盤早期剝離	血腫の血清成分, 胎盤や脱落膜の組織因子など
羊水塞栓症	肺動脈攣縮，接触因子活性化，羊水中化学物質，組織因子様物質など
弛緩出血*，後産期出血	希釈性（消費性）凝固障害（子宮型（DIC型）の羊水塞栓症？*）
妊娠高血圧症候群，子癇，HELLP症候群	胎盤の凝固促進物質流入，血管攣縮（脳動脈，肝動脈など）による血管内皮細胞障害など
敗血症	血小板崩壊，血管内皮細胞障害，接触因子活性化，エンドトキシン・エキソトキシンなど
死胎児稽留症候群	壊死胎児や胎盤の組織因子など
不適合輸血，急性溶血	溶血による組織因子様物質など
急性妊娠脂肪肝	肝壊死, 組織因子, アンチトロンビン低下など
重症ショック	組織崩壊，アシドーシスなど

HELLP症候群：hemolysis, elevated liver enzymes, and low platelet count syndrome
＊：一部の弛緩出血の病態には，子宮型（DIC型）羊水塞栓症という新しい概念が提唱されている[4)]

（文献1〜3より作成）

とえ出血量が少なくてもフィブリノゲンは著減する．典型的な急性産科DICで，線溶優位で出血症状主体となり，二次線溶亢進に伴うフィブリンならびにフィブリノゲン分解産物（FDP）またはD-dimer値の増加が著明である．このタイプのDICでは，早めに十分な新鮮凍結血漿（FFP）を投与し，凝固因子（フィブリノゲン）を補充することが治療の決め手となる．

2. 希釈性凝固障害を主体とする急性 DIC

子宮収縮不全による弛緩出血，前置胎盤・癒着胎盤，子宮破裂をはじめとする軟産道裂傷・血腫，子宮内反症，帝王切開創縫合不全などは，さまざまな原因により大量出血をきたす．疾患そのものは直接的に DIC を惹起しない．これらの疾患では大量出血をきたすと出血量に応じてフィブリノゲンは減少するが，それに対して大量の人赤血球液の輸血と輸液のみを行っていると凝固因子は希釈されてしまい，いわゆる希釈性凝固障害をきたし，出血傾向は増悪し二次的に DIC を惹起する．また，循環血液量減少から組織低酸素症や代謝性アシドーシスを呈し，血管内皮細胞障害の結果，DIC は悪化する．もちろん，このタイプの DIC でも裂傷部位から血液凝固促進物質が母体血中に流入すれば，1. と同様，消費性凝固障害のため出血量に比しフィブリノゲンが減少し，出血量増加に拍車がかかる．治療の決め手は 1. と同様，早めに十分な凝固因子(フィブリノゲン)を補充することである．

3. 臓器障害を主体とする慢性 DIC

妊娠高血圧症候群や敗血症などは，血管内皮細胞障害に起因する臓器障害を主体とする慢性 DIC をきたす．とくに妊娠高血圧症候群では，血液凝固能亢進，交感神経活性化の結果，血管攣縮をきたすことがあり，その特殊型として HELLP 症候群や子癇を引き起こす．慢性 DIC は，凝固優位で臓器症状主体であり，フィブリノゲンは減少するどころか正常ないしは増加する．これは，いったん消費により減少したフィブリノゲンが，オーバーシュート気味に過剰産生されるからである．したがって，このタイプの DIC では凝固因子(フィブリノゲン)の補充は病態を悪化させるだけであり，むしろ禁忌といえよう．ただし，HELLP 症候群や子癇では急性 DIC をきたし，フィブリノゲンが減少することが多いので，病態に応じた適切な治療法を選択する．

処方例

1. 抗ショック療法

①輸液：輸液は晶質液投与に加え，人工膠質液(ヒドロキシエチルデンプン[HES]やデキストラン)などを投与.

②酸素投与，気道確保：必要に応じて気管挿管も考慮.

③副腎皮質ステロイド大量静注：ヒドロコルチゾン(ソル・コーテフ®)など
…………… 250～1,000mg，状態に応じて適宜追加静注

④急性循環不全改善薬の点滴静注：
ドパミン塩酸塩注射液／ドブタミン塩酸塩点滴静注
……………………………………1 分間 1～5μg/kg

⑤電解質・アシドーシスの補正：照射赤血球液の大量輸血により高カリウム血症をきたすことがあるので，とくに心停止には注意する．アシドーシスに関しては炭酸水素ナトリウム(メイロン®)で適宜補正.

⑥多価酵素阻害薬の点滴静注：
ウリナスタチン(ミラクリッド®注射液)
……………………………………1 日 30 万単位 点滴静注(数日)
シベレスタットナトリウム水和物(エラスポール®)
……………………………………1 日 4.8mg/kg を 24 時間持続点滴
(全身性炎症反応症候群に伴う急性肺障害に対して有効)

⑦利尿薬：留置カテーテルによる尿量の観察は必ず行い，時間尿が 20mL 以下の場合は急性腎不全に移行することが多いので積極的にフルセミド(ラシックス®)などの利尿薬で利尿を促す.

2. 補充療法

①人赤血球液：輸血には赤血球製剤を用いる．Hb≧8g/dL，収縮期血圧≧90mmHg，尿量≧0.5～1mL/kg/時を目標に投与．緊急時にはクロスマッチに固執せず，未クロスマッチの ABO 同型赤血球または O 型赤血球異型適合血の輸血なども躊躇しない[5].

②新鮮凍結血漿(FFP)：低フィブリノゲン血症に対してフィブリノゲンを補充する(フィブリノゲン値≧150mg/dL が目標)．米国で推奨されるクリオプレシピテートはわが国では供給されていないので，フィブリノゲンの補充には FFP を用いる．欧州ではフィブリノゲン製剤が後天性低フィブリノゲン血症に対して認可されているが，わが国では現在認可されていない．FFP12～15 単位(1 単

位：血漿 120mL＝フィブリノゲン 200～250mg 含有として）がほぼフィブリノゲン 3g に相当する．産科大量出血では早期に低フィブリノゲン血症に陥りやすいため，早めにフィブリノゲンの補充，すなわち，FFP 投与を行う．なお，FFP にはフィブリノゲン以外にも多くの血液凝固因子はじめアンチトロンビンやプロテインCなどの血液凝固制御因子も含まれているため，産科 DIC には有用である．240mL 製剤を優先し，赤血球製剤と FFP を 1：1（もしくは 1：1.5）に近い比率で投与する．しかし，FFP には正常濃度のフィブリノゲンしか含まれず，急速なフィブリノゲンの補充には大量投与が必要となり，容量負荷や肺水腫などの合併症の懸念がある．また，融解して使用できるまでに時間がかかり，低フィブリノゲン血症の補正に遅れが生じる可能性があることなどに留意する．

③人血小板濃厚液：産科 DIC では激減することは少ないが，血小板数≦5万/μL の場合は人血小板濃厚液の輸血を行う．

④アルブミン製剤：低蛋白血症に対してはアルブミン製剤を適宜投与する．

⑤クリオプレシピテート：クリオプレシピテートとは，FFP を一度凍結した後，低温でゆるやかに融解したときに生ずる沈殿であり，フィブリノゲンのほか von Willebrand 因子，第Ⅷ因子，フィブロネクチン，第XIII因子も濃縮されて含まれている．米国と異なりわが国では供給されていないが，近年院内調製し使用している施設が増えている．FFP4 単位分（480mL）から作成した場合，フィブリノゲン回収率を 50％とすると，1 パック（50mL）中に 400～500mg のフィブリノゲンを含有することになる[6,7]．フィブリノゲン製剤（1g＝50mL）と同じく融解から投与まで 30 分以内で行えるので，フィブリノゲンの補充には有効である．

3. 酵素阻害療法（抗 DIC 療法）

①アンチトロンビン製剤点滴：

遺伝子組換えアンチトロンビン ガンマ（アコアラン®静注用）

………………………………1 日 36 ～ 72 IU/kg 数日間投与

乾燥濃縮人アンチトロンビンⅢ（ノイアート®静注用）など

………………………………1 日 40 ～ 60 IU/kg 数日間投与

②ガベキサートメシル酸塩持続点滴：

ガベキサートメシル酸塩（エフオーワイ®）

……………………1 日 20 ～ 39mg/kg 24 時間持続点滴静注

③ナファモスタットメシル酸塩持続点滴：
ナファモスタットメシル酸塩(フサン®)
………………0.06～0.20mg/kg/時 24 時間持続点滴静注
④遺伝子組換えトロンボモデュリン アルファ製剤点滴：
トロンボモデュリン アルファ(遺伝子組換え)(リコモジュリン®点滴静注)
………………………1 日 1 回 380 単位/kg を約 30 分かけて点滴静注(数日間投与)
⑤低分子量ヘパリン持続点滴：
ダルテパリンナトリウム注射液(フラグミン®静注)
……………………………………1 日 75IU/kg 24 時間持続点滴

未分画ヘパリンは出血を助長することがあるので，大きな創部をもつ産科 DIC では用いないことが多い．ただし，羊水塞栓症発症時，血液型不適合輸血では第一の適応である．

⑥ヘパラン硫酸製剤：
ダナパロイドナトリウム(オルガラン®静注)
…………………………1,250 抗第 Xa 因子活性単位を 12 時間ごとに静脈内注射(1 日量 2,500 抗第 Xa 因子活性単位)
⑦抗プラスミン薬：
トラネキサム酸(トランサミン®注)
…………………………1 日 250～500mg を 1～2 回に分けて静脈内または筋肉内注射

術中・術後などには必要に応じ 1 回 500～1,000mg を静脈内注射するか，または500～2,500mg を点滴静注する．

分娩後出血に対するトラネキサム酸の効果をプラセボと比較した 21 カ国における二重盲検試験の結果[8]では，出血に起因する死亡リスクをプラセボに比し有意に減少させ，とくに分娩後 3 時間以内に投与すればより顕著であった報告されている．産科 DIC では線溶が初期より亢進することが多いのでトラネキサム酸を大量投与(2～4g/時)し，D-dimer が下降局面になったら中止する[5]．線溶亢進が収まってからも漫然と投与すると，血栓が安定化し溶けにくくなる可能性があるので，十分に注意する．

早剝による子宮内胎児死亡で，検査上すでに DIC を発症している場合は，分娩前にたとえばアンチトロンビン製剤を投与し，ナファモスタットメシル酸塩(フサン®など)の持続点滴を行いながら胎児を娩出したほうが，その後の母体の予後が良好となる可能性が高い．

4. その他の治療(保険適用外)

①遺伝子組換え活性型血液凝固第Ⅶ因子製剤[9-11]：
遺伝子組換え活性型血液凝固第Ⅶ因子製剤(ノボセブン®HI 静注用)
………90μg/kg を 2〜5 分かけて静注（通常初回投与量）

上記のいかなる方法でも止血しない場合は，国内外で有用との報告がある遺伝子組換え活性型血液凝固第Ⅶ因子製剤(ノボセブン®HI 静注用)の投与を考慮する．具体的にはフィブリノゲン値 100mg/dL，血小板数 5万/μL 以上に維持したうえでの投与が望ましい．ただし，現時点では出血性ショック・DIC に対しては保険適用外であるため，使用に際しては施設の倫理委員会の認可を受けること，および本人・家族のインフォームド・コンセントを十分に行うことが必須である．なお，投与に際しては緩徐に静脈注射し，投与後の動静脈血栓にはとくに注意する必要がある．とくに，トラネキサム酸(トランサミン®)との併用は血栓症を助長する可能性があるので慎重に行う．

②フィブリノゲン製剤：
乾燥人フィブリノゲン(フィブリノゲン HT 静注用)
………………………………………3g(1g/ 注射用水 50mL)点滴静注

低フィブリノゲン血症の場合，短時間でフィブリノゲンを増加させることができるフィブリノゲン製剤の投与を考慮する．本剤も保険適用外であるので，ノボセブン®HI 静注用と同様に対応する[12]．

解　説

DIC の治療にあたっては，血圧，脈拍，呼吸，尿量，意識状態，出血傾向(鼻出血・歯肉出血・血便・血尿など)などに注意するが，産科 DIC では全ての検査結果が出てから DIC と診断し治療を開始するのでは手遅れであるので，真木らは DIC の治療に踏み切るための産科 DIC スコア[13]を提唱した．このスコアは基礎疾患と臨床症状を重視した診断スコアであるため，特定の基礎疾患を有する産科の急性 DIC に対処する際には非常に有用である．スコアが 8 点以上のときは DIC として治療を開始する．DIC は突発し，

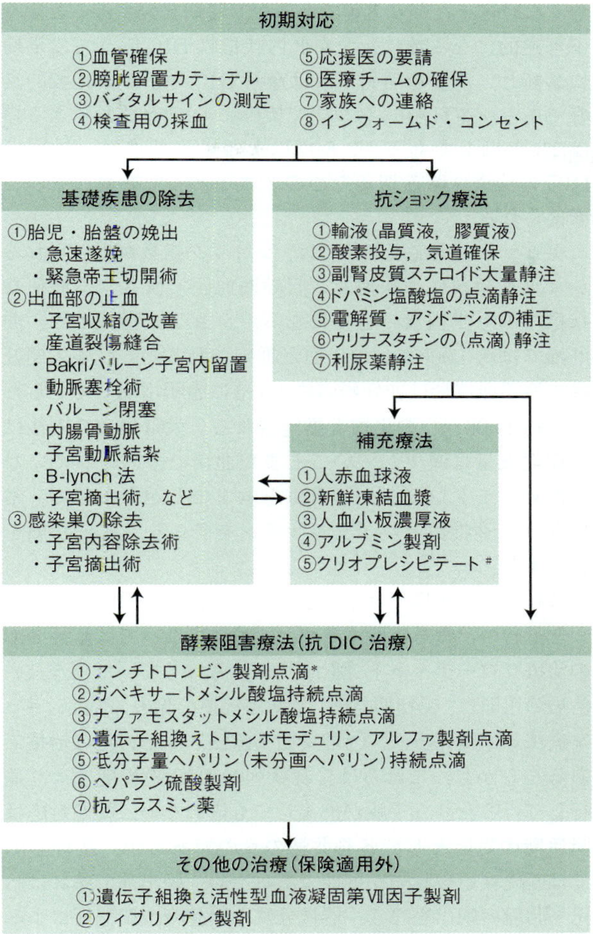

初期対応
①血管確保
②膀胱留置カテーテル
③バイタルサインの測定
④検査用の採血
⑤応援医の要請
⑥医療チームの確保
⑦家族への連絡
⑧インフォームド・コンセント
基礎疾患の除去
①胎児・胎盤の娩出
・急速遂娩
・緊急帝王切開術
②出血部の止血
・子宮収縮の改善
・産道裂傷縫合
・Bakriバルーン子宮内留置
・動脈塞栓術
・バルーン閉塞
・内腸骨動脈
・子宮動脈結紮
・B-lynch 法
・子宮摘出術，など
③感染巣の除去
・子宮内容除去術
・子宮摘出術
抗ショック療法
①輸液(晶質液，膠質液)
②酸素投与，気道確保
③副腎皮質ステロイド大量静注
④ドパミン塩酸塩の点滴静注
⑤電解質・アシドーシスの補正
⑥ウリナスタチンの(点滴)静注
⑦利尿薬静注
補充療法
①人赤血球液
②新鮮凍結血漿
③人血小板濃厚液
④アルブミン製剤
⑤クリオプレシピテート #
酵素阻害療法(抗 DIC 治療)
①アンチトロンビン製剤点滴*
②ガベキサートメシル酸塩持続点滴
③ナファモスタットメシル酸塩持続点滴
④遺伝子組換えトロンボモデュリン アルファ製剤点滴
⑤低分子量ヘパリン(未分画ヘパリン)持続点滴
⑥ヘパラン硫酸製剤
⑦抗プラスミン薬
その他の治療(保険適用外)
①遺伝子組換え活性型血液凝固第Ⅶ因子製剤
②フィブリノゲン製剤

図 1　産科 DIC の治療フローチャート

#：クリオプレシピテートはわが国では供給されていない．
*：アンチトロンビン製剤は，乾燥濃縮人アンチトロンビンⅢ製剤と遺伝子組換えアンチトロンビン ガンマがある．

（文献 1～3 より作成）

急激な経過をたどり重篤であるが，時期を失することなく不可逆的になる前に，すなわち代償性 DIC のうちに早期に診断し，治療を開始すれば産科 DIC の予後は比較的良好である．産科 DIC スコアで実際に DIC と診断できるのは 13 点以上であるが，8 点以上という基準は，早期に DIC の治療に踏み切るためのスコアとして有用なものと考えられる．

ショックの重症度評価には，ショック指数が用いられる．ショック指数は，脈拍数／収縮期血圧で表される簡便な指標であり出血量の目安になる．ショック指数 1 は，非妊婦では約 1,000 mL の出血と推定されるが，妊娠末期妊婦の循環血液量は非妊婦の約 1.5 倍に希釈増加しているため，約 1,500 mL の出血と推定される．大量出血の直後は，循環血液量は減少していてもまだ血漿で薄められていないためヘモグロビンが正常値を示すことがあるので，常にショック指数とバイタルサインをチェックして状態を把握する．

産科臨床の現場では常に全身状態の観察を重視し，そのつど最善の治療を実践するが，治療にあたっては産科 DIC の治療フローチャート（**図 1**）[1-3]を参考にしていただきたい．治療の手順は，①初期対応，②基礎疾患の除去，③抗ショック療法，④補充療法，⑤酵素阻害療法，⑥その他の治療である．しかし，これらは全身状態や DIC の程度により並行して行ったり，手順が前後しても構わない．初期対応は緊急時の対応として各科共通のものであるが，産科 DIC では基礎疾患の除去が可能であるため，娩出前であれば胎児・胎盤の娩出を急ぎ，器械分娩や緊急帝王切開術による急速遂娩を行う．また，子宮内遺残物を除去し，子宮収縮を促し，種々の外科的処置も駆使して出血部の止血に努めることはいうまでもない．

なお，大量出血の際や羊水塞栓症が疑われる場合は，日本産婦人科医会の羊水塞栓症血清検査事業に基づき，血清

1 mL を冷蔵保存して浜松医科大学産婦人科に送付していただきたい.

小林隆夫
(浜松医療センター)

● References

1）小林隆夫：産科領域の DIC. 朝倉栄策編著, 臨床に直結する血栓止血学改訂 2 版. 東京, 中外医学社, 2018, p 387-393
2）小林隆夫：産科 DIC. 日本産婦人科・新生児血液学会編集. 産婦人科・新生児領域の血液疾患診療の手引き. 東京, メジカルビュー社, 2017, p 97-108
3）小林隆夫：産科 DIC におけるアンチトロンビンⅢ(AT) 製剤の使用方法. Coagulation & Inflammation **2**：11-17, 2016
4）木村聡, 平井久也, 内田季之ほか：DIC 初発羊水塞栓症と心肺虚脱初発羊水塞栓症の血清マーカーの比較：羊水塞栓症登録事業. 日本産婦人科・新生児血液学会誌 **20**：S 55- 56, 2010
5）日本産科婦人科学会, 日本産婦人科医会, 日本周産期・新生児医学会ほか：産科危機的出血への対応指針 2017. http://www.jsog.or.jp/activity/pdf/shusanki_shishin 2017. pdf
6）板倉敦夫 クリオプレシピテートとフィブリノゲン製剤. *Thromb Med* **2**：335-341, 2012
7）クリオプレシピテートの院内調製基準作成タスフォース委員会：クリオプレシピテート作成プロトコール(案). 日本輸血・細胞治療学会. 2016 年 8月30日
8）WOMAN Trial Collaborators：Effect of early tranexamic acid administration on mortality, hysterectomy, and other morbidities in women with post-partum haemorrhage (WOMAN): an international, randomised, double-blind, placebo-controlled trial. *Lancet* **389**：2105-2116, 2017
9）Kobayashi T, Nakabayashi M, Yoshioka A et al：Recombinant activated factor Ⅶ (rFⅦa/NovoSeven®) in the management of severe postpartum haemorrhage: initial report of a multicentre case series in Japan. *Int J Hematol* **95**：57-63, 2012
10）小林隆夫：第Ⅶ因子（遺伝子組換え活性型血液凝固第Ⅶ因子製剤）療法. 臨床婦人科産科 **70**：302-307, 2016
11）Murakami M, Kobayashi T, Kubo T et al：Experience with recombinant activated factor Ⅶ for severe post-partum hemorrhage in Japan, investigated by Perinatology Committee, Japan Society of Obstetrics and Gynecology. *J Obstet Gynaecol Res* **41**：1161-1168, 2015
12）Makino S, Takeda S, Kobayashi T et al. National survey of fibrinogen concentrate usage for post-partum hemorrhage in Japan: investigated by the Perinatology Committee, Japan Society of Obstetrics and Gynecology. *J Obstet Gynaecol Res* **41**：1155-1160, 2015 2009
13）真木正博, 寺尾俊彦, 池ノ上克：産科 DIC スコア. 産婦人科治療 **50**：119-124, 1985

DIC 治療の EBM

はじめに

播種性血管内凝固(DIC)[1]は著明な出血や臓器障害を合併し，予後不良な症候群であるが，DIC の治療はいまだに標準化されていない．このため，英国血液学標準化委員会(BCSH)，日本血栓止血学会(JSTH)ならびにイタリア血栓止血学会(SISET)が，それぞれの DIC 診療ガイドラインを作成して，2009～2012 年のあいだに公表した[2-4]．しかし，これらのガイドラインの推奨度にも差があり(表 1)[5]，推奨のハーモナイゼーションをする必要が生じた．このため，国際血栓止血学会(ISTH)/科学的標準化委員会(SSC)の DIC 部会，BCSH，JSTH，SISET の主要メンバーが集まり，2011 年から 2013 年にかけて DIC の診療ガイドラインのハーモナイゼーションを行った(表 2)[5]．また，『日本版敗血症診療ガイドライン 2016』[6]が公表され，その中で敗血症 DIC の治療指針が示された．ここでは，これらのガイドラインを参考に DIC 診療の EBM を紹介する．

1．3 つのガイドラインの推奨度の相違点

DIC の基礎疾患の治療に関するエビデンスは少ないが，3 つのガイドラインとも基礎疾患の治療を必須として，推奨している．著明な出血症状を呈する患者への補充療法についても，大規模なランダム化比較試験(RCT)は困難である．このため，濃厚血小板(PC)ならびに新鮮凍結血漿(FFP)は，3 つのガイドラインとも推奨しているが，推奨度はそれぞれやや異なる(表 1)．大量出血患者へのフィブリノゲンやクリオプレシピテート(CPP)の投与も，BCSH ならびに SISET のガイドラインでは推奨されているが，

薬理作用
分　類
病態と治療
処方の実際
トピックス
Q&A

表1　3つのガイドラインの推奨度の相違点

	BCSH	JSTH	SISET
基礎疾患の治療	R(Grade C)	R(consensus)	R(cornerstone)
PC 補充	R(Grade C)	R(consensus)	R(Grade D)
FFP 補充	R(Grade C)	R(consensus)	R(Grade D)
フィブリノゲン，CPP	R(Grade C)	NM	R(Grade D)
PCC	NM	NM	NM
FⅦa	NR	NM	NR(Grade D)
UFH(血栓症治療)	R(Grade C)	R(level C)	NR(Grade D)
UFH(血栓症予防)	R(Grade A)	NM	R
LMWH(UFHと比較して)	R	R(level B_2)	R(Grade D)
ヘパリン類	NM	R(level C)	NM
合成プロテアーゼ阻害薬	NM	R(level B_2)	NR(Grade D)
rhAPC	R(Grade A→D)	NM	R(Grade D)
AT	NR(Grade A)	R(level B_1)	NR(Grade D)
rhTM	NM	R(level B_1)	NR(Grade B)
抗線溶薬	R(Grade C)	NR(level D)	NM
血漿交換	NM	NM	NR(Grade D)

R：推奨，NR：非推奨，NM：コメントなし．
BCSH：英国血液学標準化委員会，JSTH：日本血栓止血学会，SISET：イタリア血栓止血学会．
PC：濃厚血小板，FFP：新鮮凍結血漿，CPP：クリオプレシピテート，PCC：プロトロンビン複合体濃縮製剤，FⅦa：活性化凝固第Ⅶ因子製剤，UFH：未分画ヘパリン，LMWH：低分子ヘパリン，rhAPC：ヒト由来遺伝子組換え活性化プロテインC，AT：アンチトロンビン，rhTM：ヒト由来遺伝子組換えトロンボモジュリン．
推奨度は文献5を参照．
（文献5，Wada H et al：*Thromb Res* **134**：924-925, 2014より改変）

JSTHガイドラインではコメントされていない．DICに対するプロトロンビン複合体濃縮製剤(PCC)の投与については，どのガイドラインも推奨についてのコメントはされていないが，活性化凝固第Ⅶ因子製剤はSISETガイドラインでは推奨されなかった．

抗凝固療法については，未分画ヘパリン(UFH)の血栓

表 2　ISTH の DIC 診療ガイダンスにおける推奨度

	ISTH/SSC 推奨度
基礎疾患の治療	R(Moderate quality)
PC 補充	R(Low quality)
FFP 補充	R(Low quality)
フィブリノゲン，CPP	R(Low quality)
PCC	NM
FⅦa	NM
UFH(血栓症治療)	R(Low quality) with thrombosis
UFH(血栓症予防)	R(High quality)
LMWH	Preferred to UFH
ヘパリン類	NM
合成プロテアーゼ阻害薬	NM
rhAPC	Need for further Ed from RCT
AT	Need for further Ed from RCT
rhTM	Need for further Ed from RCT
抗線溶薬	R(Low quality)
血漿交換	NM

R：推奨，NR：非推奨，NM：コメントなし，Ed：エビデンス，PC：濃厚血小板，FFP：新鮮凍結血漿，CPP：クリオプレシピテート，PCC：プロトロンビン複合体濃縮製剤，FⅦa：活性化凝固第Ⅶ因子製剤，UFH：未分画ヘパリン，LMWH：低分子ヘパリン，rhAPC：ヒト由来遺伝子組換え活性化プロテイン C，AT：アンチトロンビン，rhTM：ヒト由来遺伝子組換えトロンボモジュリン．
推奨度は文献 5 を参照.　（文献 5 より改変）

症に対する治療は BCSH と JSTH のガイドラインで推奨され，UFH の血栓症予防は BCSH ならびに SISET のガイドラインで推奨された．低分子ヘパリン(LMWH)は，いずれのガイドラインでも推奨された．ヘパリン類と合成プロテアーゼ阻害薬は，JSTH のガイドラインのみで推奨された．アンチトロンビン(AT)は JSTH ガイドラインで推奨され，BCSH と SISET のガイドラインでは推奨されなかった．逆に，乾燥濃縮活性化プロテイン C(rhAPC)は，

BCSHとSISETのガイドラインで推奨された．また，遺伝子組換えトロンボモジュリン(rhTM)はわが国でのエビデンスが公表され，JSTHではATと同等の推奨を受けた．

線溶亢進により著明な出血を起こすおそれのあるDIC患者には，抗線溶療法が有効である可能性がある．トラネキサム酸などによる抗線溶療法は，BCSHガイドラインで推奨され，JSTHガイドラインでは臓器症状を悪化させる恐れがあるとして感染症DICでは禁忌とされた．DICに対する血漿交換療法は，BCSH，JSTHの2つのガイドラインでコメントがなく，SISETガイドラインで推奨されなかった．

2．ISTHのガイドライン

ISTHのDIC診療ガイダンス[5]の推奨度は，修正版GRADE system[7]に従って，High quality，Moderate quality ならびにLow quality(表3)の3段階に評価され，全員の賛成により確定された．

DICの基礎疾患の治療は3つのガイドラインで推奨され，必須であることから，Moderate qualityで推奨された．また，著明な出血症状を呈する患者への補充療法については，PC，FFP，フィブリノゲンならびにCPPがLow qualityで推奨され，PCCやFⅦaは推奨に関するコメントがなかった．DICに対するUFHの投与は，血栓症に対する治療が

表3　修正版GRADE systemによる推奨度

Quality	新しい検討での可能性
High	新しい検討で異なる評価が出ることはきわめてまれである．
Moderate	新しい検討で重要な結果が出る可能性があり，その評価が変わるかもしれない．
Low	新しい検討で重要な結果が出る可能性が高く，その評価が変わる可能性も高い．

（文献7より改変）

Low quality で，血栓症予防が High quality で推奨された．出血の副作用が少ない LMWH は，UFH より好ましいとされた．この評価は，すでに公表されている静脈血栓塞栓症の予防ガイドライン[8]の影響が強いと考えられる．

ヘパリン類と合成プロテアーゼ阻害薬は，日本などの限定された国でのみ，DIC 治療薬として使用され，欧米諸国では DIC 治療薬として使用されていないので，今回は推奨に関するコメントはなかった．

生理的プロテアーゼインヒビターにおいては，rhAPC ならびに AT に関しては重症敗血症に対する大規模な無作為化比較試験(RCT)が行われたが，DIC に対する大規模 RCT は行われていない．このため，サブクラス解析にて DIC に対する効果を推測しているのが実情である．rhTM も小規模の DIC における RCT や敗血症に対する RCT は行われたが，大規模な DIC に対する RCT は行われていない．このため，評価が分かれていた rhAPC，AT ならびに rhTM については，推奨度の決定にさらなる RCT が必要であると考えられ，今回は同じレベルの推奨度評価となった．

また，BCSH と JSTH のガイドラインとで評価が分かれていた抗線溶療法は，線溶亢進による著明な出血のおそれがある DIC 患者において，やはり Low quality で推奨された．

3.『日本版敗血症診療ガイドライン 2016』(表4)[6]

近年，敗血症の定義が全身性炎症反応症候群(systemic inflammatory response syndrome；SIRS)[9]重視から臓器障害重視に変わった．このため，さらに生命予後の改善が DIC の治療効果判定に重要となった．UFH や合成プロテアーゼ阻害薬は，標準的な治療としては推奨されず，rhTM の推奨は見送られ，唯一 AT のみが敗血症 DIC の治療に推奨された．なお，AT 推奨のエビデンスレベルも低いのは残念である．このガイドラインはあくまで敗血症

表 4 『日本版敗血症診療ガイドライン 2016』の敗血症 DIC に対する推奨

薬剤	推奨	コメント	エビデンスの質
UFH	弱く推奨	ヘパリン，ヘパリン類を標準治療としては投与しない	D
rhTM		現時点では明確な推奨を提示しない	B
AT	弱く推奨	AT＜70％の症例に，AT の補充を行う	パターン B-2
合成プロテアーゼ阻害薬	弱く推奨	合成プロテアーゼ阻害薬を，標準治療としては投与しない	D

rhTM：ヒト由来遺伝子組換えトロンボモジュリン，AT：アンチトロンビン．

＜エビデンスの質＞
B(中)：効果の推定値に中程度の確信がある．
D(弱)：効果の推定値に対する確信は限定的である．

＜システマティックレビューの必要性に関するカテゴリー分類＞
パターン B-2：新規にシステマティックレビューを行う．

（文献 6 より作成）

DIC に対象を絞った推奨をしており，すべての DIC に適応するわけではない．さらに，敗血症 DIC の標準治療として推奨されなかっただけで，個々の症例で主治医が治療に必要と判断すれば，UFH，合成プロテアーゼ阻害薬ならびに rhTM なども適宜投与されるべきである．また，DIC 診断を推奨しているのにもかかわらず，有効な DIC の治療法を推奨できないのは残念である．

おわりに

DIC の治療に関するエビデンスはきわめて少ない．基礎疾患の治療や補充療法の RCT は困難である．また，抗凝固薬の多くのエビデンスは，敗血症の予後改善などを第一目標にした RCT のサブクラス解析であるか，小規模の DIC を対象にした RCT である．このため，各種治療法の

DIC に対する推奨度の決定は非常に困難であるのが実情である．また，地域により対象とする DIC の基礎疾患や，使用できる薬剤が異なることも問題である．現時点では，ISTH や JSTH のガイドラインを参考に DIC の診療を行うのが良いと考えられる．

ISTH 診療ガイダンスの作成にご協力いただいた Dr. Thachil, Dr. Di-Nisio, Dr. Mathew, Dr. Kurosawa, Dr. Gando, Dr. Kim, Dr. Nielsen, Dr. Dempfle, Dr. Levi, Dr. Toh に深謝いたします．

和田英夫
（三重県立総合医療センター／三重大学大学院連携講座）
松本剛史
（三重大学医学部附属病院輸血・細胞治療部）

● References

1）Wada H：Disseminated intravascular coagulation. *Clin Chim Acta* **344**：13-21, 2004
2）Levi M, Toh CH, Thachil J et al：Guidelines for the diagnosis and management of disseminated intravascular coagulation. *Br J Haematol* **145**：24-33, 2009
3）Wada H, Asakura H, Okamoto K et al：Expert consensus for the treatment of disseminated intravascular coagulation in Japan. *Thromb Res* **125**：6-11, 2010
4）Di Nisio M, Baudo F, Cosmi B et al：on behalf of the Italian Society for Thrombosis and Haemostasis. Diagnosis and treatment of disseminated intravascular coagulation：Guidelines of the Italian Society for Haemostasis and Thrombosis（SISET）. *Thromb Res* **129**：e 177-e 184, 2012
5）Wada H, Thachil J, Di Nisio M et al：The Scientific Standardization Committee on DIC of the International Society on Thrombosis Haemostasis：Guidance for diagnosis and treatment of DIC from harmonization of the recommendations from three guidelines. *J Thromb Haemost* **11**：761-767, 2013
6）西田 修，小倉裕司，井上茂亮 ほか：日本版敗血症診療ガイドライン 2016．日救急医会誌 **28**：S 5-S 12，2017
7）Guyatt GH, Oxman AD, Vist GE et al：GRADE Working Group. GRADE：an emerging consensus on rating quality of evidence and strength of recommendations. *BMJ* **336**：924-926, 2008
8）Geerts WH, Pineo GF, Heit JA et al：Prevention of Venous Thromboembolism：The Seventh ACCP Conference on Antithrombotic and Thrombolytic Therapy. *Chest* **126**：S 338-S 400, 2004
9）Bone RC：Toward an epidemiology and natural history of SIRS（systemic inflammatory response syndrome）. *JAMA* **268**：3452-3455, 1992

MEMO

Chapter 5

Pharma Navigator

トピックス

PAMPs/DAMPs

1 DICの病因

播種性血管内凝固(disseminated intravascular coagulation;DIC)は単一の疾患ではない.「全身性の血管内凝固」という共通の病態を示す「疾患群」であり,敗血症や外傷などのさまざまな炎症性基礎疾患に続発するかたちで発症する.このため,DICの病因は多岐にわたるが,近年,この炎症に伴うDICの病因の共通項として,pathogen-associated molecular patterns(PAMPs)/damage-associated molecular patterns(DAMPs)という概念が提唱され,注目を集めている.PAMPsは外来微生物に特有で共通の構成成分であり,感染症の際には,PAMPsの存在を察知した免疫細胞が血栓形成の引き金を引く.

一方,DAMPsはダメージを受けた細胞から漏出する細胞内成分であり,外傷や腫瘍崩壊の際には,DAMPsの存在を察知した免疫細胞が血栓形成の引き金を引く.PAMPsおよびDAMPsは自然免疫細胞の主要な監視対象になっていて,これらの存在を察知すると,炎症反応,免疫反応,血栓形成を活性化するのである.

2 自然免疫細胞の監視対象としての PAMPs/DAMPs

PAMPs および DAMPs という言葉は，免疫学の世界で生まれた．1960 年代ごろまでは，免疫といえば獲得免疫であり，その監視対象は「非自己」抗原であると考えられていた．その後，70 年代から 80 年代にかけて，獲得免疫の活性化には，樹状細胞などの自然免疫細胞の補助が重要であることが明らかになった．この自然免疫細胞は，感染の徴候を察知した際に活性化し，獲得免疫を誘導するわけだが，獲得免疫系のように多彩な受容体レパートリーを有しているわけではなく，限られた数の受容体で，外来微生物に特有で共通の構成成分である PAMPs をパターン認識することで活性化する(**図 1**)．具体的には，グラム陰性菌の細胞壁の構成成分であるエンドトキシン(リポ多糖〔lipopolysaccharide；LPS〕)，鞭毛の構成成分であるフラジェリン，ウイルスの二重鎖 RNA(dsRNA)，真菌の β-グル

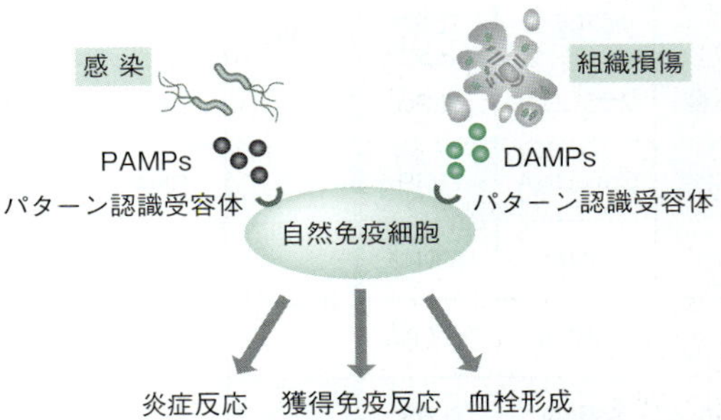

図 1　自然免疫細胞の PAMPs/DAMPs 監視システム
単球，好中球，樹状細胞，血小板などの自然免疫細胞は，PAMPs/DAMPs に対するアンテナ(パターン認識受容体)を張り，感染や組織損傷の徴候を監視している．PAMPs/DAMPs の存在を察知すると，炎症反応，獲得免疫反応，血栓形成の引き金が引かれる．
(筆者作成)

トピックス

カンなどがPAMPsにあたり(**表1**), 宿主の自然免疫細胞は, Toll 様受容体(toll-like receptor ; TLR)などのパターン認識受容体でPAMPsの存在を察知すると活性化するのである.

90年代に入ると, 腫瘍免疫や移植免疫など, 非感染時にも獲得免疫が誘導される機序として, 組織損傷の徴候を察知した際にも自然免疫細胞が活性化することが明らかになってきた. つまり, ダメージを受けた細胞から漏出する細胞内成分であるDAMPsが, PAMPsと同様に自然免疫細胞の監視対象になっているのである(**図1**). 具体的には, 宿主細胞の核内蛋白質であるhigh mobility group box-1 protein(HMGB 1), ミトコンドリアに含まれているホルミ

表1　代表的なPAMPs/DAMPsと宿主免疫細胞の受容体

起源	PAMPs	受容体	起源	DAMPs	受容体
細菌	エンドトキシン	TLR4	核	HMGB1	RAGE, TLRs
	リポプロテイン	TLR2		ヒストン	TLR2, 4
	フラジェリン	TLR5		DNA	TLR9
	CpG-DNA	TLR9		RNA	TLR3
	RNA	NLRP3	ミトコンドリア	fMLP	FPR1
ウイルス	dsRNA	TLR3, RIG		DNA	TLR9
	ssRNA	TLR8	細胞質ほか	尿酸	NLRP3
	CpG-DNA	TLR9		ATP	NLRP3
真菌	β-グルカン	Dectin		S100	RAGE

(筆者作成)

ルペプチド（fMLP），エネルギー通貨であるアデノシン三リン酸（adenosine triphosphate；ATP），核酸最終代謝産物である尿酸などが細胞外に漏出すると，これらDAMPsの存在を察知した自然免疫細胞が活性化する（表1）．このように，自然免疫系はPAMPs/DAMPsの存在を，獲得免疫系は非自己抗原の存在を監視していて，総体として感染性の非自己および組織傷害性の非自己に対する防御網を構築しているのである[1,2]．

3　感染，組織損傷時の血栓形成とその意義

PAMPsおよびDAMPsの存在を察知した自然免疫細胞は，獲得免疫反応だけでなく，炎症反応や血栓形成をも活性化する（図1）．これは原始的な生体防御機構であり，炎症反応によって感染部位や組織損傷部位に援軍を呼び寄せ，血栓形成によって病原微生物や有害物質の拡散を防いでいると考えられる[3]．生きた化石と呼ばれるカブトガニの場合，PAMPsの一種であるエンドトキシンの存在を察知した血球細胞は脱顆粒を起こし，体液を凝固させる．この反応は，臨床検査の領域ではエンドトキシン定量検査に応用されているが，カブトガニにとっては感染症から身を守るための自衛手段である．哺乳類の場合も同様で，反応の経路や速度は異なるものの，PAMPsの存在を察知した白血球は血栓形成の引き金を引く．エンドトキシンなどのPAMPsの存在を察知した単球は，細胞表面に組織因子（tissue factor；TF）を発現し，外因系凝固反応を活性化する（図2）．血管内皮細胞はPAMPsの刺激に応答して，抗血栓分子の発現量を減らし，線溶阻害因子の発現量を増やす．

また，PAMPsの存在を察知した血小板と好中球は複合体を形成し，これによって活性化した好中球は自らの細胞内成分を網状にして細胞外に放出する（neutrophil extracellular traps；NETs）[4]．このNETsは細菌の捕獲と殺菌

トピックス

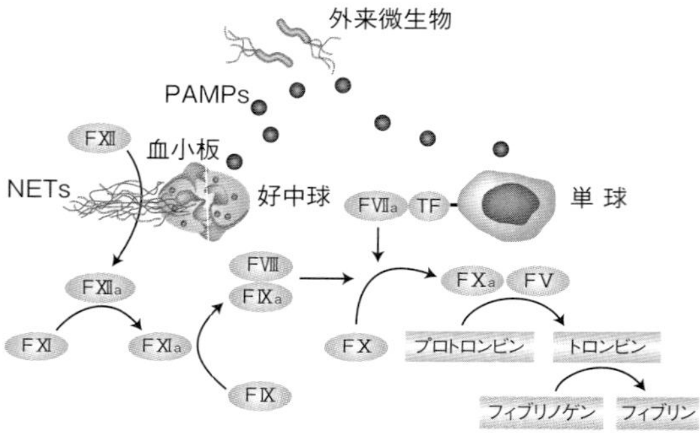

図2　PAMPs刺激からの血栓形成

エンドトキシンなどのPAMPsの存在を察知した単球は，細胞表面に組織因子(TF)を発現し，外因系凝固反応を活性化する．また，PAMPsの存在を察知した血小板と好中球は複合体を形成し，これによって活性化した好中球は自らの細胞内成分を網状にして細胞外に放出し(NETs)，内因系凝固反応を活性化する．

（筆者作成）

に重要な役割を果たしているが，同時に内因系凝固反応を活性化して，血栓形成にも一役買っている(**図2**)．菌血症モデルマウスにおいてNETsの働きを抑制すると，細菌の拡散を助長するが，血栓による血管の閉塞は減少する．また，抗凝固薬を用いて血栓の形成を抑制すると，血管の閉塞は減少するが，細菌の拡散を助長してしまう[5]．このように，感染時に血管内で血栓が形成されることは，細菌の拡散を阻止するうえで重要だと考えられる．しかしながら，血管を閉塞させると組織の還流障害をきたすことから，この戦略は，戦場が拡大するに従って宿主の不利益も大きくなってしまう．

組織損傷の際には，DAMPsが血栓形成の引き金を引く．細胞外HMGB 1の存在を察知した単球は，細胞表面にTFを発現する[6]．さらには，細胞外ATPがTFを活性型に

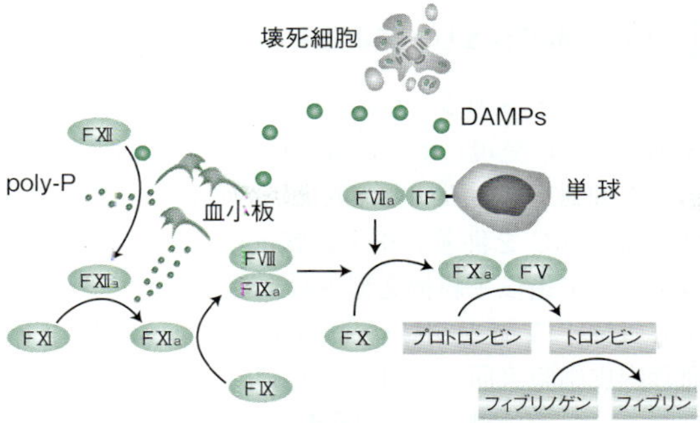

図 3　DAMPs 刺激からの血栓形成

細胞外 HMGB 1 の存在を察知した単球は，細胞表面に組織因子（TF）を発現する．細胞外 ATP は TF を活性型に変換して外因系凝固反応を活性化する．細胞外に放出された RNA は，それ自身が内因系凝固反応を活性化するトリガーとなる．また，細胞外ヒストンは血小板凝集を引き起こすとともに，血小板からのポリリン酸（poly-P）の放出を誘導し，内因系凝固反応を活性化する．

（筆者作成）

変換して外因系凝固反応を活性化する（**図 3**）．細胞外に放出された RNA は，それ自身が内因系凝固反応を活性化するトリガーとなる．

また，細胞外ヒストンは血小板凝集を引き起こすとともに，血小板からのポリリン酸（polyphosphate；poly-P）の放出を誘導し，内因系凝固反応を活性化する（**図 3**）．DAMPs による血栓形成の意義については，これまでのところ十分にわかっていないが，感染と組織損傷が併発するような怪我の際には，微生物の拡散阻止に役立っていると考えられる．また，感染を伴わない組織損傷の際にも，血管を閉塞することで，末梢で生じた秩序の乱れを中枢に持ち込まないようにしているのかもしれない．

トピックス

4 トロンボモジュリンによるPAMPs/DAMPsの制御

トロンボモジュリン(thrombomodulin；TM)は，血管内皮細胞表面に発現している抗血栓分子で，血管内での血栓形成を抑制している．重症敗血症の際には，TMの発現が低下し，DICを併発しやすい状況にある[7]．近年，DIC治療薬として遺伝子組換え型トロンボモジュリン(recombinant TM；rTM)が用いられるようになったが[8]，rTMは血管内皮細胞表面のTMと同様にトロンビンと結合し，プロテインCを活性化する(図4)．この活性化プロテインC(activated protein C；APC)は，凝固第Ⅴa因子，Ⅷa因子を分解して不活化することで，凝固カスケードにブレーキをかける(図5，①)．さらに，rTMの濃度が高くなると，トロンビンによるフィブリン形成や血小板活性化をも抑制

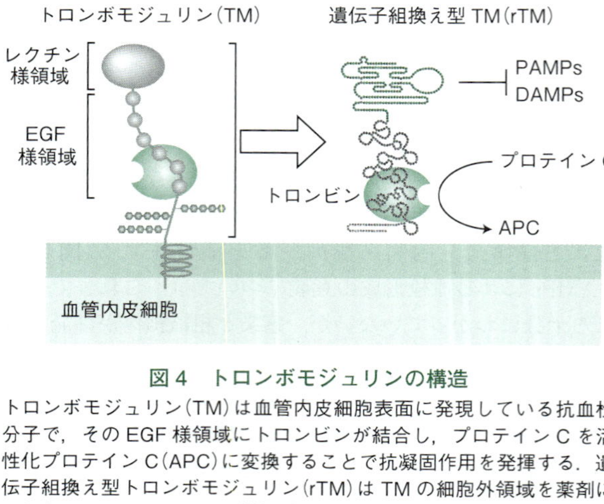

図4 トロンボモジュリンの構造

トロンボモジュリン(TM)は血管内皮細胞表面に発現している抗血栓分子で，そのEGF様領域にトロンビンが結合し，プロテインCを活性化プロテインC(APC)に変換することで抗凝固作用を発揮する．遺伝子組換え型トロンボモジュリン(rTM)はTMの細胞外領域を薬剤にしたもので，そのレクチン様領域にはPAMPs/DAMPsを中和する作用がある．
(筆者作成)

するようになる(図5, ②). これらはrTMの主作用と考えられているが，新規の作用機序として，近年，rTMによるPAMPs/DAMPsの制御が注目されている(図5, ③)[9]. このPAMPs/DAMPsの制御にかかわっているのは，rTMのなかでも，これまであまり機能が知られていなかったレクチン様領域で，プロテインCの活性化にかかわっている上皮細胞増殖因子(epidermal growth factor；EGF)様領域とは異なる領域である(図4). rTMはこのレクチン様領域を介してDAMPsの一種であるHMGB1と結合し[10]，トロンビンによるHMGB1の分解を加速させる[11].

また，rTMは同じくレクチン様領域を介してPAMPsの一種であるエンドトキシンとも結合し，エンドトキシンの作用を中和する[12]. このように，rTMはDICの上流，中流，下流で病態の進行にブレーキをかけていると考えら

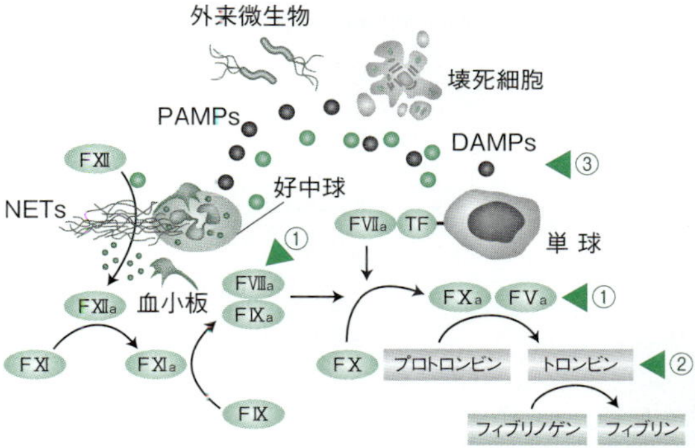

図5　トロンボモジュリンによる血栓形成の制御機構

遺伝子組換え型トロンボモジュリン(rTM)は活性化プロテインC(APC)を介して凝固第Va因子(FVa)，FVIIIa因子(FVIIIa)を不活化することで，凝固カスケードにブレーキをかける(①). rTMの濃度が高くなると，トロンビンによるフィブリン形成や血小板活性化をも抑制する(②). rTMのレクチン様領域はPAMPs/DAMPsを不活化する(③).

(筆者作成)

れる(**図5**).

先に述べたように，感染時や組織損傷時に血管内で血栓が形成されることは，微生物や有害物質の拡散を阻止するうえで重要だと考えられる．この末梢を切り捨てて中枢を守る戦略は，感染巣や壊死巣が限局している場合には生体防御機構となり得るが，敗血症のように全身が戦場となった状況では，全身の血管で還流障害による臓器不全を引き起こし，メリットよりもデメリットのほうが大きくなる．そこに，抗血栓薬で治療介入する意義があると考えられるが，どの時点で介入すべきかは議論の分かれるところである．感染初期の血管内血栓形成は抑制しないほうがいい，という考えもあれば，全身が戦場となることが明らかなケースであれば，先手を打って早期に抗血栓薬による介入をしたほうがいい，という考えもある．抗血栓薬投与のタイミングは，今後の重要な検討課題である．

伊藤隆史
（鹿児島大学病院救命救急センター／
鹿児島大学大学院医歯学総合研究科システム血栓制御学）

● Reference

1) Matzinger P : The danger model : a renewed sense of self. *Science* **296** : 301-305, 2002
2) Kono H, Rock KL : How dying cells alert the immune system to danger. *Nat Rev Immunol* **8** : 279-289, 2008
3) Engelmann B, Massberg S : Thrombosis as an intravascular effector of innate immunity. *Nat Rev Immunol* **13** : 34-45, 2013
4) Clark SR, Ma AC, Tavener SA et al : Platelet TLR 4 activates neutrophil extracellular traps to ensnare bacteria in septic blood. *Nat Med* **13** : 463-469, 2007
5) Massberg S, Grahl L, von Bruehl ML et al : Reciprocal coupling of coagulation and innate immunity via neutrophil serine proteases. *Nat Med* **16** : 887-896, 2010
6) Ito T, Kawahara K, Nakamura T et al : High-mobility group box 1 protein promotes development of microvascular thrombosis in rats. *J Thromb Haemost* **5** : 109-116, 2007
7) Faust SN, Levin M, Harrison OB et al : Dysfunction of endothelial protein C activation in severe meningococcal sepsis. *N Engl J Med* **345** : 408-416, 2001
8) Saito H, Maruyama I, Shimazaki S et al : Efficacy and safety of recombinant human soluble thrombomodulin (ART-123) in disseminated intravascular coagulation : results of a phase Ⅲ, randomized, double-blind clinical trial. *J Thromb Haemost* **5** : 31-41, 2007
9) Ito T, Maruyama I : Thrombomodulin : protectorate God of the vasculature in thrombosis and inflammation. *J Thromb Haemost* **9** : 168-173, 2011
10) Abeyama K, Stern DM, Ito Y et al : The N-terminal domain of thrombomodulin sequesters high-mobility group-B 1 protein, a novel antiinflammatory mechanism. *J Clin Invest* **115** : 1267-1274, 2005
11) Ito T, Kawahara K, Okamoto K et al : Proteolytic cleavage of high mobility group box 1 protein by thrombin-thrombomodulin complexes. *Arterioscler Thromb Vasc Biol* **28** : 1825-1830, 2008
12) Shi CS, Shi GY, Hsiao SM et al : Lectin-like domain of thrombomodulin binds to its specific ligand Lewis Y antigen and neutralizes lipopolysaccharide-induced inflammatory response. *Blood* **112** : 3661-3670, 2008

トピックス

類洞閉塞症候群(SOS)

はじめに

類洞閉塞症候群(sinusoidal obstruction syndrome；SOS)は，造血幹細胞移植後に発症する重篤な合併症のひとつであり，有痛性の肝腫大，総ビリルビンの増加，腹水貯留を伴う体重増加などを臨床的な特徴とする．以前より肝中心静脈閉塞症(veno-occlusive disease；VOD)と呼ばれていたが，近年の動物モデルを用いた研究結果[1]から，移植前処置により肝類洞内皮細胞が障害を受け，二次的に肝中心静脈が閉塞をきたすことが示唆され，SOSが同義語として用いられるようになった．

1　SOSの病態

肝類洞内皮細胞は一般の毛細血管内皮細胞と異なり，不連続で有窓の構造をとり，基底膜も有していない[2]．そのため，類洞内皮細胞と肝細胞のあいだには，Disse腔(Disse space)が存在する．類洞における血流速度は400～500 μm/秒と推定されており，通常の末梢での500～1,000 μm/秒に比べて遅い．したがって，Disse腔では，類洞を流れてきた血液と肝細胞とのあいだで，種々の物質交換が十分に行われる．基底膜の欠損により類洞内皮は剥離しやすいこと，血流が遅く抗癌剤などの薬物へ曝露されやすいこと，さらに，肝小葉中心付近の類洞の血液は酸素が行き届きにくく虚血状態になりやすいことから，小葉中心領域では種々の要因による内皮細胞障害を受けやすく，血栓形成が促進されやすいと考えられる．

SOSは移植後早期の血小板減少時期に発症するために，肝生検の施行が困難なこともあり，その病態の多くは謎に包まれていた．しかしながら，ピロリジン系アルカロイド，モノクロタリンをラットに投与することで，SOS様の病態を誘導可能な動物モデルが作製され，その病態解明は進んだ．すなわち，モノクロタリン投与後早期に，肝中心静脈近傍の類洞内皮細胞が障害を受け膨化し，破綻した細胞間接着構造をすり抜けて類洞内の赤血球がDisse腔に浸透する．Disse腔の赤血球が血流を形成することで類洞内皮細胞は肝実質から剝がされ，その整列は乱れて類洞内腔は閉塞し，やがて類洞内皮細胞障害と閉塞は肝中心静脈にまで波及しSOSの臨床像を形成することが，生体顕微鏡を駆使して証明された[1]．また，肝中心静脈内には豊富にマクロファージを認め，その病態形成への炎症の関与も示唆される．

肝中心静脈周囲のゾーン3と呼ばれる領域は，薬物の解毒作用を有するグルタチオンの量が少ない．そのために，中心静脈近傍の類洞内皮細胞は，前処置に用いられる抗癌剤により比較的容易に細胞障害を受けやすいと推測されている．内皮細胞障害を惹起するのは抗癌剤だけでなく，カルシニューリン阻害薬のタクロリムスや，インターロイキン(interleukin；IL)-1βをはじめとする各種炎症性サイトカインなど多岐にわたる．造血幹細胞移植後は，これらの要素が絡み合い，肝類洞および血管内皮細胞障害を惹起してSOSの病態が形成される．最終的には，類洞や静脈内のフィブリン沈着，線維芽細胞増殖，細胞外マトリックスへのコラーゲン沈着が起こり，類洞が閉塞され，門脈高血圧症，肝腎症候群，そして多臓器不全(multiple organ failure；MOF)に陥り死に至る．

2 SOSの発症頻度

SOSは移植後患者の3～54％に合併し，軽度で回復可能なものから，MOFにより死に至る重度なものまである．重症SOSの移植後3カ月以内致死率は75～98％といわれる[3]．

SOSの発症頻度や重症度は，患者背景，前処置，移植ソースなどの移植方法や診断基準の違いによって大きく影響を受ける．多施設前向き研究の結果から，同種造血細胞移植での発症率は8％，自家造血細胞移植では3％と報告されている[4]．また，骨髄破壊的前処置による同種移植での発症率は約10％であるが，骨髄非破壊的前処理による同種移植では2％未満と低値である[5]．

3 SOSの発症危険因子

SOS発症の危険因子を**表1**に示した．おもな危険因子として，移植ソース，前処置，移植前肝機能，肝毒性のある薬物が挙げられる[4]．移植前に患者のSOS発症危険因子を把握しておく必要がある．

4 SOSの診断

SOSの確定診断には肝生検による病理組織学的検査が必要であるが，通常は臨床的な徴候である①有痛性肝腫大，②総ビリルビンの増加，③腹水貯留を伴う体重増加，により診断される．SOSの診断には，SeatleグループのMcDonaldらの基準とBaltimoreグループのJonesらの基準が知られているが，いずれも特異度は高いが感度が低いとされている[6,7]（**表2**）．単施設からではあるが，同種移植でのSOS発症頻度は，McDonaldらの基準の14％に対し，Jonesらの基準を用いた場合は8％との報告がある[5]．またJonesらの基準を用いたほうが，重症度も死亡率も高いと報告されている[5]．

薬理作用
分類
病態と治療
処方の実際
トピックス
Q&A

表 1 SOS 発症の危険因子

因子	低リスク < 高リスク
移植タイプ	同系または自家 < 同種
ドナータイプ	同胞 < 他の血縁 < 非血縁
HLA	一致 < 不一致
移植ソース	末梢血 < 骨髄
T 細胞除去	除去 < 非除去
診 断	良性腫瘍 < 悪性腫瘍
病 期	寛解 < 再発
前処置	
強 度	CY 単独 < CY+TBI < BCNU+TBI+CY
全身放射線照射(TBI)	分割 TBI < 単回 TBI 12Gy 未満 < 12Gy 以上 低線量率 < 高線量率
ブスルファン(Bu)	静注 Bu < 濃度調節経口 Bu < 濃度非調節経口 Bu
Cy-TBI 投与間隔	36 時間 < 12 時間
年齢, 性	若年 < 高齢, 男 < 女
Karnofsky index	100〜90 < 90 未満
移植前肝機能(AST/ALT)	正常 < 高値
移植回数	1 回 < 2 回
肝臓への放射線照射歴	無 < 有
ゲムツズマブオゾガマイシン(GO)投与歴	無 < 有
肝臓の状態	正常 < 肝線維化 < 肝硬変または浸潤
CMV 抗体	陰性 < 陽性
前処置中の発熱	無 < 有
肝毒性のある薬物の投与	プロゲステロン, ケトコナゾール, シクロスポリン, メトトレキサート, アンホテリシン B, バンコマイシン, アシクロビル, 高用量免疫グロブリン
遺伝子	GSTM1 陽性 < GSTM1 陰性

(EBMT ハンドブック 2012 年度版より改変)

トピックス

そこで，SOSの診断感度を高め早期治療介入を可能にすることを目的に，2016年に欧州造血細胞移植学会(European Society for Blood and Marrow Transplantation；EBMT)が成人移植患者を対象に，新SOS診断基準を発表した[8]．それによると，成人の典型的なSOSでは高ビリルビン血症がほぼ必発であることからBaltimore基準が継承された．また，移植後21日よりも後に発症する遅発性SOS(late onset SOS)の診断基準が新たに設けられた．遅発性SOSの診断には高ビリルビン血症は必ずしも必要とされないが，その代わりにカテーテル検査での肝静脈圧勾配や腹部エコー検査での門脈血の逆流所見などが評価項目に加えられた[8](表2)．

5 SOSの検査

SOS患者では，輸血不応性の血小板減少，総ビリルビン上昇に加えて，血漿中の腫瘍壊死因子(tumor necrosis factor；TNF)-α，IL-6，IL-8，IL-1βなどの炎症性サイトカインの上昇，フォンウィルブランド因子(von Willebrand factor；VWF)，可溶性トロンボモジュリン(thrombomodulin；TM)，P-セレクチン，E-セレクチン，PAI-Iなど血管内皮細胞障害マーカーの上昇，F1+2やトロンビン-アンチトロンビン複合体(thrombin antithrombin complex；TAT)など凝固活性化マーカーの上昇，プロテインCやアンチトロンビンなど生理的抗凝固因子の低下，FⅧやフィブリノゲンなど向凝固蛋白質の上昇が認められる[9,10]．これらは外注検査となることが多く，すぐに結果が得られないため，診断での有用性は少ない．

画像診断としては，低侵襲である腹部エコーが用いられる．SOSの所見として，胆嚢壁肥厚，腹水，肝腫大，門脈血流停滞や逆流があるが，これらはSOS特異的な所見でないことに留意する必要がある．

表 2 SOS 診断基準

McDonald らの診断基準（Seatle）[6]
移植後 30 日以内に 3 項目のうち少なくとも 2 項目を満たす.
（1）黄疸（総ビリルビン 2 mg/dL 以上）
（2）右上腹部痛を伴う肝腫大
（3）腹水または原因不明の体重増加（2% 以上）

Jones らの診断基準（Baltimore）[7]
移植後 21 日以内に総ビリルビン 2 mg/dL 以上を認め，3 項目のうち少なくとも 2 項目を満たす.
（1）有痛性肝腫大
（2）腹水
（3）体重増加（5% 以上）

EBMT による成人 SOS 診断基準[8]	
classical SOS （21 日以内の発症）	late onset SOS （21 日を越えて発症）
2mg/dL 以上の高ビリルビン血症を認め，以下の 3 項目のうち少なくとも 2 項目を満たす. （1）有痛性肝腫大 （2）体重増加（>5%） （3）腹水	以下の 3 つのいずれかに該当. （1）>21 日に classical SOS の診断基準を満たす （2）組織学的に SOS の診断が確定 （3）以下の 4 項目の少なくとも 2 項目を満たし，頸静脈カテーテル検査や腹部エコーの所見が SOS に合致する ①ビリルビン≧2mg/dL ②有痛性肝腫大 ③体重増加（>5%） ④腹水

SOS：類洞閉塞症候群，EBMT：欧州造血細胞移植学会

（文献 6〜8 より引用）

トピックス

6 SOSの予防

SOSは合併すると重篤化することが多いため，予防が重要であるが，大規模な試験に基づく明確なエビデンスはない．移植前に患者のSOS発症危険因子を評価し，ハイリスク症例についてはできるだけ危険因子を回避することを検討する．化学療法に用いられる薬剤による肝障害が最低限になるような投与方法の検討（肝毒性のある薬剤の除外や血中濃度モニタリングによる至適投与量の決定），あるいは骨髄破壊的前処置を回避するなどの移植手技の工夫を考慮すべきである．

水溶性胆汁酸であるウルソデオキシコール酸の予防投与（600～900 mg/日内服）は，プラセボを対照とした無作為化試験が実施され，一部においてSOS発症高リスク患者では統計学的に有意な有効性が示されたが，大規模の第Ⅲ相試験では否定された[11]．

低用量未分画ヘパリン持続予防投与（100～150 U/kg/日）については，SOS予防に関する1つの無作為化試験が実施されており，有用性が示されている[12]．しかしながら，この試験の対象がおもにSOS低リスク患者であったこと，他の試験では有用性が否定され，出血のリスクが増加したことも報告されている．低分子ヘパリン（75 IU/kg/日）は未分画ヘパリンに比べて出血が少ないとされ期待されているが，質の高い臨床試験は実施されていない．

7 SOSの治療

SOSに対する有効な治療法は確立されていないため，現時点では，支持療法，抗凝固療法，線溶療法が中心となる．SOSはその発症に血管内皮細胞障害に起因する過凝固の関与が示唆されることから，これまでに抗凝固作用を有するいくつかの薬剤が試験的に使用されてきた．過去にヘパリンや組織型プラスミノゲンアクチベーター(tissue type plasminogen activator；t-PA)が使用された場合もあるが，これらの薬剤は血小板数が減少している移植患者では致命的な，出血のリスクが高い[13]．

現在，すでに欧米では臓器不全を伴う重症SOSにその使用が認められ，近々わが国でも承認予定の薬剤としてデフィブロチド(defibrotide；DF)がある．DFは豚の腸粘膜DNAから作られたオリゴヌクレオチドの混合物で，血管内皮保護作用や血管新生促進作用を発揮することが試験管内の培養実験で示された[14]．臨床第Ⅲ相試験で，MOFを伴う重症SOS患者102例にDF 6.25 mg/kgを1日4回投与したところ，主要評価項目である移植100日目の生存率が38.2 %であったのに対し，ヒストリカルコントロール群では25 %とDF群で有意に治療効果が優れていた[15]．また，DF群の25.5 %の患者に移植100日目にSOSの寛解が得られたが，ヒストリカルコントロール群のSOS寛解率は12.5 %であった[15]．

そのほか，アンチトロンビン製剤，プロスタグランジンE_1製剤，活性化プロテインC製剤，遺伝子組換え型トロンボモジュリン(recombinant TM；rTM)製剤にもその有効性を示唆する報告がいくつかあるが，いずれも症例報告や小規模の試験の結果であり，質の高い臨床試験は実施されていない．

8 SOSとDIC

造血幹細胞移植患者においては，抗癌剤や全身放射線照射(total boby irradiation；TBI)などの前処置，感染，生着反応，移植片対宿主病(graft versus host disease；GVHD)反応など種々の刺激によって血管内皮細胞が活性化され，それが制御できなくなると内皮細胞障害へと進展する．その結果，SOSや血栓性微小血管症(thrombotic microangiopathy；TMA)といった血栓性病態を発症すると考えられており，これらを「血管内皮症候群」と呼ぶことが提唱されている[10]．典型的なSOSやTMAの場合はほとんど凝固系の異常は伴わない．しかしながら，SOSやTMAの病態が進行すると過凝固が進み，播種性血管内凝固(disseminated intravascular coagulation；DIC)の合併を認めることがある．DICを合併すると，全身血管内における持続性の著しい凝固活性化により微小血栓が多発し，進行すると微小循環障害による臓器障害をきたし，重篤化すればMOFを呈し致命的となる．前処置から移植後早期にかけてはこまめに血液凝固系検査を施行し，DICの状態をモニタリングすべきと考える．血液疾患では厚生省DIC診断基準が用いられている．非常に優れた基準である一方，治療介入すべき早期DIC診断には向いていないという問題点があった．

移植後DICは合併すると重篤化しやすいため，早期診断が必要である．早期からの凝固異常を検出する分子マーカーとして，可溶性フィブリン(soluble fibrin；SF)やTATが有用である．SFやTATを評価項目に加えた新たなDIC診断基準2017年版が日本血栓止血学会から発表された[16]．移植前処置後，これらのマーカーを経時的に測定し，凝固異常を認めた場合は抗DIC治療薬での治療も検討すべきと考えられるが，この治療介入の時期やその有用性については今後のさらなる検討が必要である．

移植後患者に使用する抗DIC治療薬としては，出血のリスクが低い薬剤が理想である．rTM製剤は抗DIC治療薬のなかで唯一，無作為化二重盲検比較第Ⅲ相臨床試験において，未分画ヘパリンに対し，有効性の高さと出血のリスクの低さの両面で有意差を示した薬剤である[17]．また，多彩な抗炎症作用や血管内皮細胞障害抑制作用を有していることが数多くの基礎実験で報告されており，臨床上も症例報告レベルであるが浮腫の改善や痛みの消失など，SOS

の病態への作用が複数の施設から報告されている.

おわりに

SOS は造血幹細胞移植後に発症する重篤な合併症のひとつであるが，骨髄非破壊的前処置の普及や抗癌剤投与の至適投与量の調整などにより発症頻度は以前よりも低くなってきている．しかしながら，いったん発症し DIC や MOF を呈するような重症 SOS に進行すると治療奏効率や生存率が著しく低下し，いまだ確立した有効な予防法や治療法はない.

今後，SOS 発症高リスク患者へのよい予防法の開発と，重症 SOS に至るような症例を早期から診断し治療する方法の開発が望まれる.

池添隆之
（福島県立医科大学血液内科学講座）

● References

1）DeLeve LD, Ito Y, Bethea NW et al：Embolization by sinusoidal lining cells obstructs the microcirculation in rat sinusoidal obstruction syndrome. *Am J Physiol Gastrointest Liver Physiol* **284**：G 1045–G 1052, 2003
2）Braet F, Wisse E：Structural and functional aspects of liver sinusoidal endothelial cell fenestrae：a review. *Comp Hepatol* **1**：1–17, 2002
3）Coppell JA, Richardson PG, Soiffer R et al：Hepatic veno-occlusive disease following stem cell transplantation：incidence, clinical course, and outcome. *Biol Blood Marrow Transplant* **16**：157–168, 2010
4）Carreras E, Bertz H, Arcese W et al：Incidence and outcome of hepatic veno-occlusive disease after blood or marrow transplantation：a prospective cohort study of the European Group for Blood and Marrow Transplantation. European Group for Blood and Marrow Transplantation Chronic Leukemia Working Party. *Blood* **92**：3599–3604, 1998
5）Carreras E, Díaz-Beyá M, Rosiñol L et al：The incidence of veno-occlusive disease following allogeneic hematopoietic stem cell transplantation has diminished and the outcome improved over the last decade. *Biol Blood Marrow Transplant* **17**：1713–1720, 2011
6）McDonald GB, Hinds MS, Fisher LD et al：Veno-occlusive disease of the liver and multiorgan failure after bone marrow transplantation：a cohort study of 355 patients. *Ann Intern Med* **118**：255–267, 1993
7）Jones RJ, Lee KS, Beschorner WE et al：Venoocclusive disease of the liver following bone marrow transplantation. *Transplantation* **44**：778–783, 1987
8）Mohty M, Malard F, Abecassis M, et al：Revised diagnosis and severity criteria for sinusoidal obstruction syndrome/veno-occlusive disease in

トピックス

adult patients: a new classification from the European Society for Blood and Marrow Transplantation. *Bone Marrow Transplant* **51**：906-912, 2016
9）Carreras E：Veno-occlusive disease of the liver after hemopoietic cell transplantation. *Eur J Haematol* **64**：281-291, 2000
10）Carreras E, Diaz-Ricart M：The role of the endothelium in the short-term complications of hematopoietic SCT. *Bone Marrow Transplant* **46**：1495-1502, 2011
11）Ruutu T, Eriksson B, Remes K et al：Ursodeoxycholic acid for the prevention of hepatic complications in allogeneic stem cell transplantation. *Blood* **100**：1977-1983, 2002
12）Attal M, Huguet F, Rubie H et al：Prevention of hepatic veno-occlusive disease after bone marrow transplantation by continuous infusion of low-dose heparin：a prospective, randomized trial. *Blood* **79**：2834-2840, 1992
13）Bearman SI, Lee JL, Barón AE et al：Treatment of hepatic venocclusive disease with recombinant human tissue plasminogen activator and heparin in 42 marrow transplant patients. *Blood* **89**：1501-1506, 1997
14）Wang X, Pan B, Hashimoto Y, et al：Defibrotide Stimulates Angiogenesis and Protects Endothelial Cells from Calcineurin Inhibitor-Induced Apoptosis via Upregulation of AKT/Bcl-xL. *Thromb Haemost* **118**：161-173, 2018
15）Richardson PG, Riches ML, Kernan NA, et al：Phase 3 trial of defibrotide for the treatment of severe veno-occlusive disease and multi-organ failure. *Blood* **127**：1656-1665, 2016
16）Wada H, Takahashi H, Uchiyama T et al：The approval of revised diagnostic criteria for DIC from the Japanese Society on Thrombosis and Hemostasis. *Thromb J* **15**：17, 2017
17）Saito H, Maruyama I, Shimazaki S et al：Efficacy and safety of recombinant human soluble thrombomodulin(ART-123)in disseminated intravascular coagulation：results of a phase III, randomized, double-blind clinical trial. *J Thromb Haemost* **5**：31-41, 2007

MEMO

ヘパリン起因性血小板減少症（HIT）

1 ヘパリン起因性血小板減少症（HIT）とは？

ヘパリン起因性血小板減少症（heparin induced thrombocytopenia；HIT）はヘパリンの副作用の一種で，ヘパリン使用時の0.2～3.0％に発症する[1]．その名の通り血小板減少を特徴とするが，出血傾向を示すことはまれで，逆に約半数で血栓塞栓症を合併する．HITの可能性を考慮していないと，血栓塞栓症に対してヘパリンを増量したり再投与したりすることによって，医原性に病態を悪化させてしまう可能性があるため注意が必要である．

HITにはヘパリンが血小板に直接作用するⅠ型と，ヘパリン依存性自己抗体が病態に関与するⅡ型とがある．Ⅰ型は軽症で自然寛解することが多く，HITといえば通常Ⅱ型を指すため，以降はⅡ型HITについて解説していく．

2 HITの病態生理

HITは手術や外傷などの侵襲を受けた後に発症しやすいことが報告されている[2]．このような患者の体内では，血小板の活性化に伴い，陽性荷電に富んだ血小板第4因子（platelet factor 4；PF4）が放出されていると考えられる．そのような状況下で，陰性荷電に富んだヘパリンが投与された場合，PF4/ヘパリン複合体が形成される[3]．このPF4/ヘパリン複合体が患者の免疫システムによって「非自己抗原」と認識されると，抗PF4/ヘパリン抗体の産生を招く（**図1**）．抗PF4/ヘパリン抗体のなかでも，とくに免疫グロブリン（immunoglobulin；Ig）G分画の一部は，

Fcγ受容体を介して血小板や単球を強く活性化し，血栓塞栓症ならびに血小板減少を引き起こすことがある．抗 PF 4 / ヘパリン抗体の産生には，抗原曝露から通常 4〜5 日を要するため，ヘパリン投与 5 日目以降に発症するというのが，HIT の大きな特徴のひとつである．

抗 PF 4 / ヘパリン抗体産生には，通常の抗体産生と異なる免疫学的特徴がある．1 つ目の特徴は，ヘパリン投与後 4〜5 日で抗体産生が誘導され，初回投与であっても初めから IgG や IgA 型の抗体が産生され得る点である．通常の抗体産生過程では，まず IgM 型抗体が産生され，クラススイッチされて IgG や IgA 型の抗体が産生されるまでには 2〜3 週間を要するが，抗 PF 4 / ヘパリン抗体の場合は，4〜5 日で IgG 型抗体や IgA 型抗体が産生される．2 つ目の特徴は，ヘパリンを再投与しても，免疫応答が増強されない点である．通常の免疫応答では，初回曝露後に

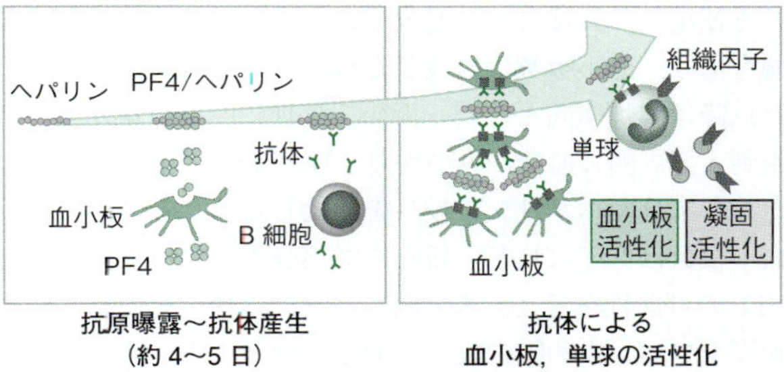

図 1　HIT の発症機序

手術や外傷などの侵襲を受けた患者の体内では，血小板の活性化に伴い，血小板第 4 因子(PF 4)が放出されている．ヘパリン投与に伴って PF 4 / ヘパリン複合体が形成されると，非自己抗原として認識され，抗 PF 4 / ヘパリン抗体の産生を招く．抗 PF 4 / ヘパリン抗体のなかでも，とくに IgG 分画の一部は，血小板や単球を強く活性化し，血栓塞栓症ならびに血小板減少を引き起こす．抗 PF 4 / ヘパリン抗体の産生には，ヘパリン曝露から通常 4〜5 日を要するため，ヘパリン投与 5 日目以降に発症するというのが，HIT の大きな特徴のひとつである．

（筆者作成）

免疫記憶細胞が形成され，2回目以降の曝露に対して，より急速でより大きな応答を引き起こすが，HITの場合は免疫記憶が形成されない．3つ目の特徴は，抗PF4/ヘパリン抗体が100日ほどで消失する点である．これは2つ目の特徴とも関連することであるが，免疫記憶が形成されないため，抗PF4/ヘパリン抗体は一過性に上昇して消失する．このことは，HIT既往患者に心臓血管手術を施行する際に，抗体が陰性化していればヘパリンを再投与し得ることを示唆している[4]．このようなHITの免疫学的特徴は，HIT抗体産生にかかわる細胞が，通常の濾胞B細胞ではなく辺縁帯B細胞であることに起因しているのかもしれない[5]．

3 HITの臨床経過

通常発症型の一例：心臓血管外科手術中に未分画ヘパリンを使用し，術後に集中治療室に入室となった．手術の侵襲もあり，血小板数は術後3日目にかけて低下したが，それ以降は増加傾向だった．術後7日目に中心静脈カテーテル刺入部周囲に血栓がみつかり，D-dimerの上昇を認めたため，未分画ヘパリンの投与を開始したところ，その後，血小板数は低下に転じ，新たに深部静脈血栓症を発症した．HITの可能性を考え，未分画ヘパリンの使用を中止し，アルガトロバン水和物の投与を開始したところ，翌日からは血小板数が増加した．HIT総抗体は5.0 U/mL以上だった．

遅延発症型の一例：心臓血管外科手術中に未分画ヘパリンを使用し，術後に集中治療室に入室となった．血小板数は術翌日にかけて軽度低下したが，それ以降は増加傾向で，術後2日目には集中治療室を退室した．以降はヘパリンを使用していなかったが，術後17日目に肺塞栓症，深部静脈血栓症を発症した（図2）．血小板減少も認め，HIT-IgG抗体が128 U/mL以上と高値であり，HIT機能検査も陽性であることから，HIT の診断が確定した．このように，ヘパリンを一時的に使用した際に強い HIT 抗体が誘導された場合，その後，ヘパリンを使用していないにもかかわらず，血小板減少と血栓塞栓症が進行することがある．このようなケースを遅延発症型 HIT と呼ぶが，診断に難渋することが少なくない．

急速発症型：未分画ヘパリン投与により HIT 抗体が誘導された場合，その後 100 日以内に未分画ヘパリンを再投与されると急激に HIT を発症することがある．ヘパリン静注後，数十分ほどで発熱，呼吸困難などの全身反応が出

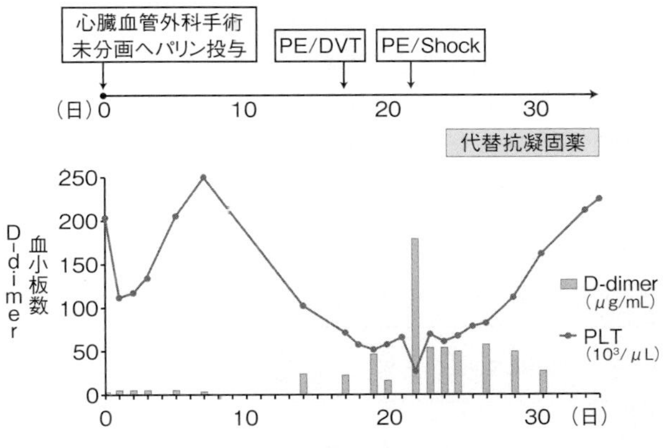

図 2　遅延発症型 HIT の経過

心臓血管外科手術中に未分画ヘパリンを使用し，以降はヘパリンを使用していなかったが，術後 17 日目に肺塞栓症（pulmonary embolism；PE），深部静脈血栓症（deep venous thrombosis；DVT）がみつかった．血小板（PLT）減少を認め，HIT-IgG 抗体が高値であり，HIT 機能検査も陽性であることから，遅延発症型 HIT と考えられた．代替抗凝固薬の投与を開始した翌日からは，血小板数が増加に転じた．本症例においては，手術中の未分画ヘパリン投与によって PF 4 / ヘパリン複合体に対する免疫応答が誘導され，強い HIT 抗体が術後 7 日目頃より産生されるようになり，その後ヘパリンを使用していないにもかかわらず，血小板減少と血栓塞栓症が進行したものと考えられる．（筆者作成）

現し，急激な血小板減少を認めた場合には，急速発症型HITの可能性を考慮する必要がある．

自然発症型：ヘパリン投与歴がないにもかかわらず，ヘパリン初回投与後にHITを発症するケースが報告されている．ヘパリンと類似した構造をもった微生物表面の糖鎖などにPF 4が結合し，この複合体に対してHIT抗体が誘導されたものと考えられる．頻度としてはまれだが，HITの可能性を除外せずに検査を進める必要がある．

4 HITの診断

HIT診断の第一歩は，臨床的にHITを疑うことから始まる．抗PF 4/ヘパリン抗体の産生には，ヘパリン曝露から通常4～5日を要するため，ヘパリン投与5～10日後に血小板減少もしくは血栓症が出現した場合，HITの可能性を疑うきっかけになる．図2の症例のように，手術侵襲によっていったん低下した血小板数が回復してきたと

表1　4Tsスコアリングシステム

	2点
血小板減少	50%超の血小板減少かつ 血小板最低値が2万/μL以上
タイミング （血小板減少， 血栓症の発症時期）	ヘパリン投与5～10日後または 再投与後1日以内 （過去30日以内のヘパリン投与歴あり）
血栓症	新たな血栓症 ヘパリン投与部位の皮膚 壊死・ボーラス投与時の アナフィラキシー症状
その他の原因	なし

ころで，術後5～10日後に血小板数が再度落ち込むパターンを示す場合には，血小板減少の原因としてHITの可能性も考慮すべきであろう．

HITの可能性を疑った場合には，HITらしさを判断するために，4Tsスコアリングシステムを用いてHITの検査前確率を推定する．4Tsスコアリングシステムは，血小板減少(Thrombocytopenia)，タイミング(Timing of platelet count fall)，血栓症(Thrombosis)，その他の原因(other causes of Thrombocytopenia)の4つのT項目で構成され(**表1**)，合計点数が0～3点であればHITの可能性は1％未満であり，追加の検査を実施することなくHITを除外できると考えられている[6]．一方，4Tsスコアの合計点数が4～5点の場合，もしくは6～8点の場合，HITの可能性はそれぞれ14％，64％であり，HITの検査を追加して鑑別を進める必要があると考えられる．

HITの検査は免疫学的測定法(antigen immunoassay)と機能的測定法(functional assay)の二種類に大別される[7]．

	1点	0点
	30～50％の血小板減少または 血小板最低値が1～1.9万/μL	30％未満の血小板減少または 血小板最低値が1万/μL未満
	ヘパリン投与10日以降または 再投与後1日以内 (過去31～100日以内の ヘパリン投与歴あり)または ヘパリン投与5～10日後の 血小板減少が推察される(不確定)	ヘパリン投与4日以内 (最近のヘパリン投与歴なし)
	血栓症の再発・増悪 血栓症の疑い ヘパリン投与部位の皮膚紅斑	血栓症・合併症状なし
	考えられる	可能性が高い

(文献6より引用)

免疫学的測定法では抗体の有無を調べるのに対し，機能的測定法では抗体が血小板活性化能を有しているかどうかを検討する．抗PF 4 / ヘパリン抗体を保有していなければHITの可能性は否定的だが，保有しているからといって血小板減少や血栓症を引き起こすとは限らない．実際に，4Tsスコアの合計点数が4〜5点でHITの可能性が14 %程度と判断される対象者にHIT抗体検査を実施した場合，結果が陽性であっても約半数は偽陽性である点に注意が必要である．このため，機能的測定法などで診断を確定する必要があると考えられる．一方，HIT抗体検査の感度は十分に高いため，結果が陰性だった場合には，HITの可能性はきわめて低いといえる．このように，免疫学的測定法はおもに除外診断に(陰性であればHITは除外される)，機能的測定法はおもに確定診断に用いられる(陽性であればHITが確定する)．

免疫学的測定法には，ラテックス凝集法，化学発光免疫測定法(chemiluminescent immunoassay；CLIA)などがあり，保険収載された検査項目として普及しつつある．一方，機能的測定法には，セロトニン放出試験，血小板凝集試験，血小板マイクロパーティクル放出試験などがあるが，2019年3月現在，機能的測定法を請け負える施設がわが国にはない．このため，臨床的HITらしさと免疫学的測定法での抗体価を判断材料として診療を進めつつ，必要に応じて機能的測定法を(海外に)依頼することが望ましいと考えられる．

5 HITとDICの鑑別

重篤な基礎疾患を抱えている症例において，血液検査所見として血小板減少とD-dimer上昇を認めた場合，HITとDICの鑑別が必要なこともある．このような場合，鑑別に役立つ所見として，以下のような事項が挙げられる．
①ヘパリンを投与し始めて5〜10日で血小板減少や血栓症

が出現した場合には，HIT の可能性を考える．ただし，DIC の可能性を否定するものではない．②深部静脈血栓症，肺塞栓症，カテーテル刺入部周囲の血栓症を認める場合には，HIT の可能性を考える．大血管でなく，微小血管内での血栓形成による臓器障害が主要な病態であれば，DIC の可能性を考える．③血小板数が 2万 /μL 以下にまで低下することは HIT ではまれであり，DIC の可能性を考える．④ヘパリンを中止して代替抗凝固薬に切り替えることで，血小板数や D-dimer などが改善する場合には，HIT の可能性を考える．

6 HIT の治療

臨床的に HIT を疑い，4 Ts スコアの合計点数が 4 点以上（4〜8 点）の場合，HIT の可能性は約 22 %と考えられ[6]，HIT の検査を追加して鑑別を進める必要がある．ただ，HIT の検査を即日実施できる施設はわが国にはほとんどなく，血栓症を含む重大イベントが治療開始前に多く発症している現状を鑑みると[8]，4 Ts スコアの合計点数が 4 点以上の時点で，HIT の検査をオーダーすると同時に，その結果を待たずに治療を開始することが望ましいと考えられる（**図 3**）．ただし，約 78 %の症例は HIT ではないと考えられ，検査結果が判明し次第，治療方針を見直すことが重要である．

HIT に対してまず実施すべきは，ヘパリンの投与を中止することで，ヘパリンフラッシュ，ヘパリンコーティング回路，圧ラインのヘパリン生食を含め，全てのヘパリンを中止することが重要である．ただ，ヘパリンを中止しただけではその後 1 カ月間で約半数が血栓症を発症してしまうため[9]，代替抗凝固薬を投与することが推奨されている．ただし，代替抗凝固薬としてワルファリンを用いることは避けるべきである．ワルファリン投与により，ビタミン K

トピックス

依存性凝固因子(FⅡ，FⅦ，FⅨ，FⅩ)だけでなく，ビタミンK依存性抗凝固因子(プロテインCなど)の産生も抑制され，半減期の差異により，ワルファリン投与初期段階においては，正常なプロテインCの低下が先行し，相対的過凝固状態をきたすことが知られている．実際に，ヘパリンを中止してワルファリンに切り替えても血栓症の発症を抑えることはできず，逆に急性増悪させてしまう可能性が

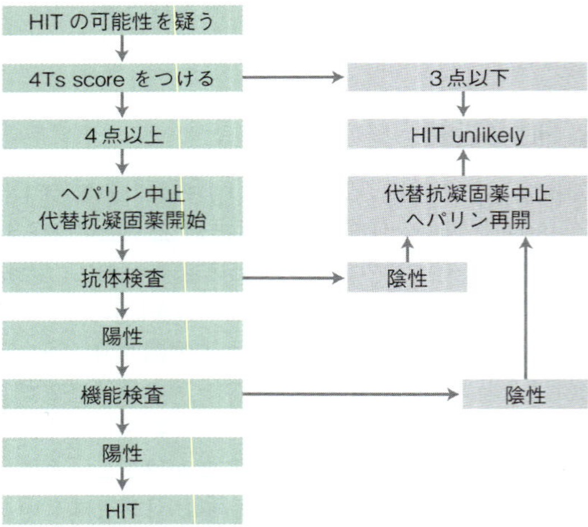

図3　HITの診断と治療のフローチャート

HITの可能性を疑った場合，まず4Tsスコアをつける．合計点数が0～3点であれば，HITの可能性は1％未満であり，HITは否定的である．4Tsスコアの合計点数が4点以上の場合，HITの可能性はおよそ22％と考えられるが，血栓症を含む重大イベントを防ぐために，HIT抗体検査をオーダーすると同時に，その結果を待たずにヘパリンを中止し，代替抗凝固薬を開始する．HIT抗体検査が陰性だった場合，HITの可能性はきわめて低く，代替抗凝固薬を中止してヘパリンを再開することが可能である．HIT抗体検査が陽性だった場合は，抗体価がきわめて高い場合を除いて，機能的測定法で診断を確定することが望ましい．機能的測定法で陰性であれば，HITの可能性は低く，代替抗凝固薬を中止してヘパリンを再開することが可能である．

(Cuker A et al：*Blood Adv* **2**：3360-3392，2018より作成)

報告されている．

HIT に対する代替抗凝固薬としてわが国で認可されている薬は，アルガトロバン水和物のみである．アルガトロバン水和物はトロンビンを選択的かつ直接的に阻害する薬剤で，半減期はおよそ 30 分程度である．HIT 患者に対しては，0.7 μg/kg/分で持続静注を開始し，活性化部分トロンボプラスチン時間（activated partial thromboplastin time；APTT）が基準値（投与前値）の 1.5～3.0 倍になるよう投与量を調節するのが，わが国での一般的なプロトコールである[10]．本剤は肝代謝の薬剤であり，肝障害患者や出血リスクのある患者では，初期投与量を 0.2 μg/kg/分に減量することが望ましい．

わが国で認可されていないものの，海外で HIT に対する有用性が報告されている代替抗凝固薬として，ダナパロイドナトリウムやフォンダパリヌクスナトリウムがある．これらの薬剤は，ヘパリン類似構造をもっているが，HIT 抗体と交差反応性を示さないことが報告されている．HIT を誘発してしまう可能性がゼロではない点に注意が必要だが[3]，アルガトロバン水和物よりも出血リスクが低く，皮下注射できる点は利点と考えられる[11]．

血小板数が回復すれば，注射剤から経口抗凝固薬への切り替えが可能である．ワルファリンに切り替える場合は，アルガトロバン水和物を継続したままワルファリンを開始し，プロトロンビン時間国際標準比（prothrombin time-international normalized ratio；PT-INR）が 2.0～3.0 になったところでアルガトロバン水和物を中止し，ワルファリン単独療法に移行する．直接経口抗凝固薬（direct oral anticoagulants；DOACs）に切り替える場合は，アルガトロバン水和物を中止すると同時に，DOACs の内服を開始するのが一般的である．臨床的に安定している症例に対しては，アルガトロバン水和物を使わずに，最初から DOACs を使って良好な経過をたどった症例も報告されているが，さらなるエビデンスの集積が必要である[12].

重症 HIT 症例に対する免疫グロブリン静注(intravenous immunoglobulin；IVIg)の有用性についても，報告が増えてきている[13]．抗 PF 4 / ヘパリン IgG 抗体が Fc γ 受容体を介して単球や血小板を活性化する病態に対して，高用量 IVIg 製剤(1 g/kg/日，2 日間)が抑制的に作用するものと考えられる．代替抗凝固薬を使いながら，それだけでは血小板数の回復が思わしくない症例に対して，IVIg 製剤を併用することで，病態が改善に向かうことが報告されている．

伊藤隆史
(鹿児島大学病院救命救急センター/
鹿児島大学大学院医歯学総合研究科システム血栓制御学)

● References

1) Arepally GM : Heparin-induced thrombocytopenia. *Blood* **129**, 2864-2872, 2017
2) Lubenow N, Hinz P, Thomaschewski S et al : The severity of trauma determines the immune response to PF 4 /heparin and the frequency of heparin-induced thrombocytopenia. *Blood* **115**, 1797-1803, 2010
3) Greinacher A : CLINICAL PRACTICE. Heparin-Induced Thrombocytopenia. *N Engl J Med* **373**, 252-261, 2015
4) Warkentin TE, Sheppard JA : Serological investigation of patients with a previous history of heparin-induced thrombocytopenia who are reexposed to heparin. *Blood* **123**, 2485-2493, 2014
5) Zheng Y, Yu M, Podd A et al : Critical role for mouse marginal zone B cells in PF 4 /heparin antibody production. *Blood* **121**, 3484-3492, 2013
6) Cuker A, Gimotty PA, Crowther MA, Warkentin TE : Predictive value of the 4Ts scoring system for heparin-induced thrombocytopenia: a systematic review and meta-analysis. *Blood* **120**, 4160-4167, 2012
7) Bankova A, Andres Y, Horn MP et al : Rapid immunoassays for diagnosis of heparin-induced thrombocytopenia: Comparison of diagnostic accuracy, reproducibility, and costs in clinical practice. *PloS one* **12**, e 0178289, 2017
8) Lubenow N, Eichler P, Lietz T et al : Lepirudin in patients with heparin-induced thrombocytopenia - results of the third prospective study (HAT-3) and a combined analysis of HAT-1, HAT-2, and HAT-3. *J Thromb Haemost* **3**, 2428-2436, 2005
9) Warkentin TE, Kelton JG : A 14-year study of heparin-induced thrombocytopenia. *Am J Med.* **101**, 502-507, 1996
10) Miyata S, Yamamoto H, Kamei M et al : Heparin-Induced Thrombocytopenia Clinical Studies and the Efficacy of Argatroban in Japan. *Semin Thromb Hemost* **34**, 37-47, 2008
11) Schindewolf M, Steindl J, Beyer-Westendorf J et al : Use of Fondaparinux Off-Label or Approved Anticoagulants for Management of Heparin-Induced Thrombocytopenia. *J Am Coll Cardiol* **70**, 2636-2648, 2017
12) Warkentin TE, Pai M, Linkins LA : Direct oral anticoagulants for treatment of HIT: update of Hamilton experience and literature review. *Blood* **130**, 1104-1113, 2017
13) Padmanabhan A, Jones CG, Pechauer SM et al : IVIg for Treatment of Severe Refractory Heparin-Induced Thrombocytopenia. *Chest* **152**, 478-485, 2017

プロカルシトニン・プレセプシン

はじめに

理想的な炎症マーカーの条件には，検体を簡単に採取でき，短時間で結果が得られ，信頼性や再現性が高く，低コストで実施可能なことなどが挙げられる．しかし，日進月歩のこの領域においてさえ，白血球数やC反応性蛋白（c-reactive protein；CRP）などの古典的マーカーがいまだに第一線で用いられている現状がある．

プロカルシトニンとプレセプシンはインターロイキン（interleukin；IL）-6などとともに，次世代の炎症マーカーとして普及しつつあり，「日本版敗血症診療ガイドライン2016」（J-SSCG 2016）においてもその測定が推奨されている．今回，改めてこれら新しい敗血症バイオマーカーの有用性と欠点について見直しておきたい．

1　「日本版敗血症診療ガイドライン」（J-SSCG）2016におけるバイオマーカーの推奨

2016年版の「日本版敗血症診療ガイドライン」では，「敗血症診断のバイオマーカーとして，プロカルシトニン，プレセプシン，IL-6は有用か？」というクリニカルクエスチョンが設けられ，その回答が下記のように示されている．

① ICUなどの重症患者において敗血症が疑われる場合，感染症診断の補助検査としてプレセプシンまたはプロカルシトニンを評価することを弱く推奨する（プレセプシン：2B，プロカルシトニン：2C）．感染症診断の補助検査として，IL-6を日常的には評価しないことを弱く推奨する（2C）．

②救急外来や一般病棟などの非重症患者において敗血症が疑われる場合，感染症診断の補助検査としてプレセプシンまたはプロカルシトニンまたはIL-6を日常的には評価しないことを弱く推奨する(プレセプシン：2C，プロカルシトニン：2D，IL-6：2D).

ICUにおける補助検査としてのエビデンスレベルをみれば，プロカルシトニンの2Cに対してプレセプシンでは2Bとされており，プレセプシンのほうが優位であるが，これはプレセプシンの有用性が高いことが理由ではない．要するに先行するプロカルシトニンでは多数の臨床研究が実施されており，なかには有用性に懐疑的なものも含まれているせいであり，一方のプレセプシンに関してはいまだ臨床検討が十分とはいえず，偏りがあることが理由であると考えられる．そして後者については，その多くがわが国から発せられていることについても注意する必要がある．また救急外来における日常的な補助検査としては両者とも推奨されておらず，その有用性や相違，優劣などについては今後の検討が必要である．

2 プロカルシトニン

プロカルシトニンは，116個のアミノ酸から成る分子量13 kDaのカルシトニンの前駆物質で，N末端側には57個のアミノ酸から成る領域があり，中央に32個のアミノ酸から成るカルシトニン部分，C末端側には21個のアミノ酸から成るカタカルシンが存在する．平常時は甲状腺のC細胞で産生され，カルシトニンとして分泌されているが，カルシトニンのようなホルモン活性はみられない．重症感染症をはじめとする炎症の存在下においては，甲状腺外の組織，たとえば肺または小腸の神経内分泌細胞，血液中の単核細胞などが産生部位と考えられている[1]．産生刺激としては，エンドトキシンやペプチドグリカンをはじめとす

トピックス

る病原体由来のトキシンとともに，宿主由来のサイトカインをはじめとする炎症性メディエーターもあり，これによって外傷や大手術などの非感染性疾患においても血中レベルが上昇すると考えられている．

炎症マーカーとしての特徴は，血中濃度が増加するまでのタイムラグが2～3時間と短いこと，半減期は20～24時間程度と長いことであり，このためC反応性蛋白(C-reactive protein；CRP)よりも早期から上昇し，かつ血中レベルも安定して測定できることが期待される[2)](**図1**)．Assicotら[3)]は，プロカルシトニンの特徴を次のようにまとめている．

①感染症，とくに重症細菌感染症では顕著に上昇がみられる．

②治療が奏効して病態が改善すれば速やかに低下する．

③局所細菌感染やウイルス感染では著しい上昇はみられない．

プロカルシトニンはウイルス感染では上昇することがなく，細菌感染症に対する特異性が高いとされ，このことによって従来の炎症マーカーよりも的確に敗血症病態を反映するとして，IL-6やプレセプシンとともに臨床現場で注目されている[4)]．プロカルシトニンがウイルス感染で増加しにくい理由としては，ウイルス感染時に増加するインターフェロン(interferon；IFN)γによって産生抑制が起こるためとされているが，その詳細は不明である．また感染時における上昇の生理的な意義については，単球の遊走を惹起して細菌の貪食能を高めることや，Tリンパ球の活性化作用などが想定されている．一方，非感染性疾患やウイルス感染，局所細菌感染などではこのような免疫機能の増強が必要ないことから，上昇がみられないのではないかと考えられている．プロカルシトニンの測定法としては，化学発光免疫測定法であるスフィアライト・ブラームスPCTと，イムノクロマトグラフィー法による簡易迅速な半定量法で

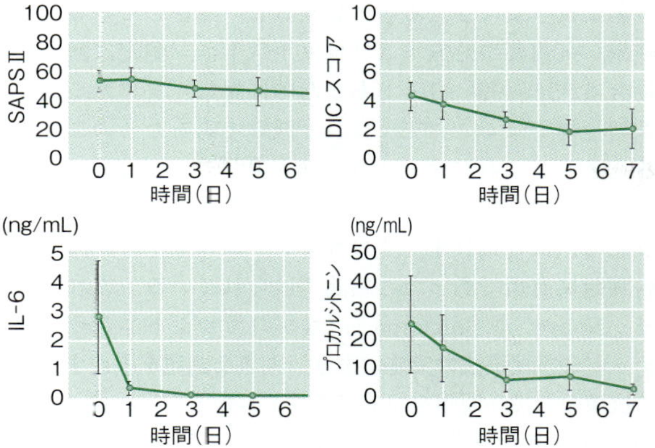

図 1　敗血症における各種重症度マーカーの推移

重症敗血症 10 例（死亡例 4 例）において，診断時から経時的に各種の重症度スケールの変動を比較した．複数種類の指標を組み合わせた複合的な重症度判定スケールである SAPSⅡや DIC スコアは，ばらつきも少なく重症度を反映する変動がみられたが，IL-6 やプロカルシトニンは診断時の値が最も高値であり，その後暫時低下する傾向が認められた．そして一般に単独指標が最も高値を示すことが多い初期値についてはばらつきが大きく，その傾向は IL-6 においてプロカルシトニンよりも顕著であった．

（筆者作成）

あるブラームス PCT-Q などがある．なお，プロカルシトニンの測定についてはわが国でも 2006 年から保険収載となっている．

プロカルシトニン測定の有用性に関しては 1990 年代から検討されており，その細菌感染に対する特異度の高さから，現在では一般臨床においても敗血症の診断に広く用いられている．一方，最近では細菌感染の補助診断としての有用性とともに，プロカルシトニンガイドによる敗血症治療戦略が注目されている．これについてまず Christ-Crain らが[5]，下気道感染症例に対して血清プロカルシトニン値をもとに抗菌薬投与の適応を決定することで，治療効果と抗菌薬投与量に与える影響を検討し，報告している．その結果，抗菌薬の処方率はプロカルシトニン測定に頼らない場合は 83 %(99／119)であったのに対し，プロカルシトニン判定群では 44 %(55／124)と低率であったとのことである．そしてこれによって抗菌療法のコストも 52 %に減少したと報告している．その際，平均入院日数や死亡率は両群間で差はみられず，プロカルシトニン測定は抗菌薬投与の判断に有用であったと結論づけられている．これに続いて，Nobre[6]や Bouadma ら[7]もプロカルシトニンオリエンテッドの抗菌療法の実施により，大きな問題をきたすことなく抗菌薬の投与期間を短縮できるとの報告を行っている．このような流れを受けて，2016 年版の「Surviving Sepsis Campaign Guideline」においては，敗血症治療を中止する際の判断根拠となり得ることが記載されている(weak recommendation, low quality of evidence)[8]．プロカルシトニンガイドの治療戦略の有用性についてはその後も引き続いて報告がみられ，最近では Wirz ら[9]がメタ解析により抗菌薬の投与期間の減少と転帰の改善を検証している．

3 プレセプシン

プレセプシンは白血球やマクロファージの細胞表面受容体である CD14 の N 末端断片で，分子量約 13 kDa の糖蛋白である．血中レベル上昇のメカニズムについては，顆粒球などが細菌を貪食する過程で細胞内に取り込まれた CD14 がカテプシン D などのプロテアーゼによって分解され，血中に放出されると考えられている．敗血症患者においてプロカルシトニンと同様に早期から高値を示し，重症度を反映して推移するマーカーであることが報告され，その測定は保険収載されている．プレセプシンはプロカルシトニンよりもさらに早期に上昇し，CRP と比較すると外傷や熱傷，外科手術など非感染性の炎症の影響を受けにくいとされる一方で，腎不全や血液透析患者では高値を示す傾向があり，腎障害例では感染がなくても高値となることが知られている．プレセプシンは専用小型機器ポイントケアデバイスとして入手可能であり，全血において20分程度で結果が得られることが魅力である．臨床的評価に関しては報告によりさまざまである．最近の報告ではRuanら[10]が新生児の敗血症においてメタ解析を行い，CRPやプロカルシトニンよりも良好であったとしている．Wuら[11]は18の報告をメタ解析して敗血症に対するプレセプシンの感度，特異度はそれぞれ0.84と0.76であったと報告している．しかしこの報告では解析に用いた報告の異質性はきわめて高く（I^2= 87.7%），結果の解釈には注意が必要であることも示されている．ちなみにここではプロカルシトニンとの比較も行われており，area under the curve（AUC）は0.87と0.86で差がみられず，しかしICU症例に限って行えばプレセプシンの感度はプロカルシトニンよりも高く（0.88 vs 0.75），特異度は低かったとのことである（0.58 vs 0.75）．一方Brodskaら[12]は，従来のバイオマーカーに対して予後予測能の優位性を検討しているが，彼らの小規模の検討においてはCRPやプロカルシトニンに勝る成績は認められなかったとされている．

まとめ

重症敗血症におけるプロカルシトニン，プレセプシンの測定は，白血球数やCRPなどの従来型炎症マーカーと比較すると，有用性は高い検査と考えることができるかもしれない．しかしながら，今のところ単独の測定結果をもって敗血症診断を行い，また抗菌薬の中止をはじめとする治療方針の決定を行えるほど信頼性は高くないようである．さらにプロカルシトニンについてはキット間格差なども考慮する必要があり，今後さらなる改善が必要と考えられる．しかしこれらの新規バイオマーカーには，非感染性炎症の否定など従来型マーカーにはみられなかった長所があることも事実であり，これによって抗菌薬投与の是非を判断できるようになれば臨床的なメリットは大きいといえるだろう．

射場敏明
（順天堂大学大学院医学研究科救急・災害医学）
三木隆弘
（日本大学病院臨床工学室）

● References

1) Oberhoffer M, Stonans I, Russwurm S et al : Procalcitonin expression in human peripheral blood mononuclear cells and its modulation by lipopolysaccharides and sepsis-related cytokines in vitro. *J Lab Clin Med* **134** : 49–55, 1999

2) Dandona P, Nix D, Wilson MF et al : Procalcitonin increase after endotoxin injection in normal subjects. *J Clin Endocrinol Metab* **79** : 1605–1608, 1994

3) Assicot M, Gendrel D, Carsin H et al : High serum procalcitonin concentration in patients with sepsis and infection. *Lancet* **341** : 515–518, 1993

4) 久志本成樹：プロカルシトニンは何をし，その上昇の意味するものは？ 日集中医誌 **18** : 330–333, 2011

5) Christ-Crain M, Jaccard-Stolz D, Bingisser R et al : Effect of procalcitonin-guided treatment on antibiotic use and outcome in lower respiratory tract infections : cluster-randomised, single-blinded intervention trial. *Lancet* **363** : 600–607, 2004

6) Nobre V, Harbarth S, Graf JD et al : Use of procalcitonin to shorten antibiotic treatment duration in septic patients : a randomized trial. *Am J Respir Crit Care Med* **177** : 498–505, 2008

7) Bouadma L, Luyt CE, Tubach F et al : Use of procalcitonin to reduce patients' exposure to antibiotics in intensive care units (PRORATA trial) : a multicentre randomised controlled trial. *Lancet* **375** : 463–474, 2010

8) Rhodes A, Evans LE, Alhazzani W et al : Surviving Sepsis Campaign : International Guidelines for Management of Sepsis and Septic Shock: 2016. *Crit Care Med* **45** : 486–552, 2017

9) Wirz Y Meier MA, Bouadma L et al : Effect of procalcitonin-guided antibiotic treatment on clinical outcomes in intensive care unit patients with infection and sepsis patients: a patient-level meta-analysis of randomized trials. *Crit Care* **22** : 191, 2018

10) Ruan L, Chen GY, Liu Z et al : The combination of procalcitonin and C-reactive protein or presepsin alone improves the accuracy of diagnosis of neonatal sepsis: a meta-analysis and systematic review. *Crit Care* **22** : 316, 2018

11) Wu CC, Lan HM, Han ST et al : Comparison of diagnostic accuracy in sepsis between presepsin, procalcitonin, and C-reactive protein: a systematic review and meta-analysis. *Ann Intensive Care* **7** : 91, 2017

12) Brodska H, Valenta J, Pelinkova K et al : Diagnostic and prognostic value of presepsin vs. established biomarkers in critically ill patients with sepsis or systemic inflammatory response syndrome. *Clin Chem Lab Med* **56** : 658–668, 2018

ADAMTS 13と血栓性血小板減少性紫斑病(TTP)

はじめに

フォンウィルブランド因子(von Willebrand factor；VWF)は，おもに血管内皮細胞で産生され，血漿中に放出される止血因子で，特有な多重体構造と分子内にABO血液型糖鎖をもつ超巨大分子糖蛋白である．A disintegrin-like and metalloproteinase with thrombospondin type 1 motifs 13(ADAMTS 13)はVWF特異的切断酵素(金属プロテアーゼ)である．

血栓性血小板減少性紫斑病(thrombotic thrombocytopenic purpura；TTP)は血漿中のADAMTS13活性が著減(＜10％)し，血漿中に超巨大分子量VWF多重体が蓄積し，血小板の過凝集が引き起こされるために，全身の微小血管内に血小板血栓が形成され，その結果，血小板減少による出血傾向，溶血性貧血，血栓による循環障害にて多臓器不全が引き起こされる重篤疾患である．TTPには先天性と後天性の2種類があり，先天性TTPは患者全体の約5％である．治療は現在，新鮮凍結血漿(fresh frozen plasma；FFP)によるADAMTS 13補充療法が主であるが，近年，遺伝子組換えADAMTS 13製剤のグローバル治験が実施され，順調に進行していると伝えられているので，近い将来は遺伝子組換え製剤に置き代わると考えられる．残り95％の患者は後天性TTPで，ADAMTS13インヒビター(IgG型活性中和抗体)産生にて生じる．治療は，血漿交換(ADAMTS 13補充など)と免疫療法(ステロイドや抗体薬リツキシマブでIgGインヒビター産生を抑制)の2本立てであるが，新たに直接的血小板凝集阻害(抗VWF-A1ドメイン抗体であるカプラシズマブによる VWF-血小板糖蛋白〔glycoprotein；GP〕Ib 結合軸反応の阻害）が加わる見込みである．

TTP 治療においてとくに注意すべき点は血小板輸血である．本疾患は超巨大分子量 VWF 多重体による血小板過剰凝集があるので，活動性出血のない患者に安易に予防的血小板輸血を行うことは病状を著しく悪化させる恐れがある．

1 VWF と ADAMTS 13

VWF は分子内に各個人の ABO 型物質を有する特異的な巨大分子糖蛋白である．循環血中の VWF はその約 80 %が血管内皮細胞由来で，20,000 kDa 以上の超高分子量 VWF 多重体（unusually large VWF multimer；ULVWFM）として産生され，刺激により血中に放出される．血中に放出される VWF 多重体は，2,050 のアミノ酸残基から成る成熟 VWF サブユニットから成り，それぞれのサブユニット上には N 末端から，凝固Ⅷ因子，血小板 GPIb，コラーゲン，そして血小板 GPⅡb/Ⅲa に結合する機能ドメインが局在している．これらの VWF サブユニットは N 末端間，そして C 末端間で，お互いにジスルフィド結合した多重体構造を示す[1]（**図 1**）．

ADAMTS 13 は VWF サブユニットの p.Tyr 842 - Met 843（cDNA 表記では c.Tyr 1605 -Met 1606）結合を特異的に切断する．同遺伝子は染色体 9q34 にあり，cDNA は 29 エクソンから成る．合成された酵素はアミノ酸 1,427 残基から成る一本鎖の糖蛋白質で，分子量は 190 kDa である．分子は N 末端からメタロプロテアーゼ，ジスインテグリン様，システインリッチ，スペーサー，そしてトロンボスポンジンタイプ 1（thrombospondin 1；TSP 1）モチーフなど，多彩なドメイン構造から成り立っている[2]（**図 2**）．ADAMTS 13 産生臓器としては，最初に肝星細胞（旧 伊東細胞）が同定された[3]．ADAMTS 13 はこのほか，血小板，

トピックス

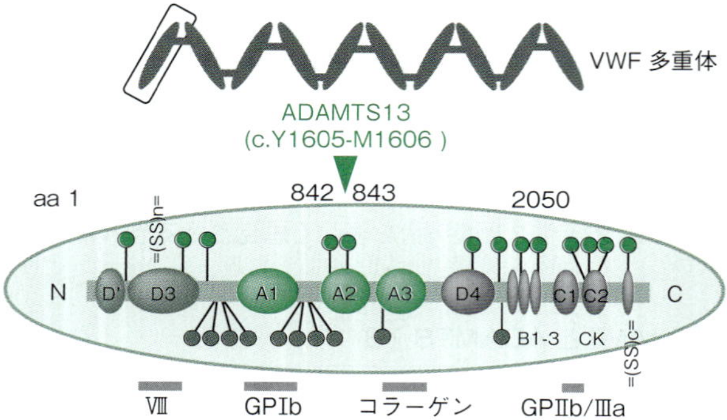

図 1 VWF の構造と機能

成熟 VWF サブユニットは 2,050 のアミノ酸残基から成り，分子量は 250 kDa である．それぞれのサブユニット上には N 末端から，凝固Ⅷ因子，血小板膜 GPⅠb，コラーゲン，そして血小板 GPⅡb/Ⅲa に結合する機能ドメインが局在している．これらのサブユニットは N 末端間，そして C 末端間で，お互いにジスルフィド結合し，特有な多重体構造を示す．サブユニット分子内には 10 個の O(Ser/Thr)結合型糖鎖が，また 13 個の N(Asp)結合型糖鎖があり，後者には ABO 結合型糖鎖が含まれている．ADAMTS 13 はサブユニットの p.Y 842 -M 843(cDNA 表記で c.Y 1605 -M 1606)結合を切断する．
(筆者作成)

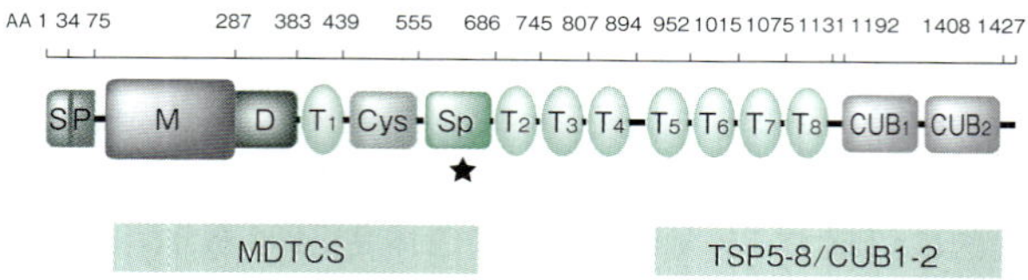

図 2 ADAMTS 13 の構造と機能

ADAMTS 13 はアミノ酸 1,427 残基から成る一本鎖の糖蛋白質で，分子量は 190 kDa である．分子は N 末端にシグナルペプチド(S)とプロペプチド(P)があるが，血中に放出される酵素は，メタロプロテアーゼ(M)，ジスインテグリン様(D)，システインリッチ(Cys)，スペーサー(Sp)，そしてトロンボスポンジンタイプ 1(TSP 1)モチーフ 1～8 $T_{1\sim8}$ などの多彩なドメイン構造から成り立っている．MDTCS は *in vitro* で酵素活性発現に必須のドメイン構造で，$T_{5\sim8}$／$CUB_{1,2}$ は VWF サブユニットへの結合部位である．星印(★)は後天性 TTP 患者に発生する ADAMTS 13 活性中和抗体(インヒビター)の結合部位である．
(文献 14 より引用)

血管内皮細胞，腎臓のポドサイト，さらに脳神経細胞のアストロサイトやグリア細胞にもその存在が示されている．

2 血栓性血小板減少性紫斑病(TTP)

2017 年以降，「TTP は ADAMTS 13 活性 10 %以下で診断される」という統一診断基準が，国際的に認証され，その診断はきわめて簡潔となった[4,5]．TTP は大きく *ADAMTS 13* 遺伝子異常に基づく先天性 TTP と ADAMTS 13 インヒビター(活性中和抗体)の産生による後天性 TTP の 2 種類がある．

1924 年に Moschcowitz[6]が最初に報告した症例は 16 歳の女性で，原因不明の高熱と血小板減少があり，約 1 週間の経過後に多臓器不全で死亡した．剖検にて肺を除く全身の末消細動脈に硝子(ヒアリン)膜血栓を認め，これを原因不明の hyaline membrane thrombosis として報告した．以後，類似例の報告が積み重ねられ，1966 年に Amorosi と Ultmann[7]はこのような疾患を，微小血管症性溶血性貧血，血小板減少，腎機能障害，動揺性精神神経障害，発熱の 5 徴候(pentad)を主徴とする TTP と命名した．この TTP の病態が後述の ADAMTS 13 発見によって説明できるようになった 2001 年以前に，以下の 3 つの重要な発見があった．① Moake ら(1982 年)[8]：慢性再発性 TTP の寛解期には血中に ULVWFM が出現する，② Asada ら(1985 年)[9]：硝子膜血栓の組成はおもに VWF と血小板である，③ Rock ら(1991 年)[10]：TTP 患者は血漿輸注よりも血漿交換療法にて劇的に回復する．

VWF は，「凝固Ⅷ因子の安定化」と「傷害血管壁で血小板血栓形成時の分子糊」の 2 つの重要な機能をもつが，血中に放出された直後に ADAMTS 13 にて分解を受け低分子化し，血漿 VWF の分子量は 500 kDa～15,000 kDa と多岐にわたる．Furlan らは 1996 年に VWF マルチマー解析を応

トピックス

用したVWF切断酵素(ADAMTS 13)活性測定法を確立した[11]．これ以降，「TTPはVWF切断酵素（ADAMTS 13）活性著減のため，未分解のULVWFMが血中に蓄積し，末梢細血管で生じる高ずり応力下に血小板が過凝集し，この微小血小板血栓にて末梢細血管が閉塞する」という病態が明らかにされた．また同酵素に対するIgG型活性中和抗体(インヒビター)の存在も判明した．

2005年にKokameらがVWF 73と呼ばれるADAMTS 13による切断部位を含むVWF-A 2ドメイン内の73アミノ酸残基から成る合成基質を用い，蛍光法によるFRETS-VWF 73測定法を確立した[12]．本法は現在ADAMTS 13活性測定のゴールドスタンダード法として位置づけられている．一方，Katoら[13]はVWF-A 2内のADAMTS 13での切断端アミノ酸残基Tyr 842(cDNA表記でc.Tyr 1605)を特異的に認識するマウスモノクローナル抗体N 10の作製に成功し，これを用いたADAMTS 13-act-ELISAを開発した．わが国で生まれたこの2つのADAMTS 13活性測定法は，現在，世界中で使用されている．また後者のADAMTS 13-act-ELISAは2018年4月にわが国で保険収載された．

1．先天性TTP(USS)

先天性TTPは別名Upshaw-Schulman症候群(Upshaw-Schulman syndrome；USS)と呼ばれ，*ADAMTS 13*遺伝子異常に基づく先天性の同酵素活性欠損症で，きわめてまれな疾患である[14]．1960年にSchulmanら[15]，また1978年にUpshaw[16]によって，USSは「新生児期に交換輸血を必要とするCoombs試験陰性の重症溶血性黄疸があり，その後も小児期に反復性血小板減少を認めるが，これらの症状がFFPの輸注により劇的に改善する原因不明の血液疾患」と特徴づけられた．以来，「新生児期に交換輸血を必要とするCoombs試験陰性の重症溶血性黄疸と血小板減少」はUSSの極印(hallmark)とみなされるようになったが，その原因は長く不明であった．一方，症状反復性から，Moake ら[8]は 1982 年に「慢性再発性 TTP (chronic relapsing TTP；CR-TTP)」という病名を用い始めたが，この病名は TTP が先天性と後天性に起こるという事実を曖昧にしてしまった．しかし，彼らは寛解期の 4 名の患者血中に ULVWFM が出現するとの重要な発見を行った．1997 年 Furlan ら[17]は 4 例の自験 CR-TTP 患者では VWF 切断酵素(ADAMTS 13)活性が著減していることを発見した．しかし後方視的にはうち 2 例は兄弟例で先天性であったが，残り 2 例は異なった時期の血漿では共に活性が上昇していたことから，明らかに後天性 TTP であった．Kinoshita ら[18]は 2001 年にわが国の USS 3 家系の VWF 切断酵素活性を測定し，患者は VWF マルチマー解析法でいずれも＜3 %の検出限界以下に低下していること，また患者の両親は概ね正常の約半分(50 %)に低下しているが，無症状であることを報告し，「USS は常染色体劣性遺伝形式を示す疾患で，先天性 TTP の概念に相当する」ことを報告した．この約半年後，Levy ら[19]によって家族性 TTP 患者家族のポジショナルクローニングによって VWF 切断酵素が ADAMTS 13 であることが示され，USS の診断名が復活することになった．

USS は常染色体劣性遺伝を示し，両親が血縁の場合，2 つのアレルについて，*ADAMTS 13* 遺伝子の「ホモ接合体変異」が，また非血縁の場合は 2 つのアレルに異なった変異をもつ「複合ヘテロ接合体変異」がみられる場合が多い．一方，患者の両親の ADAMTS 13 活性は約 50 %で，通常，無症状の保因者となる．わが国の TTP 患者登録とそのコホート研究を行っている奈良県立医科大学輸血部では，2018 年末で 64 名の USS 患者を同定している．

トピックス

1)診　断

USS の診断は，ADAMTS 13 活性が 10 %以下に低下していること，またベセスダ法で同インヒビターが陰性（< 0.5 U/mL）であることの確認がまず必要である．確定診断には*ADAMTS 13*の遺伝子解析が必須である．また，USSは先天性TTPの同義語であるが，後天性TTPに比べると，その臨床症状ははるかに軽度とされ，本症が発見されにくい原因となっている[16]．とくにTTP前駆症状と考えられている血小板減少症の発現は，年齢層によって，それぞれ大きな特徴がある[14]．

新生児期：わが国の患者の自然史をみると，患者の35 %が，「新生児期に原因不明の重症黄疸があり，交換輸血で救命された」とのhallmarkを示していた．この重症黄疸の子宮内発症は皆無で，しばしばこれがみられるCoombs試験陽性の母子間RhD血液型不適合とは対照的である[20]．最近，この機序が解明された[21]．すなわち，分娩後，肺呼吸の開始により，高酸素血が大動脈から肺動脈に流入するが，この刺激によって動脈管は瞬時に痙攣収縮し機能的狭窄となる．この時，動脈管内では高いずり応力が発生する．USSはADAMTS 13活性を欠損するために，高いずり応力下に，一挙にVWF依存性血小板凝集が生じ，血小板減少を伴った重症溶血性黄疸が出現する．この時点で，通常交換輸血が行われるが，動脈管はこの後48時間以内に器質変化を伴って完全閉塞するので，以後は新たな誘因がない限り再発はない．

小児期：さまざまな急性感染症に罹患する年代で，感染によるサイトカイン刺激などにより血管内皮細胞からのVWF放出が促され，血小板凝集から血小板減少となる．急性感染が治ると，これに並行して症状も軽快するので，典型的なTTP症状に進展することは少ない．

成人期：とくに女性の妊娠が問題である．胎盤形成時，胎盤絨毛表面は合胞体性トロホブラスト（栄養膜）で覆われる．この細胞は血管内皮細胞由来で，VWFの存在が確認されている．ここから胎児VWFが絨毛管腔に分泌されると，これが母体血中のVWFに相加される．これにて，妊娠経過とともに母体血中のVWF量は急激に増大し，妊娠末期には400％にまで達する[22]．この状況でADAMTS 13活性を欠くUSS妊婦では一挙にTTP発作を起こす．

老年期：男女共に60歳以上になると，血中VWF量は20歳代に比べて約150％に増加するので，USS患者では軽微な誘因でTTPを発症しやすいと考えられる[23]．この時期に血小板減少を指摘されるのは圧倒的に男性が多い．

2）治　療

治療は現在，FFPによるADAMTS 13補充療法が主である．USS患者の約半数は診断確定後，ADAMTS 13の補充療法として約2週間に1回の頻度で定期的に予防的FFP輸注（5～10 mL/kg体重）を受けている．FFP投与でのADAMTS 13活性の生体内半減期は2.8±0.6日である[14]．懸念されるADAMTS 13インヒビター発生は欧州の一例報告を除いて見当たらないが，約5％の症例にIgG型非中和抗体が検出されるので，今後も定期的にこれらの動向を見守る必要がある．2017年には遺伝子組換え（recombinant；r）ADAMTS 13製剤のグローバルPhase I治験報告がなされ，半減期は2.61日と報告され，ほぼ血漿由来のものと同等であった[24]．本製剤の速やかな臨床への導入が期待されている．

2．後天性TTP

TTPは，古典的には前記のpentadをもって診断されていたが，今日の判断では，この基準を満たす患者数はきわめて少ない．実際，TTPの発生頻度は人口100万人当たり4.7人という数字が過去に出されているが，この数字はADAMTS 13が発見される以前のもので，今日ではこれよりもはるかに多いと推定されている．

TTP患者の90％以上は後天性で，ADAMTS 13に対

トピックス

する自己抗体の出現により，ADAMTS 13 活性が著減して起こる．したがって，本症は原発性に生じるものと，膠原病などに併発する二次性のものに分けられる[7]．ともに IgG 型の ADAMTS 13 活性中和抗体(インヒビター)の発生によるものがほとんどであるが，まれに IgA 型抗体や活性非中和抗体の IgM 型もある．また，後天性 TTP はまれにチエノピリジン誘導体系(パナルジンなど)の薬物を使用している時にも発生する[25]．二次性 TTP については膠原病のなかで，とくに全身性エリテマトーデス(systemic lupus erythematosus；SLE)に合併するものが多い[26]．

1) 診　断

診断にあたって，とくに古典的 pentad の精神神経症状に固執していると，よくみられる心臓や腸管膜の微小血管内血栓による心障害(トロポニン上昇)や虚血性腹部痛を，他疾患と見誤る可能性がある．したがって，原因不詳の血小板減少と貧血があり，凝固スクリーニング検査が概ね正常であれば，播種性血管内凝固症候群(disseminated intravascular coagulation；DIC)よりも，むしろ血栓性微小血管症(thrombotic microagiopathy；TMA)を疑う[4,5]．TMA は元来，微小血管症性溶血性貧血，消耗性血小板減少症，そして血栓による臓器機能障害，の3徴候から成る病理学的診断名で，これには TTP や志賀毒素関連 HUS，補体関連 HUS(一般には aHUS と記載)のほか，移植や膠原病などに合併する二次性 TMA なども含まれる．このため，鑑別診断にも ADAMTS 13 活性と同インヒビター測定が必須となる．前記のように，ADAMTS 13 活性が 10％以下で，ベセスダ法で同インヒビターが陽性(＞1.0 U/mL)であれば後天性 TTP と確定診断される．

わが国では 2018 年 4 月に ADAMTS 13 活性と同インヒビターの測定が保険収載されたので，一般臨床病院から検査センターへの測定依頼が可能であるが，結果を得るのに

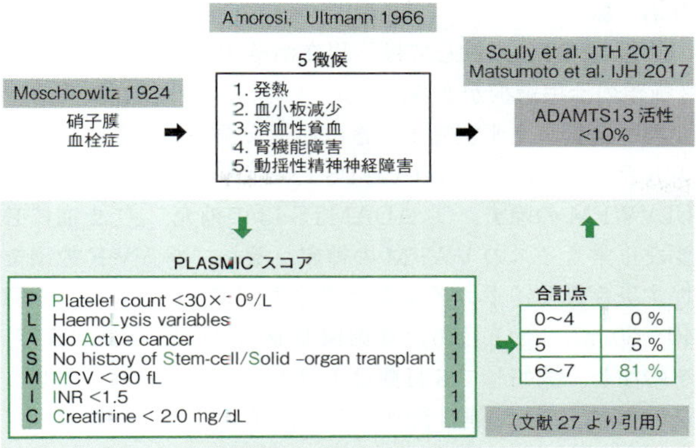

図 3 ATTP 診断の今昔と PLASMIC スコア

Moschcowitz の硝子膜血栓症,そして Amorosi と Ultmann の 古典的 pentad の時代を経て,「TTP は ADAMTS 13 活性が 10 %以下で診断される」時代になった(本文参照).しかし TTP は重篤例が多く,血漿交換を含めた迅速治療が必要である.このため,最近推奨されているのはルーチン検査のみで後天性 TTP を仮診断する PLASMIC スコア[27]である.これは血小板数,溶血指標,担癌の否定,移植関連の否定,MCV,INR,そしてクレアチニンの 7 項目について,各項目が 1 点で,合計 6~7 点であれば ADAMTS 13 活性著減の後天性 TTP である確率は 81 %と高いとされている. (文献 27 より作成)

3~4 日必要とされる.後天性 TTP は重篤例が多く,治療には血漿交換の迅速導入が必要であるため,ルーチン検査のみで後天性 TTP を仮診断するには,最近報告された PLASMIC スコアを用いるのが便利である[27].これは血小板数,溶血指標,胆癌の否定,移植関連の否定,平均赤血球容積(mean corpuscular volume;MCV),国際標準化比(international normalized ratio;INR),そしてクレアチニンの 7 項目について,各項目が 1 点で,合計 6~7 点であれば ADAMTS 13 活性著減の後天性 TTP である確率は 81 %と高いとされている(**図 3**).

2)治 療

後天性TTPに対しては，現在治験中のものも含めて，3種類の治療選択がある．

第一選択：まず実施すべきは血漿交換療法である．そのエビデンスは，①ADAMTS 13インヒビター除去，②ULVWFMの除去，③ADAMTS 13の補充，④止血に必要な正常サイズのVWFMの補充，そして⑤VWF放出を促す炎症性サイトカインなどの除去，で説明される．1回40〜60 mL/kg(1日あたり循環血液〔血漿〕量の1〜1.5容)を輸注し，開始して3日間は1日あたり循環血液〔血漿〕量の1.5容/回で連日行う．さらにインヒビターの産生を抑制する目的でステロイドパルス療法もしくはプレドニゾロン(初期量1 mg/kg，最大60 mg)が併用される場合が多い．英国ガイドライン[28)]では血小板数が50,000/μL以上に回復した時点で低用量のアスピリン内服の開始が推奨されている．しかしアスピリンはVWF依存性高ずり応力惹起血小板凝集に対する阻害効果は乏しい．

第二選択：血漿交換に対して治療抵抗性のものは難治性TTPと呼ばれる．このような症例に対しては，多くは保険適用外であるが，

①シクロスポリン経口療法
　[処方例]ネオーラルカプセル6 mg/kg 分3(保険適用外)，
②シクロホスファミド経口療法
　[処方例]エンドキサン錠 (50 mg) 2錠分2(保険適用外)，
③ビンクリスチン(VCR)注初回1〜2 mg静注．1週間後1 mg追加静注(保険適用外)，
④リツキシマブ注 1回375 mg/m^2，1週1回，点滴静注，4〜8回(保険適用外)(後述)，
⑤摘脾

などがある．

難治性TTPの一表現型として，血漿交換後にIgG型のADAMTS 13インヒビター力価が急上昇（inhibitor boost-

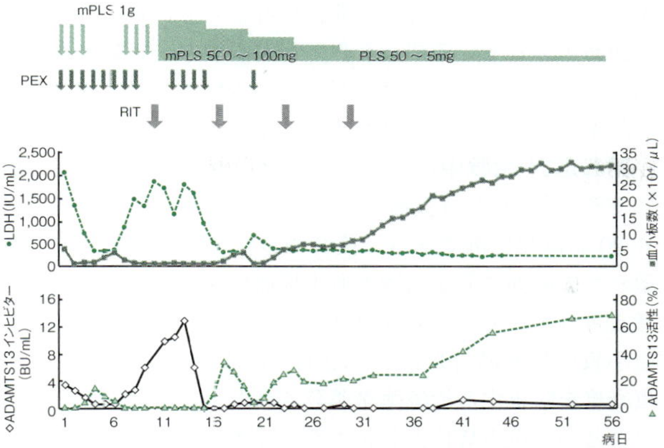

図 4　Inhibitor boosting のみられた難治性 TTP の治療

後天性 TTP の 50 歳代後半男性（体重 63 kg）患者で，入院当日は血小板数 5.4×10^4/μL，ADAMTS 13 活性 0.5 %以下，そして ADAMTS 13 インヒビターは 3.4 BU/mL であった．ただちに血漿交換（PEX）とメチルプレドニゾロン（mPLS）によるパルス療法の併用を開始した．2 日目の血小板数は 0.8×10^4/μL とさらに低下したが，6 日目には 4.3 × 10^4/μL にいったん上昇し，その後再び急激に低下した．10 日目には ADAMTS 13 インヒビターが 6 BU/mL に上昇しているのが確認され，PEX とステロイド治療を続行しながらリツキサン（RIT）投与を開始した．13 日目には ADAMTS 13 インヒビターは最大 12.9 BU/mL まで上昇したが，以後は急激に低下し，15 日目には 0.5 BU/mL 以下と陰性化した．完全寛解は PEX 計 13 回で，入院 36 日目に達成され，56 日目に退院した．以後の再発は認めていない．（文献 29 より改変）

ing）するものがある[29]．自験例では後天性 TTP の 42 %がこの型を示した．この inhibitor boosting が確認されると，通常の血漿交換やステロイドパルス療法の併用もほとんど効果がなくなる．このような場合には抗 CD 20 キメラ抗体であるリツキシマブを投与して B リンパ球を枯渇し，インヒビター（IgG）産生を抑制しつつ，血漿交換を併用することにより，優れた治療結果が期待できることが示されている（図 4）．欧米では TTP 患者に比較的早期からリツキシマブを投与した群では非投与群よりも再発が少ないことが報告されている[30]．なお，わが国でもインヒビター症例に対するリツキシマブの医師主導治験は終了しているので，本剤の保険適用認可が待たれる．

第三選択(治験中)：後天性 TTP に対しては，上記治療にてその約 80 %は救命できる時代になったが，依然，残り 20 %は死亡例である．後者の多くは急性増悪期に，急激かつ広範囲に微小血管内血小板血栓が形成されるためと考えられている．これを防止するために，近年，VWF と血小板の初期結合反応(VWF-GPIb 結合)を阻害し，血小板凝集を防止する治療薬が開発された．これはカプラシズマブという抗 VWF-A 1 ドメイン抗体で，南米ラマで作製した単鎖抗体(ナノボディ)を遺伝子組換えにて，二量体としたものである．TTP の急性期治療にきわめて有効と期待されている．ごく最近 TTP 患者に対する PhaseⅢ治験(HERCULES) 成績が示された[31]．これによると，カプラシズマブは血漿交換前に 10 mg を経静脈投与し，以後は血漿交換を併用しながら，連日 30 日間皮下投与されている．145 例(投与例 72 例 vs プラシボ 73 例)に対する治療成績の平均値比較はそれぞれ以下のようであった．TTP 関連死数 0 例 vs 3 例，治療中の病状再燃 3 例 vs 28 例，血漿交換の実施日数 5.8 日 vs 9.4 日，血漿交換量 21.3 L vs 35.9 L，入院日数 9.9 日 vs 14.4 日，一方，副作用としての皮下出血は 65 % vs 48 %であった．

3 TTP 患者への血小板輸血のリスク

TTP では通常，血小板数は 10,000/μL 以下と顕著に減少しており，視診でも広範囲の皮下出血斑などが目立つ．しかし，これらはおもに「浅在性出血」で，出血死はまれである．一方，微小血管内血小板血栓は「深部性血栓」が多く，ときに脳梗塞や心筋梗塞などの致死的な臓器機能障害を起こす．ゆえに TTP 初診時には血中のトロポニン濃度測定が必須である．以上より，TTP の治療前には，生命危機のある活動性出血がみられる場合を除いて，「予防的血小板輸血は禁忌と考えるべき」である[32, 33]．やむなく血小板輸血を実施せざるを得ない場合も，その後，ただちに血漿交換ができる準備をしておくことが肝要である．

藤村吉博
(日本赤十字社近畿ブロック血液センター)

● References

1) Fujimura Y, Titani K : Structure and function of von Willebrand factor. Haemostasis and Thrombosis. In : de Bloom AL editor. London : Churchill Livingstone ; 1994 .p. 379-395
2) Zheng X, Chung D, Takayama TK et al : Structure of von Willebrand factor-cleaving protease (ADAMTS 13), a metaloprotease involved in thrombotic thrombocyteopenic purpura. *J Biol Chem* **276** : 41059 - 41063 , 2001
3) Uemura M, Tatsumi K, Matsumoto M et al : Localization of ADAMTS 13 to the stellate cells of human liver. *Blood* **106** : 922-924 , 2005
4) Scully M, Cataland S, Coppo P et al : Consensus on the standardization of terminology in thrombotic thrombocytopenic purpura and related thrombotic microangiopathies. *J Thromb Haemost* **15** : 312 - 322 , 2017
5) Matsumoto M, Fujimura Y, Wada H et al : Diagnostic and treatment guidelines for thrombotic thrombovytopenic purpura (TTP) 2017 in Japan. *Int J Hematol* **106** : 3-15 , 2017
6) Moschcowitz E : Hyaline thrombosis of terminal arterioles and capillaries : a hitherto undescribed disease. *Proc N Y Pathol Soc* **24** : 21-24, 1924
7) Amorosi EL, Ultmann JE : Thrombotic thrombocytopenic purpura: report of 16 cases and review of the literature. *Medicine* **45** : 139-160 , 1966
8) Moake JL, Rudy CK, Troll JH et al : Unusually large plasma factor VIII:von Willebrand factor multimers in chronic relapsing thrombotic thrombocytopenic purpura. *N Engl J Med* **307** : 1432-1435 , 1982
9) Asada Y, Sumiyoshi A, Hayashi T et al : Immunohistochemistry of vascular lesion in thrombotic thrombocytopenic purpura, with special reference to factor VIII related antigen. *Thromb Res* **38** : 469-479 , 1985
10) Rock GA, Shumak KH, Buskard NA et al : Comparison of plasma exchange with plasma infusion in the treatment of thrombotic thrombocytopenic purpura. Canadian Apheresis Study Group. *N Engl J Med* **325** : 393-397 , 1991
11) Furlan M, Robles, Lämmle B : Partial purification and characterization of a protease from human plasma cleaving von Willebrand factor to fragments produced by in vivo proteolysis. *Blood* **87** : 4223-4234 , 1996
12) Kokame K, Nobe Y, Kokubo Y et al : FRETS-VWF 73 , a first fluologen-

トピックス

ic sunbstrate for ADAMTS 13 assay. *Br J Haematol* **129** : 93-100, 2005
13) Kato S, Matsumoto M, Matsuyama T et al : Novel monoclonal antibody-based enzyme iimmunoassay for determining plasma levels of ADAMTS 13 activity. *Transfusion* **46** : 1444-1452, 2006
14) Fujimura Y, Kokame K, Yagi H et al : Hereditary deficiency of ADAMTS 13 activity: Upshaw-Schulman syndrome. ADAMTS 13 Biology and Disease. In de : Rodgers GM editor. Berlin : Springer ; 2015. p. 73-90
15) Schulman I, Pierce M, Lukens A et al : Studies on thrombopoiesis. I. A factor in normal human plasma required for platelet production; chronic thrombocytopenia due to its deficiency. *Blood* **16** : 943-957, 1960
16) Upshaw JD Jr : Congenital deficiency of a factor in normal plasma that reverses microangiopathic hemolysis and thrombocytopenia. *N Engl J Med* **298** : 1350-1352, 1978
17) Furlan M, Robles R, Solenthaler M et al : Deficient activity of von Willebrand factor-cleaving protease in chronic relapsing thrombotic thrombocytopenic purpura. *Blood* **89** : 3097-3103, 1997
18) Kinoshita S, Yoshioka A, Park YD et al : Upshaw-Schulman syndrome revisited: a concept of congenital thrombotic thrombocytopenic purpura. *Int J Hematol* **74** : 101-108, 2001
19) Levy GG, Nichols JL, Lian EC et al : Mutations in a member of the ADAMTS gene family cause thrombotic thrombocytopenic purpura. *Nature* **413** : 488-494, 2001
20) Tanabe S, Yagi H, Kimura T, et al : Two newborn-onset patients of Upshaw-Schulman syndrome with distinct subsequent clinical courses. *Int J Hematol* **96** : 789-797, 2012
21) Fujimura Y, Lämmle B, Tanabe S et al : Severe hemolytic jaundice with thrombocytopenia at birth in congenital TTP is caused by physiological constriction of ductus arteriosus. ISTH 2019 (abs)
22) Yoshida Y, Matsumoto M, Yagi H et al : Severe reduction of free-form ADAMTS 13, unbound to von Willebrand factor, in plasma of patients with HELLP syndrome. *Blood Adv* **1** : 1628-1631, 2017
23) Gill JC, Endres-Brooks J, Bauer PJ et al : The effect of ABO blood group on the diagnosis of von Willebrand disease. *Blood* **69** : 1169-1165, 1987
24) Scully M, Knöbl P, Kentouche K et al : Recombinant ADAMTS-13: first-in-human pharmacokinetics and safety in congenital thrombotic thrombocytopenic purpura. *Blood* **130** : 2055-2063, 2017
25) Bennett CL, Kim B, Zakarija A et al : Two mechanistic pathways for thienopyridine-associated thrombotic thrombocyteopenic purpura: a report from the SERF-TTP Research Group and the RADAR projects. *J Am Coll Cardiol* **50** : 1138-1143, 2007
26) Matsuyama T, Kuwana M, Matsumoto M et al : Heterogeneous pathogenic processes of thrombotic microangiopatgies in patients with connective tissue diseases. *Thromb Haemost* **102** : 371-378, 2009
27) Bendapudi PK, Hurwitz S, Fry A et al : Derivation and external validation of the PLASMIC score for rapid assessment of adults with thrombotic microangioopathies: a cohort study. *Lancet Haematol* **4** : e 157-e 164, 2017
28) Scully M, Hunt BJ, Benjamin S et al : Guidelines on the diagnosis and management of thrombotic thrombocyteopenic purpura and other thrombotic microangiopathies. *Br J Haematol* **158** : 323-335, 2012
29) Isonishi A, Bennett CL, Plaimauer B et al : Poor responder to plasma

exchange therapy in acquired thrombotic thrombocytopenic purpura is associated with ADAMTS 13 inhibitor boosting: visualization of an ADAMTS 13 inhibitor complex and its proteolytic clearance from plasma. *Transfusion* **55**：2321–2330，2015
30）Scully M, McDonald V, Cavenagh J et al：A phase 2 study of the safety and efficacy of rituximab with plasma exchange in acute acquired thrombotic thrombocytopenic purpura. *Blood* **118**：1746–1753，2011
31）Scully M, Cataland SR, Peyvandi F et al：Caplacizumab treatment for Acquired Thrombotic Thrombocyteopenic Purpura. *N Engl J Med* **380**：335–346, 2019
32）Goel R, Ness PM, Takemoto CM et al：Platelet transfusions in platelet consumptive disorders are associated with arterial thrombosis and in-hospital mortality. *Blood* **125**：1470–1476，2015
33）Yoshii Y, Fujimura Y, Bennett CL et al. Implementation of a rapid assay of ADAMTS 13 activity was associated with improved 30-day survival rate in patients with acquired primary thrombotic thrombocytopenic purpura who received platelet transfusions. *Transfusion* **57**：2045–2053，2017

トピックス

特発性肺線維症（IPF）

はじめに

特発性肺線維症（idiopathic pulmonary fibrosis；IPF）は原因不明の特発性間質性肺炎のなかで最も頻度が高く，慢性かつ進行性の経過をたどり，次第に不可逆的な肺の線維化が進行して蜂巣肺が形成され，診断から平均3〜5年で死に至るとされる予後不良の疾患である[1,2]．最新のものとしては，2015年に米国胸部学会（American Thoracic Society；ATS）/ 欧州呼吸器学会（European Respiratory Society；ERS）/ 日本呼吸器学会（Japanese Respiratory Society；JRS）/ ラテンアメリカ胸部学会（Latin American Thoracic Association；ALAT）の国際的ガイドライン[3]，2017年にわが国のガイドライン[4]が刊行されており，これらのガイドラインにおいて，IPFの慢性期に対する薬物療法としてはピルフェニドンもしくはニンテダニブのいずれかの抗線維化薬が弱く推奨されている．IPFの慢性期に対する抗凝固療法については，わが国のガイドラインには言及がないが，国際的ガイドラインにおいては，行わないことを強く推奨している．

今日，IPFの慢性期に対する抗凝固療法の有効性については否定的な見解が一般的である．一方で，IPFの急性増悪期には抗凝固療法の有用性を示す報告もある．本稿では，IPFの病態と凝固異常の関与について述べ，過去のIPFに対する抗凝固療法に関する報告を解説する．

表 1　特発性肺線維症の薬物療法のガイドラインによる位置づけ

	2015 年 国際的ガイドライン	2017 年 本邦ガイドライン
「行う」ことを強く推奨	候補なし	候補なし
「行う」ことを弱く推奨	ピルフェニドン ニンテダニブ 制酸薬	ピルフェニドン ニンテダニブ
「行わない」ことを弱く推奨	マシテンタン ボセンタン シルデナフィル N-アセチルシステイン	N-アセチルシステイン吸入 ピルフェニドン＋N-アセチルシステイン吸入
「行わない」ことを強く推奨	ワルファリン ステロイド ＋アザチオプリン ＋N-アセチルシステイン アンブリセンタン イマチニブ	ステロイド単独 ステロイド＋免疫抑制薬
将来的に評価を要する	IPF による肺高血圧に対する治療	ピルフェニドン ＋ニンテダニブ
記載なし	N-アセチルシステイン吸入 ステロイドなど	ワルファリン 制酸薬など

（文献 3，4 より作成）

1　IPF の病態と抗凝固療法のターゲット

1．IPF の病態

IPF の病態は肺胞隔壁を主座とする炎症と線維化であり，線維化をきたす機序は肺胞上皮細胞の損傷に起因すると考えられている．そして，肺胞上皮細胞の修復に至る過程において，線維芽細胞，血管内皮細胞，上皮細胞，炎症細胞の活性化と，それらから産生される各種のサイトカイン，凝固線溶因子，酸化ストレスなどによって線維化が引き起こされる．

そのなかでも，肺血管内皮細胞の傷害やそれらによる凝固・線溶因子異常に起因した線維化の機序が近年注目されている．機能障害をきたした血管内皮細胞では，エンドセリン(endothelin；ET)-1やアンジオテンシン-2やプラスミノゲンアクチベーターインヒビターⅠ(plasminogen activator inhibitor-Ⅰ；PAI-Ⅰ)の産生が亢進しており，これらはいずれも肺の線維化とかかわっていることが示されている[5-7]．血管内皮増殖因子(vascular endothelial growth factor；VEGF)は血管透過性や血管形成に関与し，肺胞構造と機能を維持するために毛細血管内皮細胞のアポトーシスを抑制するのに寄与していると考えられているが，VEGFの作用を阻害することによって肺胞上皮のアポトーシスを速め，蜂巣肺形成や肺機能悪化を促進させる可能性が示唆されている[8,9]．

実際にIPF症例における検討では，凝固促進活性の亢進，抗線溶活性の低下によるフィブリン沈着が線維芽細胞の粘着・増殖に重要な役割を果たすことが報告されており，その機序として，正常肺では認められない組織因子(tissue factor；TF)がⅡ型肺胞上皮細胞に発現していることから，Ⅱ型肺胞上皮によるTF産生が関与すると報告されている[10]．

2. IPFと血栓症

IPFにおいては血栓性疾患，とくに深部静脈血栓症(deep vein thrombosis；DVT)や急性冠症候群のリスクが高いことが大規模疫学研究で報告されている．この原因としては，DVTにおいては，先に述べた分子レベルでの凝固カスケードの異常に加え，運動耐容能の低下に起因していると考えられている．IPFフォローアップ中における血栓症の相対危険度は，急性冠症候群ではオッズ比(OR)＝3.14(95％CI：2.02～4.87)，DVTではOR＝3.39(95％CI：1.57～7.28)と報告されており，いずれも高い発症リスクを有する[11]．またIPF症例での移植肺においては，27％の症例で肺塞栓が認められたという報告もある[12]．さらにIPF急性増悪の剖検肺においても，3例のうち1例で肺の毛細血管床に凝血塊の沈着を認めたという報告もあり，これらは下肢静脈血栓症や肺塞栓が一部の IPF の病勢へ関与している可能性を示唆している[13]．以上のように IPF においては，肺局所の凝固異常に加え，全身での血栓形成傾向も認められるため，治療のターゲットとして注目を浴びている．

2 IPF に対する抗凝固療法のエビデンス

1．ワルファリン(WF)

ここまで IPF の病態と凝固異常のかかわりを分子レベルで述べてきたが，実際に IPF に対して抗凝固療法を検討した報告はあまり多くない．まず以下に IPF に対してワルファリン(warfarin；WF)の効果を検討した報告を解説する．

2005 年，Kubo らは IPF に対する抗凝固療法の有効性を初めての報告した[13]．進行性の悪化を示した IPF の患者 56 人に，抗凝固療法非併用群(ステロイド単独投与群)とステロイド＋抗凝固療法群を比較した前向き試験である．この試験では，抗凝固療法併用群は外来安定時には WF を併用し，呼吸不全で入院した場合(IPF 急性増悪を含む)には抗凝固療法として低分子ヘパリン(low molecular weight heparin；LMWH)(ダルテパリン；75 IU/kg/ 日)点滴静注への切り替えを行っている．結果は，抗凝固療法併用群において有意に生存率の改善(p=0.049)(**図1**)を示し，3 年後の生存率はそれぞれ抗凝固療法非併用群 35 % vs 抗凝固療法併用群 63 %で，ハザード比(HR)＝2.9(95 % CI：1.0～8.0，p ＝ 0.04)であった．そして，急性増悪時に LMWH 使用群(抗凝固療法併用群)での死亡率は 18 %と LMWH 未使用群の 71 %に対し有意に良好であった(p＝0.008)．さらに急性増悪での死亡例では生存例より有意に血中 D-dimer が高値(3.3＋/－2.3 μg/mL vs 0.9＋/－0.7 μg/mL，p ＜ 0.0001)であった．ただ，この試験では

トピックス

抗凝固療法群は外来ではWF，入院ではLMWHを使用してるため，生存率の改善にWF単独投与が寄与したかどうかは明らかではない．また，両群ともにステロイドが使用されており，ステロイドの抗炎症効果との相乗効果である可能性も否定できない．

この報告をうけ，米国のIPF networkによりIPFに対するWF単独の効果を検証する前向きのプラセボ対照無作為化二重盲検試験(ACE-IPF試験)が行われており，2012年に中間解析結果が報告された[14]．IPFに対し，プラセボ(placebo；P)群とWF群を1：1の割合で投与し，主要評価項目としては48週までの死亡あるいは入院，あるいは努力肺活量(forced vital capacity；FVC)の10％以上の低下までの期間という複合評価項目が設定された．この試験では，％FVCの平均が59％，一酸化炭素肺拡散能力(diffusing capacity of the lung for carbon monoxide；DLco)が34％と比較的重症群を対象としている．しかしながら，当初256例組み入れ予定であったが145例(WF

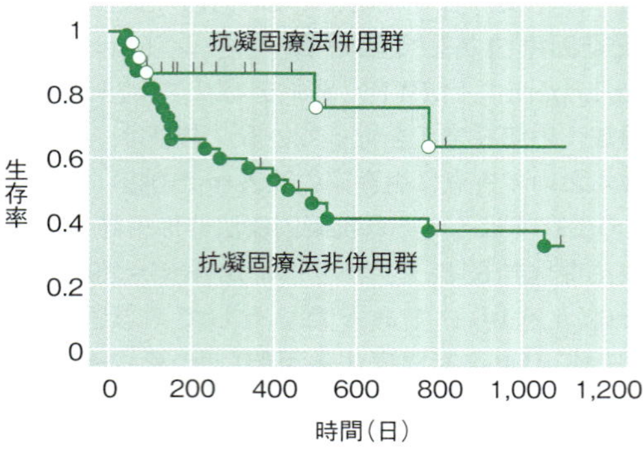

図1　IPFに対する抗凝固療法の効果

(文献13より引用)

薬理作用
分類
病態と治療
処方の実際
トピックス
Q&A

群 72 例，P 群 73 例）が組み入れられたところで，死亡数は WF 群で 14 例，P 群 3 例（$p=0.005$）（**図 2**）と有意に WF 群で死亡率が上昇する結果となり，効果安全性委員会の勧告により試験は中止された．死亡原因としては，WF 使用群で急性増悪や疾患進行による死亡例が多かった．重篤な出血合併症は両群で有意差を認めていないと報告されているが，肺胞出血による急性増悪の可能性は否定できていないと考えられる．

以上の結果から，IPF の慢性期には WF 単独での治療は推奨されず，逆に死亡率を上昇させる可能性があることが示唆された．

2. ヘパリン

In vitro の研究ではあるが，ヘパリンはトランスフォーミング増殖因子（transforming growth factor；TGF）-β，ET-1 や線維芽細胞増殖因子（fibroblast growth factor；FGF）2 などの肺の線維化を促進させる物質を down

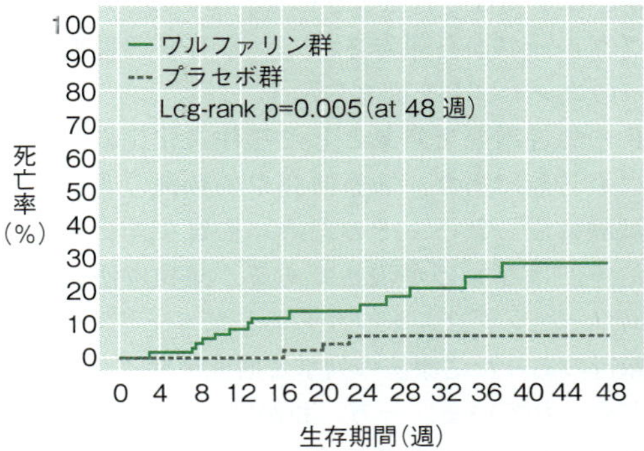

図 2　IPF に対するワルファリン群とプラセボ群の比較

（文献 14 より引用）

regulateさせたと報告されている[15]．ヘパリンはその半減期からIPF慢性安定期に長期投与するうえで使用は限られている．IPF慢性安定期にヘパリンの吸入療法を行った報告はあるが，出血性合併症を含めた安全性は示されたものの，有効性に関しては今後の検討課題とするにとどまる[16]．

3 IPFの急性増悪

「IPFの急性増悪」とは，臨床的にはIPFの経過中に急速な呼吸不全が進行し，画像的には新たに両側にびまん性の浸潤陰影が出現し，病理学的にはIPFの特徴的所見である通常型間質性肺炎(usual interstitial pneumonia；UIP)所見に加え，急性呼吸促拍症候群(acute respiratory distress syndrome；ARDS)の特徴的所見であるびまん性肺胞障害(diffuse alveolar damage；DAD)所見のオーバーラップが認められる病態であり，わが国で提唱されてきた概念である[2,17,18]．IPFの予後に大きく関与しており，わが国の疫学的調査報告[19]によると，全死因の第一位で40％を占める．近年，国際的な大規模試験などにおいても，この病態は重要視されるようになっている[20]．国際的ワーキンググループから報告されているIPF急性増悪の診断フローのコンセプトを図3に示す．

IPFの急性増悪を対象とした無作為化比較試験は，国際的にも皆無であり，観察研究や少数例の非ランダム化比較試験に限られる．そのため，良質なエビデンスを有する治療法はないのが現状である．薬物療法について，国際的ワーキンググループからのレビュー[21]では，過去に論文報告のあった治療法の列挙と研究デザインの紹介のみにとどめられている．一方，わが国のガイドライン[2]はそれぞれのクリニカルクエスチョンに対してGRADEシステムに基づいて記載されている(表2)．

わが国においては，高用量のステロイドを主軸に，施設ごとの経験に基づいて治療法が選択されているのが実情と思われる．ステロイドはパルス療法（メチルプレドニゾロン 1,000 mg/日の 3 日間点滴静注）を病状の安定が得られるまで 1 週間間隔で 1〜4 クールが用いられることが多い．ステロイドは，さらに漸減しながら継続している施設が多い．また，免疫抑制薬としてシクロホスファミド 500 mg/日の

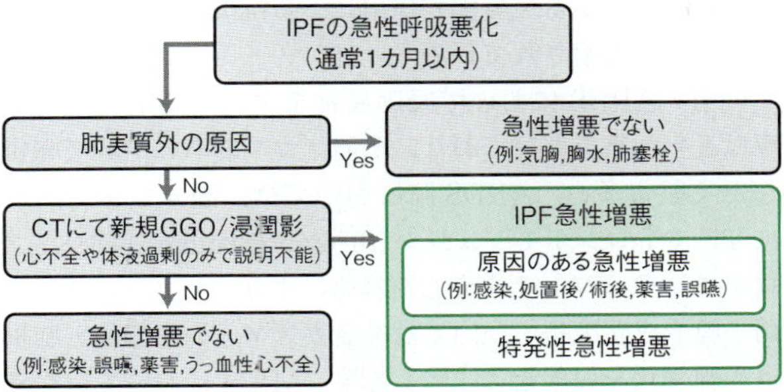

図 3　IPF 急性増悪の診断フロー

（文献 21 より引用）

表 2　2017 年わが国のガイドラインにおける IPF 急性増悪の治療

クリニカルクエスチョン	推 奨	推奨の強さ	エビデンスの質※
パルス療法を含めたステロイド療法を行うべきか	行う	弱い	D
免疫抑制薬を投与すべきか	行う	弱い	C
好中球エラスターゼ阻害薬を投与すべきか	行なわない	弱い	D
ポリミキシン B カラムによる血液直接灌流法を行うべきか	行なわない	弱い	C
遺伝子組換えトロンボモジュリンを投与すべきか	行なわない	弱い	C

※エビデンスの質 C：低（low），D：非常に低（very low）

（文献 2 より作成）

点滴静注やシクロスポリン，タクロリムスなどのカルシニューリン阻害薬も用いられている[22]．その他，本来は，エンドトキシンショックに用いるポリミキシンBカラムによる血液灌流法を併用されることもある[23]．アジスロマイシンを併用することにより，併用しない場合と比較して生命予後改善効果が得られた，という後ろ向きコホート研究があり，これは抗菌活性ではなく，マクロライド特有の非抗菌効果である免疫調整作用による抗炎症効果が関与している，と考察されている[24]．

一方，ARDSにおいて凝固異常をターゲットとした治療は近年注目を浴びており，そのメカニズムについて報告した文献も多い．ARDS肺においては，**図4**に示すようにTFやトロンボモジュリン(thrombomodulin；TM)，プロテインC，PAI-Iを介した経路によりフィブリン沈着〜硝子膜形成が生じ，ひいては炎症カスケードを修飾し肺損傷や線維化を引き起こす[25]．実際，ARDSにおいては血液中，気管支肺胞洗浄液(bronchoalveolar lavage fluid；BALF)中のTM濃度が上昇しているという報告も認められる[26]．

IPF急性増悪に対する抗凝固療法は上記のように分子レベルでは有効性を期待できる治療法ではあるが，実際にその有効性を検討した報告は非常に少ない．先に示したKuboらの報告によると，急性増悪時に対するLMWH使用群での死亡率は18％とLMWH未使用群の71％に対し有意に良好であり($p=0.008$)，さらに急性増悪時に上昇していた血中D-dimerレベルがLMWHの投与を行うことにより低下することが示された[13]．また渡辺らは，IPF急性増悪を含む急速に進行する間質性肺炎に対してLMWHの効果を検討している[27]．3カ月生存率は，LMWH投与群で64％，LMWH非投与群で33％($p=0.3698$)と有意差はないものの投与群で良好な傾向があり，また全生存期間においてはLMWH投与群で有意な生存期間の延長を認めている($p = 0.0389$).

また，2008 年にわが国で DIC に対して製造承認された rTM は活性化プロテイン C(activated protein C；APC)を介した間接的な抗凝固活性と抗炎症作用に加え，細胞傷害を引き起こす high mobility group box-1 protein (HMGB 1)を中和することによる抗炎症作用を併せもつ治療薬として注目を浴びている[28]．実際，エンドトキシンによるマウスの肺損傷モデルにおいて，rTM 投与は肺への白血球の集簇を低下させ，肺血管内皮障害を減少させるとの報告も認められる[29]．rTM 投与により敗血症に伴う呼吸障害と生存率が改善した，との報告もある[30]．750 症例の DIC 合併が疑われる敗血症症例を対象として rTM の安全性と有効性を検討する国際共同第Ⅱb 相の RCT が行わ

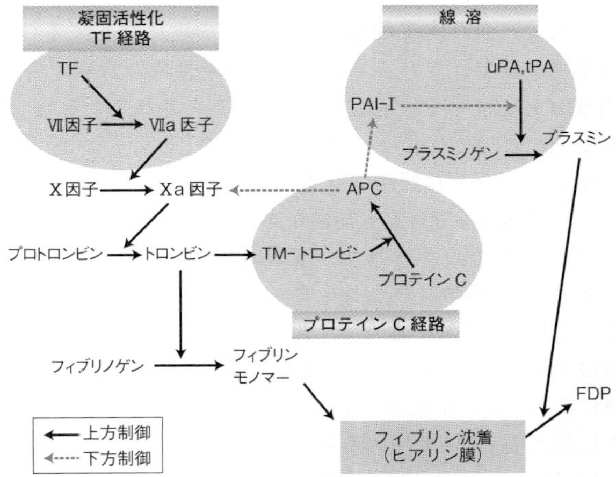

図 4 ALI/ARDS で想定される凝固線溶系異常と治療のターゲット
TF：組織因子，TM：トロンボモジュリン，APC：活性化プロテイン C，PAI-I：プラスミノゲンアクチベーターインヒビターⅠ，FDP：フィブリンならびにフィブリノゲン分解産物 (文献 25 より改変)

トピックス

れ[31]，プラセボに対して有意な有効性は証明されなかったが，このスクリーニングトライアルの結果をうけて，「凝固異常を伴う重症敗血症」患者800例を対象として本剤の有効性と安全性を検証することを目的とした無作為化，二重盲検，プラセボ対照の国際共同第Ⅲ相のRCT(通称SCARLET試験)が行われた[32]．対象は凝固異常を伴う重症敗血症であり，わが国のDIC基準とは異なる基準でエントリーされた．主要評価項目の「28日後の死亡率」について対照群とのあいだで統計学的な有意差は認められなかった．

IPFの安定期と急性増悪時，および急性肺障害(acute lung injury；ALI)の血清バイオマーカーを比較検討した成績によれば，IPFの急性増悪時では血清中のシアル化糖鎖抗原(KL-6)や肺サーファクタント蛋白質D(surfactant protein D；SP-D)，TM，PAI-Iなどが増加し，Ⅱ型肺胞上皮細胞障害と増殖，肺血管内皮障害，凝固系異常が認められる[33]．また，IPF急性増悪症例の病理組織学的な検討によれば，血管内皮細胞障害により内皮に存在するTMの発現が減少している．また，急性増悪時のBALF中のHMGB1は徐々に上昇していることも示されている[34]．以上から，rTMの投与によって，APCを介した経路とHMGB1を介した経路の双方からIPF急性増悪に対してその効果が期待できる可能性がある．

筆者らは2009年8月から臨床研究としての同意取得のうえでDIC基準にかかわらず，IPF急性増悪症例に対してrTMを使用してきた[35]．遡って2007年～2011年に自施設で経験したIPF急性増悪の連続症例のうち，除外基準に抵触しない症例を対象として，診断時の臨床パラメータに加えてrTM使用の有無が3カ月生存に関係するのかを検討した．対象40例の背景は男性36例で平均値は年齢73歳，P_aO_2/F_IO_2比226，APACHE-Ⅱスコア9.0，CRP 5.6 mg/dL，KL-6 1,255 U/mL，呼吸数26回/分であった．薬物療法は全例にステロイドパルス療法とシクロスポリン

表 3 3 カ月死亡率に関する多変量解析

変 数	ハザード比	95% CI	*p* 値
呼吸数(回 / 分)	1.086	0.947~1.245	0.236
CRP(mg/dL)	1.175	0.997~1.385	0.054
rTM 併用あり	0.219	0.049~0.978	0.047

rTM：遺伝子組換えトロンボモジュリン

(文献 35 より引用改変)

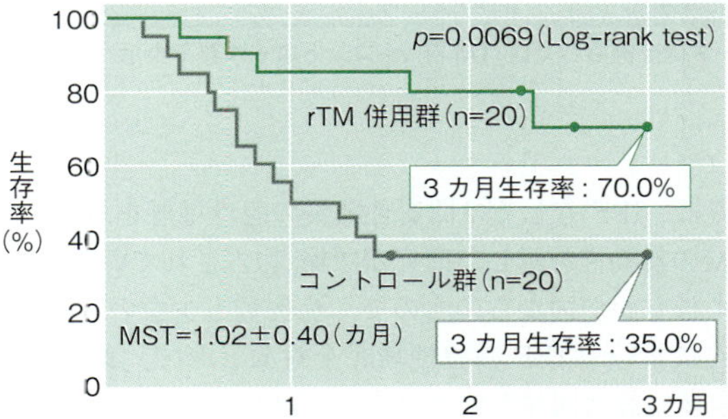

図 5 IPF 急性増悪の診断後からの生存曲線

(文献 34 より引用)

が用いられ，ファーストラインの呼吸管理としては全例に対して非侵襲的陽圧換気(non-invasive positive pressure ventilation；NPPV)が用いられた．抗凝固療法については前半 20 例の「コントロール群」では LMWH の持続注射(75,000 IU/kg/ 日)が使用され，後半 20 例の「rTM 併用群」では rTM 380 U/kg を 1 日 1 回，6 日間投与後，LMWH にスイッチされた．3カ月生存に影響を及ぼすパラメータを，多変量解析を用いて抽出すると，「rTM 併用あり」が独立した 3 カ月死亡率を低下させる要素であった(**表 3**)．**図 5** に rTM 併用群とコントロール群の生存曲線を示す．現在

トピックス

表 4　間質性肺炎の急性増悪に対する遺伝子組換えトロンボモ

著者	Kataoka[35]	Tsushima[36]	Issiki[37]
対象	IPF のみ	IPF のみ	IPF のみ
研究デザイン	後ろ向き コホート	後ろ向き コホート	後ろ向き コホート
症例数	20 vs 20	11 vs 6	16 vs 25
P_aO_2/F_IO_2	226	126	258
平均年齢	73	75	72
3 カ月生存	70% vs 35%	28 日生存 65%	69% vs 40%
実施国	日本	日本	日本

データは全例もしくは rTM 群 vs コントロール群で表示.

までに，IPF もしくは間質性肺炎の急性増悪を対象とした rTMの有効性を示した研究が数編, 報告されているが(**表4**), いずれもわが国からのもので，症例数も少ない[36-41]．現在, 国内において IPF の急性増悪を対象として，第Ⅲ相の前向き多施設共同並行群間プラセボ対照無作為化比較試験の症例集積が完了し，解析中である．近い将来に結果が公表されることになっている[42]．

まとめ

IPF の病態や分子レベルのメカニズムからは抗凝固療法の効果が期待できるものの，臨床試験の結果からは慢性安定期の使用については，WF の有効性は否定され，推奨されない治療と結論づけられている．一方，急性増悪に対しては，小規模な報告によると rTM の有効性が示されているが，第Ⅲ相の前向き無作為化比較試験が行われており，その結果が待ち望まれる状況である．

近藤康博／片岡健介
(公立陶生病院呼吸器・アレルギー疾患内科)

ジュリンの既報研究

	Abe[38]	Hayakawa[39]	Sakamoto[40]	Arai[41]
	IPF と NSIP	IPF のみ	IPF のみ	特発性間質性肺炎
	前向き比較	後ろ向きコホート	後ろ向きコホート	後ろ向き＋前向き集積
	11 vs 11	13 vs 10	45 vs 35	39 vs 61
	198 vs 234	183 vs 168	257	161 vs 195
	73 vs 69	70 vs 73	75	74
	90% vs 36%	85% vs 40%	67% vs 37%	67% vs 48%
	日本	日本	日本	日本

（文献 35～41 より改変）

● References

1）Raghu G, Remy-Jardin M, Myers JL et al：Diagnosis of Idiopathic Pulmonary Fibrosis. An Official ATS/ERS/JRS/ALAT Clinical Practice Guideline. *Am J Respir Crit Care Med* **198**：e 44-e 68, 2018
2）日本呼吸器学会びまん性肺疾患診断・治療ガイドライン作成委員会 編：特発性間質性肺炎診断と治療の手引き改訂第 3 版．東京，南江堂，2016
3）Raghu G, Rochwerg B, Zhang Y et al：An Official ATS/ERS/JRS/ALAT Clinical Practice Guideline: Treatment of Idiopathic Pulmonary Fibrosis. An Update of the 2011 Clinical Practice Guideline. *Am J Respir Crit Care Med* **192**：e3-19, 2015
4）厚生労働科学研究費補助金難治性疾患政策研究事業「びまん性肺疾患に関する調査研究」班特発性肺線維症の治療ガイドライン作成委員会 編：特発性肺線維症の治療ガイドライン 2017．東京，南江堂，2017
5）Park SH, Saleh D, Giaid A et al：Increased endothelin-1 in bleomycin-induced pulmonary fibrosis and the effect of an endothelin receptor antagonist. *Am J Respir Crit Care Med* **156**：600-608, 1997
6）Otsuka M, Takahashi H, Shuratori M et al：Reduction of bleomycin induced lung fibrosis by candesartan cilexetil, an angiotensin II type 1 receptor antagonist. *Thorax* **59**：31-38, 2004
7）Senoo T, Hattori N, Tanimoto T et al：Suppression of plasminogen activator inhibitor-1 by RNA interference attenuates pulmonary fibrosis. *Thorax* **65**：334-340, 2010
8）Papaioannou AI, Kostikas K, Kollia K et al：Clinical implication for vascular endothelial growth factor in the lung：friend or foe？*Respir Res* **7**：128, 2006
9）桑野和善，皆川俊介，荒屋　潤：分子病態から見た肺線維症．日内会誌 **98**：1134-1139, 2009
10）Kotani I, Sato A, Hayakawa H et al：Increased procoagulant and antifibrinolytic activities in the lungs with idiopathic pulmonary fibrosis. *Thromb Res* **77**：493-504, 1995

11) Hubbard RB, Smith C, Le Jeune I et al：The association between idiopathic pulmonary fibrosis and vascular disease. *Am J Respir Crit Care Med* **178**：1257-1261, 2008
12) Nathan SD, Barnett SD, Urban BA et al：Pulmonary embolism in idiopathic pulmonary fibrosis transplant recipients. *Chest* **123**：1758-1763, 2003
13) Kubo H, Nakayama K, Yanai M et al：Anticoagulant therapy for idiopathic pulmonary fibrosis. *Chest* **128**：1475-1482, 2005
14) Noth I, Anstrom KJ, Calvert SB et al：A Placebo-Controlled Randomized Trial of Warfarin in Idiopathic Pulmonary Fibrosis. *Am J Respir Crit Care Med* **186**：88-95, 2012
15) Yard BA, Chonanopoulos E, Herr D et al：Regulation of endothelin-1 and transforming growth factor-β1 production in cultured proximal tubular cells by alubumin and heparin sulphate glycosaminoglycans. *Nephrol Dial Transplant* **16**：1769-1775, 2001
16) Markart P, Nass R, Ruppert C et al：Safety and tolerability of inhaled heparin in idiopathic pulmonary fibrosis. *J Aerosol Med Plu Drug Deliv* **23**：161-172, 2010
17) 吉村邦彦, 中谷龍王, 中森祥隆ほか：特発性間質性肺炎の急性増悪に関する臨床的検討ならびに考察. 日胸疾会誌 **22**：1012-1020, 1984
18) Kondoh Y, Taniguchi H, Kawabata Y et al：Acute exacerbation in idiopathic pulmonary fibrosis. Analysis of clinical and pathologic findings in three cases. *Chest* **103**：1808-1903, 1993
19) Natsuizaka M, Chiba H, Kuronuma K et al：Epidemiologic survey of Japanese patients with idiopathic pulmonary fibrosis and investigation of ethnic differences. *Am J Respir Crit Care Med* **190**：773-779, 2014
20) Collard HR, Moore BB, Flaherty KR et al：Acute exacerbations of idiopathic pulmonary fibrosis. *Am J Respir Crit Care Med* **176**：636-643, 2007
21) Collard HR, Ryerson CJ, Corte TJ et al：Acute Exacerbation of Idiopathic Pulmonary Fibrosis. An International Working Group Report. *Am J Respir Crit Care Med* **194**：265-275, 2016
22) Sakamoto S, Homma S, Miyamoto A et al：Cyclosporin A in the treatment of acute exacerbation of idiopathic pulmonary fibrosis. *Intern Med* **49**：109-115, 2010
23) Abe S, Azuma A, Mukae H et al：Polymyxin B-immobilized fiber column (PMX) treatment for idiopathic pulmonary fibrosis with acute exacerbation: a multicenter retrospective analysis. *Intern Med* **51**：1487-1491, 2012
24) Kawamura K, Ichikado K, Yasuda Y et al：Azithromycin for idiopathic acute exacerbation of idiopathic pulmonary fibrosis: a retrospective single-center study. *BMC Pulm Med* **17**：94, 2017
25) Ware LB, Bastarache JA, Wang L：Coagulation and fibrinolysis in human acute lung injur-New therapeutic target ? *Keio J Med* **53**：142-149, 2005
26) Ware LB, Fang X, Matthay MA：Protein C and thrombomodulin in human acute lung injury. *Am J Physiol Lung Cell Mol Physiol* **285**：L 514-L 521, 2003
27) 渡辺憲弥, 田島俊児, 田中淳一ほか：急速に進行する間質性肺炎に対する抗凝固療法併用の有効性についての検討. 日呼吸会誌 **49**：407-412, 2011
28) Yamakawa K, Fujimi S, Mohri T et al：Tretment effect of recombinant human soluble thrombomodulin in patients with severe sepsis；a historical study. *Critical Care* **15**：R 123, 2011

29) Uchiba M, Okajima K, Murakami K et al：Recombinant thrombomodulin prevents endotoxin-induced lung injury in rats by inhibiting leukocyte activation. *Am J Physiol* **271**：L 470-L 475 , 1996
30) Ogawa Y, Yamakawa K, Ogura H, et al：Recombinant human soluble thrombomodulin improves mortality and respiratory dysfunction in patients with severe sepsis. *J Trauma Acute Care Surg* **72**：1150-1157 , 2012
31) Vincent JL, Ramesh MK, Ernest D et al：A randomized, double-blind, placebo-controlled, Phase 2 b study to evaluate the safety and efficacy of recombinant human soluble thrombomodulin, ART-123 , in patients with sepsis and suspected disseminated intravascular coagulation. *Crit Care Med* **41**：2069-2079 , 2013
32) 旭化成ファーマ株式会社：ART-123 の海外における第 3 相臨床試験結果(速報)について. https://www.asahi-kasei.co.jp/asahi/jp/news/ 2018 / me 180802.html
33) Ebina M, Taniguchi H, Miyasho T et al：Gradual increase of high mobility group protein b 1 in the lungs after the onset of acute exacerbation of idiopathic pulmonary fibrosis. *Pulm Med*：916486 , 2011
34) 谷口博之 , 近藤康博 , 木村智樹ほか：特発性肺線維症の急性増悪に対するリコンビナントトロンボモジュリンの有効性の検討. 厚生労働科学研究費補助金難治性疾患克服研究事業びまん性肺疾患調査研究 , 平成 24 年度研究報告書. 2013 , p 265-268
35) Kataoka K, Taniguchi H, Kondoh Y et al：Recombinant Human Thrombomodulin in Acute Exacerbation of Idiopathic Pulmonary Fibrosis. *Chest* **148**：436-443 , 2015
36) Tsushima K, Yamaguchi K, Kono Y et al：Thrombomodulin for acute exacerbations of idiopathic pulmonary fibrosis: a proof of concept study. *Pulm Pharmacol Ther* **29**：233-240 , 2014
37) Isshiki T, Sakamoto S, Kinoshita A et al：Recombinant human soluble thrombomodulin treatment for acute exacerbation of idiopathic pulmonary fibrosis: a retrospective study. *Respiration* **89**：201-207 , 2015
38) Abe M, Tsushima K, Matsumura T et al：Efficacy of thrombomodulin for acute exacerbation of idiopathic pulmonary fibrosis and nonspecific interstitial pneumonia: a nonrandomized prospective study. *Drug Des Devel Ther* **9**：5755-5562 , 2015
39) Hayakawa S, Matsuzawa Y, Irie T et al：Efficacy of recombinant human soluble thrombomodulin for the treatment of acute exacerbation of idiopathic pulmonary fibrosis: a single arm, non-randomized prospective clinical trial. *Multidiscip Respir Med* **11**：38 , 2016 .
40) Sakamoto S, Shimizu H, Isshiki T et al：Recombinant human soluble thrombomodulin for acute exacerbation of idiopathic pulmonary fibrosis: A historically controlled study. *Respir Investig* **56**：136-143 , 2018
41) Arai T, Kida H, Ogata Y et al：Recombinant thrombomodulin for acute exacerbation in idiopathic interstitial pneumonias. *Respirology* 2019 Mar 5 . doi: 10 . 1111 /resp. 13514 , 2019 [Epub ahead of print]
42) NIH National Library of Medicine：Clinical Study of ART- 123 for the Treatment of Acute Exacerbation of Idiopathic Pulmonary Fibrosis. ClinicalTrials. gov https://clinicaltrials.gov/ct 2 /show/NCT 02739165

妊娠高血圧症候群

はじめに

播種性血管内凝固(disseminated intravascular coagulation；DIC)は，基礎疾患が存在したうえで血小板および凝固因子の減少による消費性凝固障害，そしてこれに引き続く全身の出血徴候，微小血管内の血栓による末梢循環不全，多発性の臓器障害を呈する症候群として定義されてきた[1,2]．

そして国際血栓止血学会(International Society on Thrombosis and Haemostasis；ISTH)は，2001年にDIC病態をフィブリンに関連した産生物(フィブリンならびにフィブリノゲン分解産物〔fibrin and fibrinogen degradation products；FDP〕，D-dimerなど)の生成に引き続く微小血管の炎症反応の異常も含めたものとする考え方を示すようになった．

敗血症ではリポ多糖(lipopolysaccharide；LPS)や炎症性サイトカインにより血管内皮の組織因子(tissue factor；TF)産生が亢進する．血管内皮上に存在する抗血栓因子トロンボモジュリン(thrombomodulin；TM)産生低下とともにプラスミノゲン活性化抑制因子 I (plasminogen activator inhibitor-I；PAI-I)の産生亢進も生じ，末梢血管の微小血栓による臓器障害が惹起，増幅されるようになる(inflammation gone amok：荒れ狂った炎症反応)[3]．

さらに，近年ではDICをフィブリン血栓に基づく病態として位置づけ，血栓性微小血管症(thrombotic micoroangiopathy；TMA)による血小板血栓に基づく病態とはオーバーラップした病態であるが，区別して考えるようになってきている[4].

2018年，わが国の妊娠高血圧症候群の定義・分類は欧米の諸外国の定義・分類との整合性を図る目的で改訂され，高血圧合併妊娠が病型に追加されるとともに，臓器障害を伴う場合は蛋白尿がなくても妊娠高血圧腎症(preeclampsia)と診断されることになった．これに伴い妊娠高血圧症候群の英文名はpregnancy induced hypertension(PIH)からhypertensive disorders of pregnancy(HDP)とされることになった．そしてHDPに伴う臓器障害のひとつとして，血小板減少，血液凝固障害，DICが記載されている．

本稿では，この臓器障害のひとつとして記載されているDICと妊娠高血圧症候群の位置づけを述べるとともに，管理の考え方についても触れる．

1 DICの一般的な病型分類

Inflammation gone amokで示される炎症反応の異常も併発している広範な血管内皮障害を基礎とする典型的なovert DIC病態は，敗血症とほぼ同じ病態と目されるようになっている[5].

日本血栓止血学会学術標準化委員会DIC部会(2009年)[6]では，DICの病型として線溶抑制型(凝固優位型)－線溶均衡型(中間型)－線溶亢進型(線溶優位型)と，分類を行っている．微小血栓による重要臓器の末梢循環の血流障害が惹起されやすい凝固優位型こそ，迅速な治療戦略が求められている．

羊水塞栓などのTFが血管内に侵入する場合，量が少なく流入速度が遅いと血栓症状が前面(凝固優位型)に出ることが多い(慢性DIC)．流入速度が速いと凝固因子の消費と二次線溶の活性化によって出血症状が全面に出る(線溶優位型)．FDP，D-dimerの増加，プラスミン産生量もトロンビン産生量と平行しやすいとされている[7].

トピックス

一方，重症感染症のようなLPSや炎症性サイトカインによるサイトカインストームがあると血管内皮TMの産生低下とPAI-Iの産生亢進によって溶解されにくい微小血栓が形成され臓器障害を併発しやすくなる．線溶活性も抑制されておりD-dimerの増加はトロンビン産生量を反映しておらず，臓器障害が高度であってもD-dimerの上昇がそれほどみられないことがあるといわれている[6]．

2 妊娠高血圧症候群の病因・病態論

妊娠高血圧症候群病態，とくにpreeclampsiaでは，母体の高血圧を端緒として，蛋白尿のほか中枢神経や肝臓，腎臓，肺臓などの多臓器障害に至る一連の病態背景に，血管内皮障害が基礎にあると考えられてきた．血管内皮障害による微小血栓の結果，妊娠高血圧症候群病態ではFDPやD-dimerの上昇[8]や血小板減少がみられやすく，DIC病態と似た検査所見を示す．

また，妊娠高血圧症候群の病態背景にTNFα，IL-6，IL-10の増加などサイトカインの関与[9]，すなわち炎症反応の異常が病態背景にあるという報告も多い．DIC病態でもトロンビンはIL-6などのサイトカイン産生を誘導しプロテアーゼ活性化受容体(protease activated receptors；PARs)-1,3,4を介して向炎症作用に関与していることも知られている．

近年注目されてきた可溶性Fms様チロシンキナーゼsoluble Fms-like tyrosine kinase；sFLT)-1，可溶性エンドグリン(soluble endoglin；sEndoglin)などの血管内の可溶性抗血管新生因子がpreeclampsiaの病態背景にあるという報告[10-12]も，妊娠高血圧症候群の病因が血管内皮機能異常に基づくという病因論に基づいている．

このように妊娠高血圧症候群の病因・病態論において血管内皮機能異常，微小血栓が関連しているということは多くの研究者の一致した意見であるが，ISTHが定義するDIC病態と同一とはいえない．

一方，TMAは微小血管の動脈測における血小板の賦活化によって発症し，結果として高血圧を伴いやすくなると考えられているが，代表的な血栓性血小板減少性紫斑病(thrombotic thrombocytopenic purpura；TTP)や補体関連TMAとして捉えられる非定型溶血性尿毒症症候群(atypical hemolytic uremic syndrome；aHUS)といった病態はDICの発症頻度に比しきわめてまれである[4]．しかしながら妊娠はTMAの原因疾患とされており，また妊娠高血圧症候群と関連の深いHELLP症候群は二次性TMAとして分類されている．

溶血・血小板減少，肝酵素上昇，破砕赤血球を示すHELLP症候群や妊娠高血圧症候群の臓器障害として記載されている血小板減少はTMA病態ととらえてもよい．

妊娠高血圧症候群にはDIC病態があるとされているものの，TMAの病因論からすればDICよりはTMAのほうが妊娠高血圧症候群とその臓器障害の発症病態とよく一致している．

また後述する抗血小板薬である低用量アスピリンのpreeclampsiaに対する予防効果が注目されていることも，preeclampsiaの病因がDICよりもTMAとして考えやすい．歴史的にもHELLP症候群が提唱され，その後わが国を中心として血液凝固因子カスケードの異常からDICの概念が提唱され，最近になってTMA病態が整理されてきたことを考えると，妊娠高血圧症候群における血液凝固異常の病態についても再検討される必要がある．

2018年の妊娠高血圧症候群定義分類に，臓器障害として血小板減少，血液凝固障害，DICが記載された．国際妊娠高血圧学会(International Society for the Study of Hypertension in Pregnancy；ISSHP)の定義・分類が2014年，2018年に報告されているため，これに準拠する形で記載さ

トピックス

れているが，妊娠高血圧症候群における特有の臓器障害として血小板減少はみられるものの，この血小板減少を血液凝固障害やDICの用語で補完して用いられているだけであり，TMA病態については十分に考慮されていない．

3 産科領域のDICと妊娠高血圧症候群

真木ら[13]は，1985年に産婦人科におけるDICの診断基準を示し，あわせて産科DIC治療効果判定基準も示しており，現在も臨床的に広く用いられている（日本産婦人科・新生児血液学会：http://www.jsognh.jp/dic/ ）．①基礎疾患で該当するものを1つだけ選択し，②臨床症状（各病態ごとに1つだけ選択），③検査項目（該当するものすべて，2点以上必要）についてDICスコアを算定する．13点中8点以上の場合，DICとして治療を開始する．このスコアで妊娠高血圧症候群に直接関連する病態は，子癇発作（4点）のみである．妊娠高血圧症候群に関連しやすい基礎疾患として常位胎盤早期剝離（ただし2018年の妊娠高血圧症候群定義分類では臓器障害としては採用されていない）4～5点，臨床症状として急性腎不全（3点または4点），急性呼吸不全程度（1点または4点），心，肝，脳，消化管などに重篤な障害（各4点），出血傾向（4点），その他（各1点）である．わが国の産科DICスコアリングをみると，妊娠高血圧症候群で臓器障害が進行した場合に適応されるものの，臓器障害の併発がそれほど進行していなければ産科DICとはいえない．

一方，海外では，たとえばThachilらは産科領域においてDICの原因となる病態を示している[14]．羊水塞栓，子宮内胎児死亡，HELLP症候群，急性妊娠脂肪肝（acute fatty liver of pregnancy；AFLP），preeclmapsia/eclampsia（米国の診断基準），胎盤早期剝離，前置胎盤，感染性流産，子宮内感染，産後出血として，妊娠高血圧症候群病態と関連した病態が列挙されている．また，Bickは，DICに関連した病態として，fulminant DICのなかに産科疾患：羊水塞栓，胎盤早期剥離，死胎症候群，子癇，流産を挙げている[15]．さらに2015年にもCunninghamらはpreeclampsia，HELLP症候群をDIC病態のひとつとして記載している[16]．

4 DIC診断のタイミング

DICは急速に進行するため，病像の完成を待って診断し，治療を開始していては，手遅れになる可能性がある．このためわが国で初期に策定された厚生省の診断基準(Japanese Ministry for Health and Walfare；JMHW)に比して，救命救急領域の診断基準は，病態の確実な診断よりも治療開始基準といえ，より項目が少なくなっている(**表1**)．

Takemitsu, Wadaら[17]は，厚生省DIC診断基準，ISTH overt DIC診断基準，日本救急医学会(Japanese Association for Acute Medicene；JAAM)急性期DIC診断基準のDICの3つの診断基準の後方視的研究を行った．死亡をエンドポイントとした場合，感度が最も高かったのはJAAM 80.0％で，特異度が高かったのはISTH 71.4%であったと報告している．

また，桜井ら[18]に，産科領域のDIC診断におけるこれらの診断基準について問題点を指摘している．すなわち，JAAMの邦文の急性期DIC診断基準は，産科疾患のデータがないまま産科疾患を基礎疾患として含めているが，英文の急性期DIC診断基準は基礎疾患に産科疾患を含めなかった．厚生省DIC基準は産科疾患が除外されている．ISTHの診断基準は，産科疾患のうち羊水塞栓と常位胎盤早期剥離のみを対象疾患として挙げている．そのうえで，桜井らはHELLP症候群3例，妊娠高血圧症候群4例を含む15例の産科疾患の検討では，ISTHの急性期DIC診断

表1　代表的なDIC診断基準

	ポイント	厚生省診断基準*1 (JMHW)
基礎疾患	1	1ポイント
臨床症状	1	出血傾向
	1	臓器不全
	0	
	−3	
血小板数 (×10³/μL)	0	
	1	＞80, ＜120
	2	＞50, ＜80
	3	＜50
フィブリノゲン関連マーカー		FDP(μg/mL)
	0	
	1	＞10, ＜20
	2	＞20, ＜40
	3	＞40
フィブリノゲン (mg/dL)	1	＞100, ＜150
	2	＜100
PT		PT比
	0	
	1	＞1.25, ＜1.67
	2	＞1.67
アンチトロンビン (%)	0	
	1	
TAT, SF またはFI+2	0	
	1	
DIC診断		7点以上

＊1：除外規定として新生児，産科領域，および劇症肝炎のDICの診
＊2：DICに関連する基礎疾患としての産科疾患(羊水塞栓，胎盤早
＊3：基礎疾患として産科疾患あり．鑑別すべき疾患および病態：血小板
＊4：日本血栓止血学会DIC診断基準2017年版．産科領域，新生児
＊5：SIRS診断基準.
①体温38℃以上または36℃未満，②心拍90/分以上，③呼吸数
または4,000/μL未満，または未熟(band form)白血球＞10％.

	国際血栓止血学会[*2] (ISTH)	日本救急医学会[*3] (JAAM)	日本血栓止血学会 DIC診断基準2017年版[*4] 感染症型
	必須	必須	産科領域は非適応
	—	SIRS[*5] 1 ポイント	肝不全
	—		
			なし
			あり
			120<
	>50, <100	>80, <120, または 30%減少	>80, ≦120 または 24 時間以内に 30% 以上の減少
	<50	<80, または 50%減少	>50, ≦80
			≦50
	FDP, SF, または D-dimer	FDP(μg/mL)	FDP(μg/mL)
			<10
		>10, <25	≧10, <20
	中等度上昇	>25	≧20, <40
	高度上昇		≧40
	<100	—	—
	PT 遅延	PT 比	PT 比
			<1.25
	3 秒延長	>1.2	≧1.25, <1.67
	6 秒延長		≧1.67
			>70
			≦70
			基準範囲上限の 2 倍未満
			基準範囲上限の 2 倍以上
	5 点以上	4 点以上	5 点以上

断基準には適応しない.
期剝離) あり.
減少;血小板破壊の亢進, 抗リン脂質抗体症候群, HELLP 症候群, SLE ほか.
領域は適応しない.

20/分以上または $PaCO_2$ 32 mmHg 未満, ④白血球 12,000/μL 以上

(文献 17 より改変)

トピックス

基準が最も診断率が高かったと報告している．

ところで，Wada らは 2010 年に non-overt DIC の診断基準を示した(p 76 表 3 参照)[19]．613 症例の検討で DIC 症例が 29.5 %，late onset DIC が 7.2 %，非 DIC 症例が 63.3 %であった．入院時に非 DIC であった症例が 1 週間以内に DIC 症例に至った 44 症例(late onset DIC)のうち，特異度として 43 例 97.7 %が non-overt DIC の診断基準に一致していた．感度としては 388 例中 322 例 83.0 %，陽性的中率 39.5 %，陰性的中率 99.7 %，オッズ比 209.8(95 %CI: 85.6～514.4，p<0.001)と報告している．

厚生省の診断基準や ISTH の診断基準は診断の特異度が重視され，急性期 DIC 診断基準は生命予後に重点をおいた早期診断，早期治療開始のための診断基準であり感度が重視された．Non-overt DIC 診断基準は感度と特異度の両者を満たすものと報告している[20]．

日本血栓止血学会は 2017 年に新たに DIC 診断基準 2017 年版を示した(**表 1**)．基本型，造血障害型，感染症型に分類され，アンチトロンビン(antithrombin；AT)やトロンビン－AT 複合体(thrombin antithrombin complex；TAT)などの分子マーカーが採用された．急性期 DIC に関連している感染症型では診断項目としてフィブリノゲンが採用されていない(従前の急性期DICでも採用されていなかった)ことや，産科領域の取り扱いでは正常妊娠でも FDP などの関連マーカーは上昇することから，産科領域の DIC 診断基準としての位置づけはされなかった．

5 妊娠高血圧症候群関連疾患の血液凝固異常

1．子癇

子癇そのものは，MRI 画像所見から脳血管の血管原性浮腫(vasogenic edema)であるとの意見が強くなってきた．脳血管の自動能(autoregulation)によって，一定の血流以上になると一気に血流の増加をきたし脳血管周辺に血管浮腫をもたらすことによって生じる posterior reversible encephalcpathy syndrome (PRES), または reversible posterior leukoencephalopathy syndrome (RPLS)であるといわれるようになった. しかしながら妊娠高血圧腎症重症例では, MRA や 3D-CT 画像から脳血管の攣縮, とくに遅発性の攣縮を示す症例も散見されることもわかってきた[21]. 脳血管においても血管攣縮病態は発症していることになる.

このような病態として子癇を眺めた場合, preeclampisa から子癇(eclampsia)に至る一連の病態として解することができる. Preeclampsia は適切な医療介入が行われなかった場合, 全身重要臓器の多臓器不全を招く場合があり, この意味で子癇病態も一連の preeclampsia/eclampsia syndrome の一病態として捉え, DIC 治療介入症例によっては検討される[22].

2. HELLP 症候群

HELLP 症候群では正常の妊娠の炎症反応, IL-6 や TNF-α といったサイトカインが preeclampsia 病態に比し亢進していると報告されている[23]. 劇症型の DIC が HELLP 症候群で発症している可能性があることも報告されている[24]. このように HELLP 症候群では DIC 病態が存在していると考えられ, 病態把握のための凝固線溶系検査は必要であり, DIC 病態としての治療が検討される[25].

一方, 生検や剖検の結果から HELLP 症候群では TMA の病態にあることも示されている. 活性フォンウィルブランド因子(von Willebrand factor ; VWF)が血小板減少や TMA に関与していて[26]. 厚生省 DIC 診断基準では, 除外項目に挙げられている.

さらに抗リン脂質抗体症候群(anti phospholipid syndrome ; APS)と HELLP 症候群が存在し, 広範な微小

トピックス

血管障害と多臓器不全が進行した病態は，"catastrophic（破局的な）APS" と称されている[27]．HELLP 症候群の症状，徴候があり流産の既往や血栓症，APS，発熱がある場合は CAPS が疑われ，ヘパリン静脈投与による治療的抗凝固療法と高用量ステロイド投与，循環動態が安定していない場合はさらに免疫グロブリンまたは血漿交換の追加が必要とされている．さらに病態が安定しない場合は血栓溶解療法，プロスタサイクリン製剤や全身性エリテマトーデス（systemic lupus erythematosus；SLE）の再燃では免疫抑制薬，高度な血小板減少では aHUS で用いられるリツキシマブなどの追加治療と分娩後 6〜12 週間の抗凝固療法が必要と示されている[28]．

6 DIC の選択薬

Wada らは，2013 年に英国，日本，イタリアの DIC の治療の推奨度を比較し，ISTH としての DIC 治療の推奨レベルを報告した（**表 2**）[29]．これをみると，DIC に対する各治療法は総論として推奨できても，各論的な具体的治療法について強い推奨を示すものはなく，静脈血栓塞栓症（venous thromboembolism；VTE）予防のための低分子ヘパリンのみであった．以下に，記載された詳細[29]（一部追記）を示した．

①血小板輸血（活動性の出血傾向があり $50 \times 10^3/mm^3$ 未満の症例，または出血のリスクが高く $20 \times 10^3/mm^3$ 未満の症例）（low quality）

② FFP（活動性の出血傾向がありプロトロンビン時間（prothrombin time；PT）/ 活性化部分トロンボプラスチン時間（activated partial thromboplastin time；APTT）が正常の 1.5 倍以上遅延またはフィブリノゲン値の減少（150 mg/dL 未満）（low quality），補正のためには大量の血漿投与が必要．初期投与量は 15 mL/kg で完

表 2　DIC に対する治療法と推奨度（ISTH/SSC）

基礎疾患の治療	推奨（moderate quality）
濃厚血小板	推奨（low quality）
FFP（新鮮凍結血漿）	推奨（low quality）
フィブリノゲン	推奨（low quality）
未分画ヘパリン（血栓治療）	推奨（low quality）
未分画ヘパリン（VTE 予防）	推奨（moderate quality）
低分子ヘパリン（血栓治療）	推奨（low quality, 未分画より好ましい）
低分子ヘパリン（VTE 予防）	推奨（high quality）
合成プロテアーゼ阻害薬（メシル酸ガベキセートなど）	推奨度記載なし
AT（アンチトロンビン）	推奨の可能性
rhTM（トロンボモジュリン）	推奨の可能性
抗線溶薬（トラネキサム酸）*	推奨（low quality, 線溶優位型 DIC で適応）

＊：わが国では敗血症のような凝固優位型 DIC で血栓増加のリスクがある患者などには，原則禁忌とされている．産科危機的出血の場合は線溶が亢進しており，止血を優先するために用いられる．

（文献 29 より改変）

全な補正のためには 30 mL/kg が必要とされている．

③フィブリノゲン製剤または cryoprecipitate（活動性の出血があり FFP 投与にもかかわらず高度な低フィブリノゲン血症がある［150 mg/dL 未満］）（low quality）

④ rFⅦa（遺伝子組換え活性型第Ⅶ因子製剤）の大量出血に対する有効性，安全性はわかっていないため，注意深く臨床試験の範疇で用いられるべきである．

⑤ヘパリンの治療量投与は血栓優位型の DIC に考慮される（low quality）．

⑥未分画ヘパリンに比し低分子ヘパリンのほうが推奨される[30]（low quality）．未分画または低分子ヘパリンの予防投与による VTE 予防は，DIC を併発している重症の出血傾向のない患者に推奨される（moderate and high

トピックス

quality). ただし DIC における抗凝固薬の効果を示す直接的な証明はない.

ダナパロイドナトリウムはわが国で用いられている低分子ヘパリンであるが, DIC 治療薬として死亡率が減少したというランダム化比較試験(randomized controlled trial ; RCT)研究報告はみられない. 未分画ヘパリンは AT に結合して, その活性を 1,000 倍以上に増強することで, トロンビンや FXa(活性型第 X 因子), FⅨa(活性型第Ⅸ因子)の作用を抑制するとされている. 一方, 低分子ヘパリンは未分画ヘパリンに比し抗トロンビン作用は弱く FXa を抑制するため出血傾向が少ないといわれてきたが, 半減期が未分画ヘパリンの 45〜60 分ほどから約 2 倍長いため, 同じ単位数の投与を行うと結果的に出血傾向を減弱しない可能性がある.

未分画ヘパリンは APTT を遅延させるため監視できるが, 低分子ヘパリンは APTT を遅延させず, 抗 Xa 活性を測定する必要があるが一般的検査ではない.

⑦合成プロテアーゼ阻害薬であるメシル酸ガベキサートやナファモスタットもわが国で用いられているが, やはり DIC における死亡率の減少や病態改善率が向上したといった RCT の報告はない[31].

抗凝固因子製剤についても有効性を確定するほどの RCT 研究は行われていない. しかしながら抗線溶作用, 抗キニン / カリクレイン作用も知られていて, 抗凝固作用を補助している.

⑧生理的プロテアーゼ阻害薬としての AT や, 遺伝子組換えヒトトロンボモジュリン(recombinant thrombomodulin ; rhTM)の投与は DIC 病態に適応が考慮できる. ヘパリンは AT の作用を増強するが, AT はトロンビンを阻害してフィブリノゲンからフィブリンの生成を阻害して血栓の形成を抑制する.

なお, 欧米では遺伝子組換えヒト活性型プロテイン C

(recombinant human activated protein C；rhAPC)が販売されていたが，DICへの治療効果がみられなかったとして2012年に販売中止となっている．プロテインC(protein C；PC)は血管内皮のトロンビン/TMで活性型プロテインC(APC)となりプロテインS(protein S；PS)を補酵素としてFⅧaやFVaを阻害する．

細胞膜のホスファチジルセリンが細胞膜の外に露出した部分でFⅧaはFⅨaと結合してFX活性化複合体(内因系Xase)が形成されFXを活性化し，FXaを産生させるとされている．これはTFとFⅦa複合体(外因系Xase)よりも50倍の活性を有しているといわれている．また活性化血小板膜ホスファチジルセリンではFXaとFVaが結合してプロトロンビン活性化複合体(prothrombin complex；PTase)が形成され，FXa単独よりも10万倍の活性でトロンビンを産生する[32]．

TMは生体内に存在するAPCを介してトロンビンの産生を抑制し，凝固系の過剰な活性化を抑制する．TMは，過剰なトロンビンに対してのみ作用するため出血傾向の可能性が低くなる可能性がある．

さらに，核内に存在しているhigh mobility group box 1 (HMGB 1) proteinは敗血症の重篤病態で出現することや，炎症性サイトカインを誘導することが知られているが[33]，TMはこのHMGB 1と直接結合して炎症の抑制作用も有している．また，妊娠後期のヒト胎盤にHMGB 1が発現していることも報告されているが[34]，preeclampsia病態でHMGB 1が増加しているという証明はない．今後さらに検討の必要性がある[35]．

sFLT-1発現と胎盤のTM mRNA発現の減少が関連していることや血管内皮増殖因子が絨毛細胞でのTM up-regulartionを誘導することなどから，preeclampsiaの胎盤機能不全にTMが関与しているとの報告がある[36]．rhTMは妊婦に対し禁忌であるためHELLP症候群の分娩後の

DIC 病態に対する治療の試みもある[37,38].

⑨ Preeclampsia, HELLP 症候群の DIC 治療

産科的疾患，そして妊娠高血圧症候群の各病態において，DIC と診断し治療介入する場合，上記のどの薬剤を選択すべきかについては，いまだに十分なエビデンスが示されていないのが現状である．Cochran review でも妊娠および分娩後の DIC 病態に対する治療介入に対する RCT の報告はなかったと述べられている[39].

LMWH 非投与 483 例に対し LMWH 投与 480 例によって preclampsia 発症 が 15％から 9％に（－6.2％，p=0.08），severe preeclampsia 発症が 10％から 5％に（－5.0％，p=0.12），early-onset preeclampsia 発症が 7％から 4％に（－3.3%，p=0.15），severe or early-onset preeclampsia 発症が 12％から 7％に（－4.3％，p=0.17）と発症率の減少傾向はあったものの有意な減少は認めなかったと報告されている[40]．なおこのメタ解析で有意差があったのは胎盤早期剝離で，7％から 3％に（－3.3％，p=0.0491）減少した．

したがって，preeclampsia の発症後の治療として DIC 治療は一般に行われない．しかしながら，8 つの RCT（5 つは反復流産，3 つは早発型の重症を示した preeclampsia）のメタ解析により，LMWH と低用量アスピリン療法の併用によって preeclampsia が有意に減少（RR：0.54，p=0.03，n＝379）したとの報告もある[41].

妊娠高血圧症候群や HELLP 症候群において血小板減少が高度になった場合，妊娠性血小板減少や特発性血小板減少症，TMA 病態との鑑別または併存も必要となる．とくに TMA でも TTP はまれであるものの血小板輸血は禁忌であり，血小板数の減少（とくに 10万/mm^3 未満）の場合は ADAMTS 13 の測定も検討される．

HELLP 症候群についても特定の推奨される DIC 治療はないが，血小板数 5万/mm^3 未満では血小板輸血も考

慮されているがTTP(TTPでは血小板輸血は絶対禁忌)との鑑別を念頭に入れるとともに，妊娠中，周術期，分娩後のいずれの期間であっても降圧目標を設定した厳密で安定的な降圧管理にも留意し，血小板減少状態における脳出血などの脳卒中予防の必要がある．腎障害が目立ち，重篤な経過をたどったHELLP症候群のなかに，TTPや補体関連TMA(aHUS)が隠れている可能性があることにも留意する必要がある．

⑩ Preeclampsia発症予防：低用量アスピリン療法

低用量アスピリンに対するpreeclampsia予防効果について古くから検討されてきた．アスピリン(サリチル酸)は血小板のシクロオキシゲナーゼを不可逆的に抑制するためDIC治療薬というよりは抗血小板薬であり，血小板血栓，動脈血栓の予防薬である．近年，妊娠早期からの開始などによって発症予防効果が報告されている．なお，わが国では出産予定日の12週以内は投与禁忌(遅くとも28週以降禁忌)であるが36週までの投与が行われた．アスピリンを中止しても血小板の産生を待たなくてはならないため，腰椎麻酔で行われることが多い帝王切開時には，術野の出血リスクとともに，腰椎麻酔時の穿刺やその反復操作，術後鎮痛のための非ステロイド性抗炎症薬(nonsteroidal antiinflammatory drugs；NSAIDs)の併用などによって脊髄出血の危険が増加することを十分認識する必要がある．

多施設RCTによる1,620例のASPRE研究では，アスピリンを11～14週開始で36週までの1日150 mg投与することによって，preterm preeclampsiaの発症が非投与群4.3％に比し，投与群では1.6％(RR：0.38，p=0.004)と，母児に有害な事象を発生することなく有意な低下を認めたと報告されている[42]．

16試験による18,097例のメタ解析では，妊娠16週未満からの100 mg/日以上の低用量アスピリン療法によっ

トピックス

て，term(正期産期の) preeclampsia は 0.92(95 %CI：0.70～1.21) と有意な減少はなかったが，preterm preeclampsia は RR 0.62(95 %CI：0.45～087) は有意に減少した．さらに preterm preeclampsia のサブ解析で 16 週未満，100 mg/日以上の投与で 0.33(95 %CI：0.19～0.57) に有意な効果を示し preterm preeclampsia の発症リスクを約 70 % 減少できると結論している[43]．

7 妊娠中の抗凝固療法(米国)

米国では，VTE の予防と産科合併症の防止のため妊娠中の抗凝固療法を推奨している[44]．Lindqvist らの 603 例の報告では，preeclampsia の VTE のオッズ比は 2.9(95% CI：2.1～3.9) で，帝王切開の 3.6(95% CI：3.0～4.3) に比し低いが，多胎妊娠 1.8(95% CI：1.1～3.0)，多産(3 回以上) 2.4(95% CI：1.8～3.1) より高いリスクを示すと報告している[45]．

Paidas らは，血栓素因のない症例の産科的合併症(adverse pregnancy outcome) の再発について報告している[46]．前回 severe preeclmapsia の罹患率は 2 %に比し再発は 26 %，5 パーセンタイル以下の子宮内胎児発育遅延(intrauterine growth retardation；IUGR) は 5 %に比し 16 %の再発であり，20 週以降の胎内死亡，severe preeclampsia, HELLP, 子癇，胎盤早期剝離，IUGR のいずれかの一般的なリスクは 8 %に比し再発症例は 61～85 %にのぼっていた[46]．米国でのコンセンサスは，リスクの高い症例に対して低分子ヘパリンによる抗凝固療法を積極的に勧めている．

ただし，英国で示されている NICE guidance, Hypertension in pregnancy(http://www.nice.org.uk/nicemedia/live/13098/50475/50475.pdf) では，妊娠高血圧症候群病態で低分子ヘパリンの有効性が示されたのは，精度の乏しい RCT の一報告のみ[47] であるとして，薬剤による介入について HDP を防止する目的で，一酸化窒素(NO) ドナー薬，プロゲステロン製剤，利尿薬とともに，低分子ヘパリンは用いないよう示され，欧米の対応に差がみられる．既述しているが低分子ヘパリンは APTT で治療効果を簡易に追跡できないことや未分画ヘパリンに比し約 2 倍ほど長いことが危険要因になっていると考えられる．

8 脊髄麻酔と抗凝固療法

妊娠高血圧症候群病態では上述のように DIC 病態を念頭に入れた治療が分娩前，分娩後に行われる場合がある．その際，抗凝固療法による脊髄出血について一定の配慮が必要になる．

帝王切開麻酔のための腰椎穿刺時の反復穿刺，血清髄液，術後の NSAIDs の併用，無痛分娩などの持続硬膜外麻酔の抜去タイミングが問題になる．

腰椎麻酔のように脊髄腔内に出血したとしても，血液が髄液に拡散して血腫を形成しなければ脊髄神経の圧迫は回避されることも多いが，椎体表面の硬膜下血腫を形成する場合もある．また硬膜外麻酔では穿刺針も太く血腫形成リスクが増強する．脊髄腔周辺の血腫は微小でも脊髄神経の圧迫によって永続的な神経障害を惹起させ得ることを常に念頭に入れておく必要がある．反復穿刺，血性髄液，解熱鎮痛薬の併用ごとに発症リスクの頻度が報告されている（**表 3**）[48]．

また，低分子ヘパリンは出血傾向が未分画ヘパリンに比べて低いとされているが，APTT でモニタリングできないこと，血中半減期が約 2 倍長いことから，やはり出血傾向に留意する投与が必要である．

低分子ヘパリンは，わが国では，術後 24 時間から開始されるが，米国産科婦人科学会（American College of Obstetricians and Gynecologists；ACOG）では，未分画ヘパリンまたは低分子ヘパリンの再開は，経腟分娩後 4〜6

トピックス

表 3　脊髄麻酔時の推定脊髄血腫発生率と危険因子

ヘパリンなし	血性髄液穿刺なし
	血性髄液穿刺
	アスピリン併用
麻酔後ヘパリン抗凝固療法	血性髄液穿刺なし
	血性髄液穿刺
	穿刺 1 時間以上経過後ヘパリン開始
	穿刺 1 時間未満でヘパリン開始
	アスピリン併用

時間，帝王切開術後 6～12 時間としている．術後 6 時間後から開始してよいとされている．また，予防的低分子ヘパリン投与再開は硬膜外チューブ抜去の 2 時間後しておき，治療量の低分子ヘパリン投与時には，12 時間後とすると示されている．さらに，予防的低分子ヘパリンの投与は，脊髄麻酔の 10～12 時間前までに中止し，治療的低分子ヘパリンの投与の際には 24 時間前に中止されることが推奨されている[49]．

まとめ

妊娠高血圧症候群病態は，一般的に定義される DIC とはいえないが，血管内皮障害を基礎としてサイトカインの異常がみられ，微小循環の障害に伴う臓器障害を示す観点から類似した病態といえる．ただし，妊娠高血圧症候群における血小板減少，血液凝固障害，腎障害，肝障害といった臓器障害は TMA による血小板血栓を基盤とした病態であると捉える必要もある．

従来 HELLP 症候群でも予後不良の経過をたどった症例

	脊髄出血の相対危険度	硬膜外麻酔時の推定発生率	腰椎麻酔時の推定発生率
	1	1：220,000	1：320,000
	11.2	1：20,000	1：29,000
	2.54	1：150,000	1：220,000
	3.16	1：70,000	1：100,000
	112	1：2,000	1：2,900
	2.18	1：100,000	1：150,000
	25.2	1：8,700	1：13,000
	26	1：8,500	1：12,000

（文献48より改変）

に妊娠中のTTPや分娩後のaHUSが見過ごされている可能性がある．TMAでもTTPでは血小板輸血が禁忌でありDICとは治療が異なってくるため，妊娠高血圧症候群において血小板減少などのDIC，TMAに関連した病態を認めた場合は，拙速な血小板輸血に臨むのではなく，安定的で厳重な降圧管理によって血管障害による出血病変を抑止したり，適切な輸液と利尿管理によって腎保護に努めるなど，包括的，系統的な治療戦略を事前に策定しておく必要があるといえる．

中本　收
（大阪市立総合医療センター産科）

● References

1）Colman RW，Robboy SJ，Minna JD：Disseminated intravascular coagulation（DIC）：an approach. *Am J Med* **52**：679-689，1972
2）Levi M de Jonge E, van der Poll T, ten Cate H：Disseminated intravascular coagulation. *Thromb Haemost* **82**：695-705，1999
3）Taylor FB Jr, Toh CH, Hoots WK et al：Scientific Subcommittee on Disseminated on Disseminated Intravascular Coagulation（DIC）of the International Society on Thrombosis and Haemostasis（ISTH）：Towards definition, Clinical and laboratory criteria, and a scoring system for disseminated intravascular coagulation. *Thromb Haemost* **86**：1327-1330，2001
4）Wada H, Matsumoto T, Suzuki K et al：Differences and similarities be-

tween disseminated intravascular coagulation and thrombotic microangiopathy. *Thromb J* **16**：14，2001
5）Levi M, Toh CH, Thachil J, Watson HG：Guidelines for the diagnosis and management of disseminated intravascular coagulation. British Committee for Standards in Haematology. *Br J Haematol* **20**：24-33, 2009
6）日本血栓止血学会学術標準化委員会 DIC 部会：科学的根拠に基づいた感染症に伴う DIC 治療のエキスパートコンセンサス．日本血栓止血学会雑誌 **20**：77-113，2009
7）朝倉英策：DIC の分類．*Thrombosis Medicine* **1**：38-44，2011
8）Kobayashi T, Sumimoto K, Tokunaga N et al：Coagulation index to distinguish severe preeclampsia from normal pregnancy. *Semin Thromb Hemost* **28**：495-500，2002
9）Lau SY, Guild SJ, Barrett CJ et al：Tumor necrosis factor-alpha, interleukin-6, and interleukin-10 levels are altered in preeclampsia: a systematic review and meta-analysis. *Am J Reprod Immunol* **70**：412-427, 2013
10）Mutter WP, Karumanchi SA：Molecular mechanisms of preeclampsia. *Microvasc Res* **75**：1-8，2008
11）Ohkuchi A, Hrashima C, Matsubara S et al：Threshold of soluble fms-like tyrosine kinase 1/placental growth factor ratio for the imminent onset of preeclampsia. *Hypertension* **58**：859-866, 2011
12）Myatt L, Clifton RG, Roberts JM et al：Can changes in angiogenic biomarkers between the first and second trimesters of pregnancy predict development of pre-eclampsia in a low-risk nulliparous patient population? *BJOG* **120**：1183-1191，2013
13）真木正博，寺尾俊彦，池ノ上克：産科 DIC スコア．産婦治療 **50**：119-124，1985
14）Thachil J, Toh CH：Disseminated intravascular coagulation in obstetric disorders and its acute hematological management. *Blood Rev* **23**：167-176，2009
15）Bick RL：Disseminated intravascular coagulation: A review of etiology, pathophysiology, diagnosis, and management: guidelines for care. *Clin Appl Thrombosis/Hamostasis* **8**：1-31，2002
16）Cunningham FG, Nelson DB：Disseminated Intravascular Coagulation Syndromes in Obstetrics. *Obstet Gynecol* **126**：999-1011，2015
17）Takemitsu T, Wada H, Hatada T et al：Prospective evaluation of three different diagnostic criteria for disseminated intravascular coagulation. *Thromb Haemost* **105**：40-44，2011
18）桜井康良，内田倫子，愛波淳子，三村文昭：産科 DIC に対する各診断基準（急性期 DIC 診断基準，改訂厚生省 DIC 診断基準，国際血栓止血学会診断基準）シミュレーションによる比較．麻酔 **58**：732-738，2009
19）Wada H, Hatada T, Okamoto K et al：Modified non-overt DIC diagnostic criteria predict the early phase of overt-DIC. *Am J Hematol* **85**：691-694，2010
20）和田英夫，下仮屋雄二：DIC の診断と治療の新展開．*Thrombosis Medicine* **1**：32-37，2011
21）Tsukimori K, Ochi H, Yumoto Y et al：Reversible posterior encephalopathy syndrome followed by MR angiography-documented cerebral vasospasm in preeclampsia-eclampsia: report of 2 cases. *Cerebrovasc Dis* **25**：377-380，2008
22）Erez O：Disseminated intravascular coagulation in pregnancy - Clinical

phenotypes and diagnostic scores. *Thrombosis Res* **151** Suppl. 1 : S 56 -S 60, 2017
23) Abildgaard U, Heimdal K : Pathogenesis of the syndrome of hemolysis, elevated liver enzymes and low platelet count (HELLP): a review. Eur *J Obstet Gynecol Reprod Biol* **166** : 117-123, 2013
24) Catanzarite VA, Seinberg SM, Mosley CA et al : Severe preeclampsia with fulminant and extreme elevation of aspartate aminotransferase and lactate dehydrogenase levels: high risk for maternal death. *Am J Perinatol* **12** : 310-313, 1995
25) Haram K, Mortensen JH, Mastrolia SA, Erez O : Disseminated intravascular coagulation in the HELLP syndrome: how much do we really know? *J Matern Fetal Neonatal Med* **30** : 779-788, 2017
26) Hulstein JJ, van Runnard Heimel PJ, Franx A et al : Acute activation of the endothelium results in increased levels of active von Willebrand factor in hemolysis, elevated liver enzymes and low platelets (HELLP) syndrome. *J Thromb Haemost* **4** : 2569-2575, 2006
27) Koenig M, Roy M, Baccot S et al : Thrombotic microangiopathy with liver, gut, and bone infarction (catastrophic antiphospholipid syndrome) associated with HELLP syndrome. *Clinical Rheumatol* **24** : 166- 168, 2005
28) Hoayek JG, Moussa HN, Rehman HA et al : Catastrophic antiphospholipid syndrome in pregnancy, a diagnosis that should not be missed. *J Matern Fetal Neonatal Med* **29** : 3950-3955, 2016
29) Wada H, Thachi J, Di Nisio M et al : Guidance for diagnosis and treatment of DIC from harmonization of the recommendations from three guidelines. *J Thromb Haemost* 2013 Feb 4 . doi : 10 . 1111 /jth. 12155 . [Epub ahead of print]
30) Sakuragawa N, Hasegawa H, Maki M et al : Clinical evaluation of low-molecular-weight heparin (FR-860) on disseminated intravascular coagulation (DIC)--a multicenter co-operative double-blind trial in comparison with heparin. *Thromb Res* **72** : 475-500, 1993
31) Nishiyama T, Matsukawa T, Hanaoka K : Is protease inhibitor a choice for the treatment of pre- or mild disseminated intravascular coagulation? *Crit Care Med* **28** : 1419-1422, 2000
32) 鈴木宏治, 武谷浩之 凝固線溶系—凝固系の最近の進歩—. *Thrombosis Medicine* **1** : 13 - 20, 2011
33) Andersson U, Wang H, Palmblad K et al : High mobility group 1 protein (HMG- 1) stimulates proinflammatory cytokine synthesis in human monocytes. *J Exp Med* **192** : 565-570, 2000
34) Holmlund U, Wähämaa H, Bachmayer N et al : The novel inflammatory cytokine high mobility group box protein 1 (HMGB 1) is expressed by human term placenta. *Immunology* **122** : 430-437 , 2007
35) Wang B, Koga K, Osuga Y : High mobility group box 1 (HMGB 1) levels in the placenta and in serum in preeclampsia. *Am J Reprod Immunol* **66** : 143-148 , 2011
36) Turner RJ, Bloemenkamp KW, Bruijn JA, Baelde HJ : Loss of Thrombomodulin in Placental Dysfunction in Preeclampsia. *Arterioscler Thromb Vasc Biol* **36** : 728-735, 2016
37) Ikezoe T, Ikenoue N, Uchikawa N et al : Use of recombinant human soluble thrombomodulin in the management of HELLP syndrome complicated by DIC. *Thromb Res* **126** : e 238-240, 2010
38) 中本 收, 田坂玲子, 本久智賀：遺伝子組換えトロンボモジュリン(rTM)

注射薬によって妊娠高血圧腎症重症の分娩後 HELLP 症候群病態の軽快に寄与できた 5 症例． 日産婦誌 **64**：528，2012
39）Martí-Carvajal AJ, Comunián-Carrasco G, Peña-Martí GE：Haematological interventions for treating disseminated intravascular coagulation during pregnancy and postpartum. *Cochrane Database Syst Rev* **3**：CD 008577，2011 doi：10.1002/14651858.CD 008577.pub 2.
40）Rodger MA, Gris JC, de Vries JIP et al：Low-molecular-weight heparin and recurrent placenta-mediated pregnancy complications: a meta-analysis of individual patient data from randomised controlled trials. *Lancet* **388**：2629-2641，2016
41）Roberge S, Demers S, Nicolaides KH et al：Prevention of pre-eclampsia by low-molecular-weight heparin in addition to aspirin: a meta-analysis. *Ultrasound Obstet Gynecol* **47**：548-553，2016
42）Rolnik DL, Wright D, Poon LC et al：Aspirin versus Placebo in Pregnancies at High Risk for Preterm Preeclampsia. *N Engl J Med* **377**：613-622，2017
43）Roberge S, Bujold E, Nicolaides KH：Aspirin for the prevention of preterm and term preeclampsia: systematic review and metaanalysis. *Am J Obstet Gynecol* **218**：287-293，2018
44）Duhl AJ, Paidas MJ, Ural SH et al：Antithrombotic therapy and pregnancy: consensus report and recommendations for prevention and treatment of venous thromboembolism and adverse pregnancy outcomes. *Am J Obstet Gynecol* **197**：457.e1-21，2007
45）Lindqvist P, Dahlbäck B, Marŝál K：Thrombotic risk during pregnancy: a population study. *Obstet Gynecol* **94**：595-599，1999
46）Paidas MJ, Ku DW, Arkel YS：Screening and management of inherited thrombophilias in the setting of adverse pregnancy outcome. *Clin Perinatol* **31**：783-805，2004
47）Mello G, Parretti E, Fatini C et al：Low-molecular-weight heparin lowers the recurrence rate of preeclampsia and restores the physiological vascular changes in angiotensin-coverting enzyme DD women. *Hypertension* **5**：86-91，2005
48）Horlocker TT, Wedel DJ, Benzon H et al：Regional anesthesia in the anticoagulated patient: defining the risks（the second ASRA Consensus Conference on Neuraxial Anesthesia and Anticoagulation）. *Reg Anesth Pain Med* **28**：172-197，2003
49）James A：Practice bulletin no. 123：thromboembolism in pregnancy. *Obstet Gynecol* **118**：718-729，2011

MEMO

トピックス

抗リン脂質抗体症候群(APS)

1　抗リン脂質抗体症候群(APS)とは

抗リン脂質抗体症候群(antiphospholipid syndrome；APS)は，血中に抗リン脂質抗体(antiphospholipid antibody；aPL)と呼ばれる自己抗体が証明され，動脈血栓症，静脈血栓症，そして妊娠合併症をきたす自己免疫疾患である．APSは，明らかな基礎疾患のない原発性APSと，全身性エリテマトーデス(systemic lupus erythematosus；SLE)などの自己免疫疾患に伴う二次性APSに分類される．若年者の血栓症患者や習慣流産患者，血栓症を起こした膠原病患者などにおいてはAPSを疑う必要がある．APSは膠原病診療のみならず日常の一般診療においても遭遇する

表1　抗リン脂質抗体症候群の診断基準

臨床所見の1項目以上が存在し，かつ検査基準のうち1項目以上が存在する時，抗リン脂質抗体症候群とする(注1)．

臨床所見

1．**血栓症**(注2)
画像診断，あるいは組織学的に証明された明らかな血管壁の炎症を伴わない動静脈あるいは小血管の血栓症．
・いかなる組織，臓器でもよい．
・過去の血栓症も診断方法が適切で明らかな他の原因がない場合は臨床所見に含めてよい．
・表層性の静脈血栓は含まない．

2．**妊娠合併症**
a. 妊娠10週以降で，他に原因のない正常形態胎児の死亡，
またはb. 子癇，子癇前症，または胎盤機能不全(注3)による妊娠34週以前の正常形態胎児の早産，
または
c. 3回以上続けての，妊娠10週以前の流産(ただし，母体の解剖学的異常，内分泌学的異常，父母の染色体異常を除く)．

検査基準(注4)

1. 国際血栓止血学会(ISTH)のガイドラインに基づいた測定法で，ループスアンチコアグラント(LA)が12週間以上の間隔をおいて2回以上検出される．↗

頻度の高い疾患である．

APSの動脈血栓症は90％以上が脳血管障害であるが，虚血性心疾患，末梢動脈閉塞による皮膚潰瘍，腸間膜動脈血栓症などもみられる．静脈血栓症としては，下肢深部静脈血栓症や肺血栓塞栓症が多く，網膜中心静脈血栓症，Budd-Chiari症候群，副腎静脈血栓による二次性副腎皮質機能低下症(アジソン病)などもみられる．妊娠合併症としては，妊娠中期から後期の習慣流産，子宮内胎児発育不全，重症妊娠高血圧症候群などが挙げられる．そのほかに，aPL関連の溶血性貧血，血小板減少，神経症状もみられることもある．非常にまれではあるが，急激に多発性動静脈血栓症による多臓器不全に陥り，予後不良な劇症型APS(catastorophic APS；CAPS)という特殊型が存在する．CAPSはTMAの1つの病態と考えられている．

APSの診断基準としては，1998年に札幌で行われた国際抗リン脂質抗体シンポジウムの際にSapporo Criteriaが提唱され，その後2004年にシドニーで行われた同シンポジウムで一部改変されたものが広く使用されている(**表1**)[1]．

2. 標準化されたELISA法において，中等度以上の力価の(>40 GPL or MPL，または>99パーセンタイル)IgG型またはIgM型の抗カルジオリピン抗体(aCL)が12週間以上の間隔をおいて2回以上検出される．
3. 標準化されたELISA法において，中等度以上の力価(>99パーセンタイル)のIgG型またはIgM型の抗β_2-GP I抗体が12週間以上の間隔をおいて2回以上検出される．

注1：臨床症状とaPLの検出の間隔が12週以下または5年以上の時，APSの分類を行うべきではない．

注2：先天性・後天性の血栓素因が共存してもAPSを除外する理由とはならないが，年齢(男性>55歳，女性>65歳)，高血圧症，糖尿病，高LDL血症，低HDL血症，喫煙，若年性心血管障害の家族歴，肥満，ミクロアルブミン尿，腎機能低下，家族性血栓症，経口避妊薬，ネフローゼ症候群，悪性腫瘍，長期臥床，手術などの危険因子の，あり，なし，でサブグループに分類する．

注3：一般的な胎盤機能不全の臨床像とは，①non-stress testにおける無反応など胎児低酸素を示唆する胎児検査異常，②胎児低酸素を示唆するドップラー所見，③乏羊水症，④出産後の体重が10パーセンタイル以下を指す．

注4：I；2つ以上の検査所見が陽性，IIa；LAのみ陽性，IIb；aCLのみ陽性，IIc；抗β_2-GPI抗体のみ陽性の4つのカテゴリーに分類することが望ましい．

(文献1より改変)

トピックス

2 抗リン脂質抗体とその対応抗原

aPLは，リン脂質あるいはリン脂質と蛋白質の複合体に対する自己抗体の総称であり，これまでさまざまなaPLが報告されている．APSの分類基準にも含まれているものが抗カルジオリピン抗体(anticardiolipin antibody；aCL)と抗β_2-グリコプロテインⅠ(β_2-glycoproteinⅠ；β_2-GPⅠ)抗体，リン脂質依存性の凝固時間を延長させるループスアンチコアグラント(lupus anticoagulant；LA)である[1]．さらに，APSの基準には含まれていないが，抗プロトロンビン抗体もLAの存在や血栓症と強い相関があることが明らかとされ，注目されている[2]．

1．抗カルジオリピン抗体(aCL)

aCLは固相酵素抗体法(enzyme linked immunosorbent assay；ELISA)により測定され，当初はリン脂質であるカルジオリピン(CL)が直接の対応抗原と考えられていたが，梅毒などの感染症でみられるaCLとは異なり，CLと結合することによって構造変化したβ_2-GPⅠを認識することが明らかとなった．その結合エピトープはβ_2-GPⅠの分子上に存在し，APSに特異性が高いaCLは「β_2-GPⅠ依存性aCL」といえる．

2．ループスアンチコアグラント(LA)

LAは，「*in vitro*でリン脂質依存性の凝固反応を阻害する免疫グロブリン」と定義される．判定には，①活性化部分トロンボプラスチン時間(activated partical thromboplastin time；APTT)などのリン脂質依存性凝固時間が延長することでスクリーニングし，②健常人血漿と混和(ミキシングテスト)により凝固時間が正常化せず，③リン脂質を加える吸収中和試験で凝固時間が正常化することによりLAの存在が確認されたと考える[3]．LAの対応抗原としては，β_2-GP I やプロトロンビンなどさまざまなものが考えられている．LAの同定には，いくつかの検査を組み合わせて行う必要があり，定量性に欠け，抗凝固療法中の患者では判定が困難であるといった問題点がある．*In vitro* での凝固時間を延長させるLAが，*in vivo* では逆に血栓症と関連するメカニズムは，まだ十分に明らかとはなっていない．

3．抗プロトロンビン抗体

抗プロトロンビン抗体については，酸化プレートに直接プロトロンビンを固相化したELISA法と，ホスファチジルセリン上にプロトロンビンをCa^{2+}存在下に固相化した(ホスファチジルセリン依存性抗プロトロンビン抗体；aPS/PT)ELISA法があり，とくにaPS/PTはAPSの臨床症状やLAの存在とより強い相関があることが示された[2)]．aPS/PTはAPSの新しいマーカーと考えられ，LAの判定が困難な時に補助診断として価値は高いと考えられる[2,4)]．

3 APSの病態

aCLの真の対応抗原であるβ_2-GP I は，おもに肝臓，その他には血管内皮細胞，神経細胞などで産生される糖蛋白である．当初はaCLが，β_2-GP I の本来もっている抗凝固作用を阻害することにより血栓を引き起こすと考えられていたが，APS患者では血漿β_2-GP I 濃度は正常かむしろ上昇しており，先天性β_2-GP I 完全欠損者では血栓傾向は存在しない[5)]．したがって，自己抗体の存在による「二次性β_2-GP I 欠損」がAPSの血栓形成機序であるとは考えにくく，むしろ自己抗体がβ_2-GP I の機能を修飾するという考え方が一般的である．

aPLの血栓原性の説明としては，aPLの凝固線溶系への作用とは別に，最近はaPLによりβ_2-GP I やプロトロン

トピックス

ビンなどのリン脂質結合蛋白を介した，血管内皮細胞，単球，血小板の活性化が注目されている．抗β_2-GPⅠ抗体はβ_2-GPⅠ存在下に血管内皮細胞や単球に結合し，外因系の凝固反応のトリガーである組織因子(tissue factor；TF)のmRNAや蛋白質を誘導することが確かめられているが，抗β_2-GPⅠ抗体による細胞の活性化にはβ_2-GPⅠの存在と，p38-(mitogen-activated protein；MAP)キナーゼのリン酸化および核内因子κB(nuclear factor-κB；NF-κB)の活性化が重要であることが示唆されている(図1)[6]．

APSにおける流産の原因として，従来は胎盤の血栓形成が考えられていたが，APSの不育症モデルマウスの実験では，補体の活性化と妊娠合併症が関連していること，さらにヘパリンが*in vivo*で補体活性化を抑制することが明らかにされ，APSの病態形成に補体の活性化が関与している可能性があるといえる[7]．実際APS患者においては，SLEを合併しない場合であっても補体の活性化による低補体血症がみられることが多い[8]．

頻度は低いが短期間に多臓器の血栓症を発症し予後不良なCAPSの病態は明らかとなってはいないが，発症の引

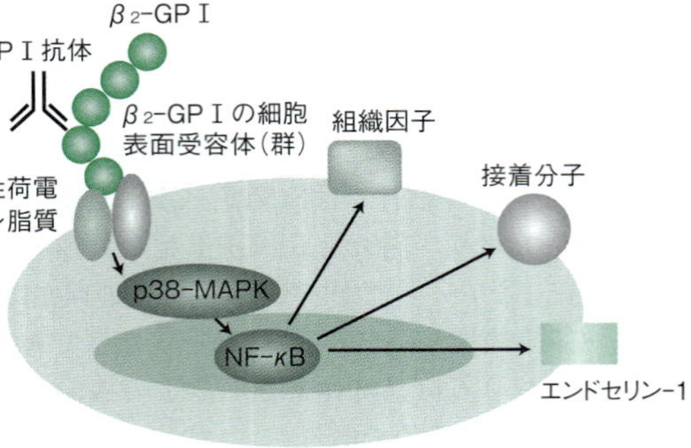

図1　抗β_2-GPⅠ抗体による細胞の活性化のメカニズム(仮説)

(文献6より改変)

き金として外傷や感染が，そして補体系の過剰な活性化による血管内皮細胞や単球における TF の誘導および血小板の凝集が，CAPS の病態形成に重要な役割を果たしていると考えられている．

4　APS の治療

APS の治療は，急性期の治療と慢性期の再発予防に大別される．急性期は通常の血栓症治療に準じて血栓溶解療法，抗凝固療法を行うが，再発率が高く[9]，二次予防が APS の管理ではとくに重要となる．動脈血栓症の患者は動脈血栓症で，静脈血栓症の患者は静脈血栓症で再発する率が高く，両者を分けて再発予防を行う必要がある．**図 2** に APS の治療戦略を示す．

1．血栓症の既往のない aPL 陽性患者

血栓症の既往がない aPL 陽性患者に対する抗血栓療法(一次予防)の必要性に関しては，十分なエビデンスはない[10]．無症候性 aPL 陽性患者，血栓症の既往がなく妊娠合併症から APS と診断された患者における一次予防は，症例ごとの血栓症の危険因子を考慮し判断する必要がある．

2．動脈血栓症の予防

APS における動脈血栓症については，いくつかの systematic review がなされているが，国際的に確立した治療ガイドラインは存在しない(2019 年現在 EULAR が作成中)．わが国では，厚生労働省の特定疾患対策研究事業「自己免疫疾患の病因・病態解析と新たな治療法開発に関する研究班」において，治療指針案が提唱されている[11]．動脈血栓は動脈硬化や血管攣縮(スパズム)のような血管壁の変化を背景として，血小板が活性化されることが血栓形成のきっかけとなることから，ワルファリンカリウムよりもむしろ

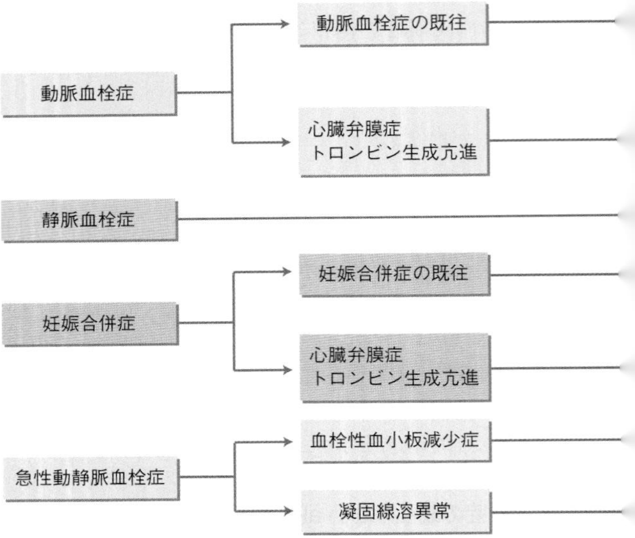

図2　抗リン脂質抗体症候群の治療戦略

抗血小板薬を使用することが推奨されている[12].

3. 静脈血栓症の予防

APSの静脈血栓症はフィブリン血栓が主体であり，国際標準比（international normalized ratio；INR）を2.0〜3.0，D-dimerを正常範囲にすることを目標としたワルファリンカリウムの投与が推奨されている．INR 3.0以上での治療強化群での再発予防の優位性は証明されていない．一般に，aPL陰性者の深部静脈血栓症（deep vein thrombosis；DVT）では抗凝固療法を通常3〜6カ月継続し終了とするが，APS患者では長期にわたる抗凝固療法が推奨されている[11].

→ アスピリン・ダイアルミネート配合 81mg と抗血小板剤(チクロピジン塩酸塩 200mg, クロピドグレル硫酸塩 75mg, シロスタゾール 200mg)の併用

↓ 無 効

→ アスピリン・ダイアルミネート配合 81mg と抗血小板剤(チクロピジン塩酸塩 200mg, クロピドグレル硫酸塩 75mg, シロスタゾール 200mg)とワルファリンカリウム の併用

→ ワルファリンカリウム とアスピリン・ダイアルミネート配合 81mg の併用

→ アスピリン・ダイアルミネート配合 81mg

↓ 無 効

→ アスピリン・ダイアルミネート配合 81mg とヘパリン(ヘパリンナトリウム, ヘパリンカルシウム, ダルテパリンナトリウム)の併用

→ 血漿交換療法

→ ヘパリン(ヘパリンナトリウム), 抗トロンビン薬(アルガトロバン水和物)などによる抗凝固療法や組織プラスミンアクチベーター(ウロキナーゼ)による線溶療法

(文献 11 より改変)

4. 妊娠合併症の予防

血栓の既往や流産の既往のない aPL 陽性者に関しては, 慎重に血栓症の有無や胎児の発育に関してモニタリングするとともに, 年齢や状況にあわせて低用量アスピリンの投与を行う. 習慣流産患者に対しては, アスピリンとヘパリンの併用が推奨される. 重度の妊娠高血圧症候群や子宮内胎児発育不全などの合併症の既往がある患者においては, ヘパリンと低用量アスピリンの併用が望ましい[13]. ヘパリンと低用量アスピリンの併用にもかかわらず, 妊娠合併症をくり返す場合の治療法はいまだに十分なエビデンスがないが, 再度ヘパリンと低用量アスピリンを試す以外に, 少量ステロイド, 大量γグロブリン療法などの治療法の有用

性が報告されている.

5．劇症型 APS（CAPS）の治療

急激な経過で多臓器の血栓症をきたす CAPS は，抗血栓療法に加えて，向血栓細胞である血管内皮細胞，単球，血小板の過剰な活性化を引き起こす aPL の除去を目的とした血漿交換療法が行われたり，aPL の産生を抑制する目的で免疫抑制薬の投与が行われるが，各種治療に抵抗性であることが多く致死率も高い．近年，補体系の制御が APS，とくに CAPS における治療標的となり得る可能性が考えられ，抗 C 5 モノクローナル抗体であるエクリズマブ（eculizumab）の CAPS に対する有効性も報告されている[14]．

5 新たな治療戦略

新たな治療戦略としては，p 38 MAPキナーゼ，NF-κB などのシグナル伝達物質の阻害薬[15]，接着分子である P-セレクチン[16]，補体の活性化を制御する薬剤への注目も高まっている．そのほか，スタチンやハイドロキシクロロキンの有用性の報告もある．リツキシマブが有用であった症例も散見されるが，エビデンスレベルは低い[17]．APS の血栓形成や妊娠合併症の機序の解明が進むことで，新たな薬剤の開発，臨床への応用が期待される．

渥美達也
（北海道大学大学院医学研究院免疫・代謝内科学教室）

● References

1）Miyakis S, Lockshin MD, Atsumi T et al：International consensus statement on an update of the classification criteria for definite antiphospholipid syndrome（APS）. *J Thromb Haemost* **4**：295-306, 2006
2）Atsumi T, Ieko M, Bertolaccini ML et al：Association of autoantibodies against the phosphatidylserine-prothrombin complex with manifestations of the antiphospholipid syndrome and with the presence of lupus anticoagulant. *Arthritis Rheum* **43**：1982-1993, 2000
3）Brandt JT, Barna LK, Triplett DA：Laboratory identification of lupus anticoagulants：results of the Second International Workshop for Identification of Lupus Anticoagulants. On behalf of the Subcommittee on Lu-

pus Anticoagulants/Antiphospholipid Antibodies of the ISTH. *Thromb Haemost* **74**：1597-1603，1995
4）Atsumi T, Amengual O, Yasuda S et al：Antiprothrombin antibodies--are they worth assaying? *Thromb Res* **114**：533-538，2004
5）Yasuda S, Tsutsumi A, Chiba H et al：β_2-glycoprotein I deficiency：prevalence, genetic background and effects on plasma lipoprotein metabolism and hemostasis. *Atherosclerosis* **152**：337-346，2000
6）Bohgaki M, Atsumi T, Yamashita Y et al：The p 38 mitogen-activated protein kinase (MAPK) pathway mediates induction of the tissue factor gene in monocytes stimulated with human monoclonal anti-β_2 Glycoprotein I antibodies. *Int Immunol* **16**：1633-1641，2004
7）Girardi G, Redecha P, Salmon JE：Heparin prevents antiphospholipid antibody-induced fetal loss by inhibiting complement activation. *Nature medicine* **10**：1222-1226，2004
8）Oku K, Atsumi T, Bohgaki M et al：Complement activation in patients with primary antiphospholipid syndrome. *Ann Rheum Dis* **68**：1030-1035，2009
9）Khamashta MA, Cuadrado MJ, Mujic F et al：The management of thrombosis in the antiphospholipid-antibody syndrome. *N Engl J Med* **332**：993-997，1995
10）Alarcon-Segovia D, Boffa MC, Branch W et al：Prophylaxis of the antiphospholipid syndrome：a consensus report. *Lupus* **12**：499-503，2003
11）小池隆夫：抗リン脂質抗体症候群の治療指針案について．厚生省特定疾患対策研究事業，自己免疫疾患の病因・病態解析と新たな治療法に関する研究報告書，2002，p 135-137
12）Garcia DA, Khamashta MA, Crowther MA：How we diagnose and treat thrombotic manifestations of the antiphospholipid syndrome：a case-based review. *Blood* **110**：3122-3127，2007
13）Mak A, Cheung MW, Cheak AA et al：Combination of heparin and aspirin is superior to aspirin alone in enhancing live births in patients with recurrent pregnancy loss and positive anti-phospholipid antibodies：a meta-analysis of randomized controlled trials and meta-regression. *Rheumatology (Oxford)* **49**：281-288，2010
14）Shapira I, Andrade D, Allen SL et al：Brief report：induction of sustained remission in recurrent catastrophic antiphospholipid syndrome via inhibition of terminal complement with eculizumab. *Arthritis Rheum* **64**：2719-2723，2012
15）Pierangeli SS, Erkan D：Antiphospholipid syndrome treatment beyond anticoagulation：are we there yet? *Lupus* **19**：475-485，2010
16）Pierangeli SS, Espinola RG, Liu X et al：Thrombogenic effects of antiphospholipid antibodies are mediated by intercellular cell adhesion molecule-1, vascular cell adhesion molecule-1, and P-selectin. *Circulation research* **88**：245-250，2001
17）Erre GL, Pardini S, Faedda R et al：Effect of rituximab on clinical and laboratory features of antiphospholipid syndrome：a case report and a review of literature. *Lupus* **17**：50-55，2008

Pharma Navi

Chapter 5 トピックス

後天性フォンウィルブランド症候群(AVWS)

はじめに

大動脈弁狭窄症は，弁の加齢変性によっても生じ，高齢化の著しいわが国での症例数は増加の一途にある．大動脈弁狭窄症はときに消化管出血を合併する．この合併は，最初の報告者の名前をとって，Heyde 症候群と呼ばれる[1)]．この疾患合併を認識していないと，高齢者の消化管出血例の治療選択を誤ってしまう．たとえば，内視鏡で明らかな出血源を見いだせない時に，その症例に重症の大動脈弁狭窄症があれば，腹部にもし腫瘍などがあっても「心疾患のため手術はリスクを伴うので経過観察としましょう」という治療選択となる．しかし，この合併病態を知っていれば，「消化管出血も心臓病からきているので，心臓の治療をすれば，心臓だけでなく消化管出血も起こらなくなるでしょう」となろう．この合併は，非生理的に高いずり応力が引き起こす後天性フォンウィルブランド症候群(acquired von Willebrand syndrome；AVWS)という止血異常を引き起こし，この止血異常下の，易出血性の消化管血管異形成からの出血であると考えられている．本稿では大動脈弁狭窄症など，過度の高ずり応力を伴う循環器疾患に随伴するAVWSについて概説する．

1　後天性フォンウィルブランド症候群(AVWS)

まず，フォンウィルブランド因子(von Willebrand factor；VWF)の機能とその異常で生じる止血異常について説明する．

VWFの分子内には，コラーゲン結合領域，血小板

GPIb 結合領域，血小板 GPⅡb/Ⅲa 結合領域があり，局所における血小板血栓の形成に重要な働きをする(**図 1**)．また，血液凝固第Ⅷ因子結合領域があり，第Ⅷ因子の安定性を保つ．そのため，遺伝子異常による VWF の機能不全はフォンウィルブランド病(von Willebrand disease；VWD)と呼ばれる止血異常症となり，皮膚・粘膜出血を招来する．

VWF は血管内皮細胞および巨核球で巨大多量体として産生され，ずり応力依存的に蛋白質切断酵素 a disintegrin-like and metalloproteinase with thrombospondin type 1 motifs 13(ADAMTS 13)によって切断されて血液中では 2～80 サブユニットから成る多量体として存在する(ADAMTS 13 は，基質で VWF がずり応力によって変形し，切断部位が露出することで切断酵素としての機能を発揮する，若干変わった酵素である)．多量体のなかでは，高分子量領域の多量体が血小板血栓形成・止血機能に重要であることも知られている[2]．ADAMTS 13 の遺伝的欠損があれば VWF 多量体の切断がなされず，非常に大きな VWF 多量体が生じ，微少循環系で血栓形成が多発して血小板が減少する血栓性血小板減少性紫斑病(thrombotic thrombocytopenic purpura；TTP)をきたす．一方，血流中に非生理的に高度のずり応力が発生すれば VWF 多量体の切断が

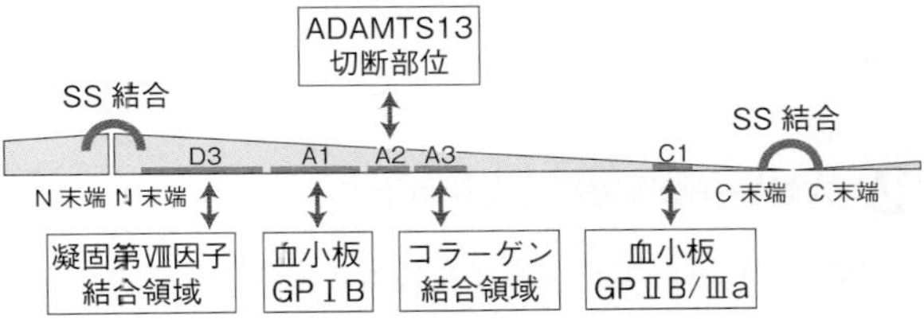

図 1　VWF の構造

VWF は，多くの機能ドメインをもつ分子であり，N 末端同士，C 末端同士が SS 結合によって共有結合で連なる多量体として産生される．

(筆者作成)

亢進し，高分子量領域のVWF多量体が欠損・減少するため，AVWSとなる．VWDは，I型(VWFの減少)，II型(VWFの質的変化)，III型(VWFの欠損)に分類される．III型は最も重症である．II型のなかではIIA型は高分子量領域のVWFの減少で特徴づけられる．なお，IIA型の多くは，VWFのADAMTS13によって切断されるA2領域のミスセンス変異により，ADAMTS13によって切断が亢進することで生じる．

VWFの異常が後天的に生じ，そのために止血異常を呈すればAVWSとなる．甲状腺機能低下症時の蛋白質合成低下によってVWF抗原レベルが低下し，AVWSとなることが報告されている[1]．しかし通常，甲状腺機能低下症時のVWF産生低下は軽度であり，止血異常を呈するほどにはならない．甲状腺機能が回復すればVWFレベルも回復する．また，多発性骨髄腫などのリンパ増殖性疾患，真性多血症などの骨髄増殖性疾患，癌や薬剤によってもAVWSが発症することが報告されている．しかし，それらは非常にまれか，あるいは軽度であり，症例報告レベルである．一方，上述のように生体内における過度に高度のずり応力が生じる大動脈弁狭窄症や機械的補助循環治療では，高分子量領域のVWF多量体が減少し，止血異常症をしばしば呈し，診療現場で実感できるほど高頻度に出血性合併症が起こる．病態的には遺伝性VWDIIA型と同様である．

2 大動脈弁狭窄症などに伴う出血

大動脈弁の前後で，通常は左心室と大動脈弁のあいだに圧較差はほとんどない．しかし，大動脈弁が加齢性の変化などで狭くなれば弁口が狭くなり，狭窄部位での流速が速くなり，圧較差が生じる．平均圧較差40 mmHg以上あるいは弁口面積1.0 cm^{2}以下の大動脈弁狭窄症は高度と分類される[3]．重症大動脈弁狭窄症で，狭心症の症状が出現すれば予後が５年，失神がでれば予後３年，心不全症状が出現すれば予後２年とされており，大動脈弁の手術などが考慮される．

平均圧較差が 40 mmHg 以上では収縮期の最大圧較差は通常 60〜70 mmHg を超える．簡易ベルヌーイ式，圧較差(mmHg) = 4 × V^2(m/ 秒)が診療現場では用いられる．健常人の大動脈弁部での流速は通常 1 m/ 秒以下であるが，重症大動脈弁狭窄症では，4〜6 m/ 秒となる．ずり応力は，流体の密度，血管の半径，流速で規定される力であり，非生理的な高い流速によって，狭窄弁部で非常に強いずり応力が生じる．そのため，ずり応力依存的に切断される VWF 多量体の切断が亢進し，VWF 高分子量多量体が減少し，AVWS となる．AVWS の診断は，VWF 多量体解析という．非還元条件下の電気泳動・ウェスタンブロット

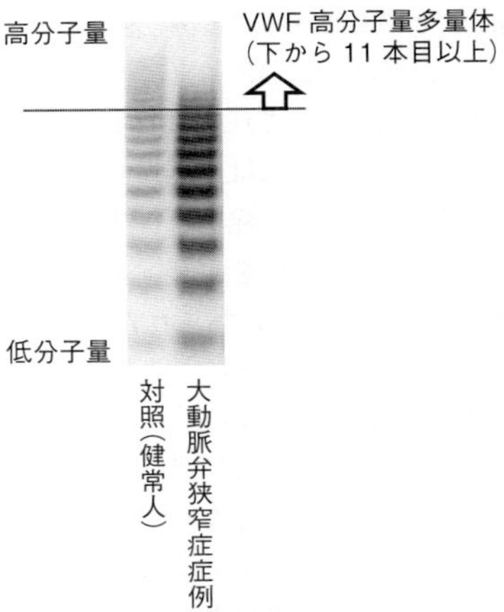

図２　VWF 多量体解析

AVWS 診断の決め手となる VWF 多量体解析である．非還元条件下の VWF のウェスタンブロットであり，通常，11 本目以上を高分子多量体とする．

（筆者作成）

トピックス

が最もよく用いられる．重症大動脈弁症例では，VWF 高分子量多量体が減少していることが確認できる(**図 2**)．この解析は，これまでほとんど定量的に解析されてこなかったが，われわれは，VWF 高分子量多量体インデックス(健常人 VWF 高分子量多量体を 100 %とした時の患者 VWF 高分子量多量体の割合)という定量値を提唱している[1, 2]．そのインデックスを用いて，31 例の重症大動脈弁狭窄症症例を解析したが，最大圧較差 50〜60 mmHg 以上になれば，圧較差依存的にインデックスの値が低下した[2]．現在，まだ明確な基準はないが，インデックスが 80 %以下となれば高分子量多量体の減少は見た目にも明らかであり，6〜7割の症例が該当した．以上より，重症大動脈弁狭窄症の症例では，多くが血液学的には AVWS という止血異常症を随伴していると考えられる．また，循環器疾患に伴う AVWS は決してまれな疾患ではないということができよう．この 31 例の重症大動脈弁狭窄症では，ヘモグロビン値が 9.0 g/dL 以下の貧血例を 12 例(39 %)に，貧血＋消化管血管異形成の症例は 4 例(13 %)に認めている[2]．臨床的にも Heyde 症候群は決してまれではないことがうかがえる．さらに，臨床上重要なことには，経験上，一度消化管出血を起こした大動脈弁狭窄症の症例は，大動脈弁の治療をしない限り，何度も消化管出血を再発することである．われわれも，大動脈弁の手術を拒否された症例にて 2 年間に 10 回ほどの消化管出血をきたし，その都度，輸血・入院をくり返した症例を報告している[2]．その症例では大動脈弁置換術後には，速やかに VWF 高分子量多量体は回復し，以後，消化管出血は起こらなくなった．

生体内に過度に速い血流が生じる疾患は，大動脈弁狭窄症だけではない[1, 4]．閉塞性肥大型心筋症(hypertrophic obstructive cardiomyopathy；HOCM)では左室心筋の局所的肥厚によって，左室内で圧較差が生じる．先天性心疾患のなかにはジェット血流が生じるものもある．それらの疾患においては，原理的には大動脈弁狭窄症と同様であり，AVWS の発症が報告されている．さらに，肺高血圧症でも AVWS 発症の報告がある．肺高血圧症における AVWS の頻度は不明であるが，肺高血圧症では抗凝固療法を行うことがあり，AVWS を随伴していれば出血の危険性が増すことになろう．また，僧帽弁閉鎖不全症でも AVWS の発症が報告されている．しかし，診療現場では僧帽弁閉鎖不全症は止血異常症とは捉えられておらず，さらなる研究によって臨床的意義を明らかにしていかなければならないだろう．

なお，VWF 高分子量多量体の減少によって生じる遺伝的な VWDⅡA 型の多くは，ADAMTS 13 による切断部位の VWFA 2 ドメインの変異によって，VWF が ADAMTS 13 に切断されやすくなることが原因である．VWF 活性/VWF 抗原量の比は健常人では通常 1.0 となるが，この疾患では VWF 活性/VWF 抗原量の比が 0.7 以下，あるいは 0.6 以下が診断の参考になるとされている[1,4]．VWF 活性（固定血小板を用いた一種のリストセチン凝集能）および VWF 抗原量は，臨床検査室で自動計測できるので，この比を診断に用いることができれば，診断が非常に簡便になる．しかし，われわれの予備解析では若干感度が低いようである．VWF 抗原量は年齢とともに増加し，80 歳では若年者の 2 倍程度となるが，そのことが測定系に影響しているのかもしれない．

トピックス

3　機械的補助循環に伴う消化管出血

最近，機械的補助循環の発展がめざましく，重症心不全・循環不全の治療を著しく向上させている．急性の治療には，経皮的心肺補助（percutaneous cardiopulmonary support；PCPS，V-A extracorporeal membrane oxygenation〔ECMO〕）が用いられる．大腿静脈から挿入した脱血管より脱血し，酸素化ののち，遠心型ポンプ(羽根車の回転によって水車のようにして血流を作る)によって，大腿動脈を経て送血する．また，最近ではカテーテル型補助人工心臓 IMPELLA® がわが国でも認可された．IMPELLA® は，大腿動脈から挿入して左室から脱血し，軸流型ポンプ(船のスクリュー型)によって血流を作り，大動脈基部に最大 5 L/ 分の血液を送り出す．さて，上記のような急性期に用いる機械的補助循環では，しばしば出血を合併する．太い管が血管壁を貫く状態で血液凝固を防ぐため，ヘパリンなどによる抗凝固療法が行われており，穿刺部出血が多く，ときにコントロールに難渋する．PCPS では遠心型ポンプによって血流が生み出されるが，全ての症例に大動脈弁狭窄症と比べて，非常に高度の AVWS が随伴しており，出血の主たる原因のひとつとして考えられている[5)]．血小板減少もしばしば伴い，DIC 様の血液所見となることもある．IMPELLA® でも同様である．

一方，重症心不全の慢性期治療には，植込型左心補助人工心臓(left ventricular assist device；LVAD)が大きな貢献をしている．LVAD は，拍動流ではなく定常流を採用することによって小型化に成功し，体内に植え込むことが可能となった．合併症がなければ退院して働くことも可能である．2011 年からは，わが国でも心移植までのつなぎ治療として認可された．2017 年では，心移植約 50 例 /年に対し，植込型 LVAD は約 150 例 /年に施行されている．わが国の臨床成績はきわめて良く，2 年生存率は 88 % である(https://www.pmda.go.jp/files/ 000218006 .pdf)．現在は，終生植込型 LVAD で治療を行うという destination therapy の治験が進行中であり，destination therapy が認められれば，65 歳以上の症例や心筋梗塞後の症例にも拡大される可能性があり，症例数は急増するであろう．植込型 LVAD に伴う 3 大合併症は，感染・血栓・出血である．感染は胸腔内のポンプと体外のコンピュータとバッテリーを結ぶドライブラインの感染である．ポンプ内で血栓ができ，塞栓症を引き起こす．

植込型 LVAD のポンプ内では，過度なずり応力が生じており，出血の主原因のひとつが VWF 高分子多量体の減少による AVWS である．植込型 LVAD のポンプは，前述の PCPS と同様の遠心型と，船のスクリューのような軸流型に分けられる．全ての植込型 LVAD 留置例で大動脈弁狭窄症で認められる AVWS と比べて非常に高度の VWF の高分子多量体の減少，すなわち AVWS の発症が認められる．ポンプの回転速度は遠心型では 3,000～4,000 rpm，軸流型では 8,000～10,000 回転で用いられることが多く，VWF の高分子多量体の減少の程度は軸流型のほうが遠心型に比べて高度である（軸流型ポンプが生み出す血流は 3～4 L/ 分であるが，スクリューと血液の接合面で非常に高度のずり応力が生じていると考えられる）．

植込型 LVAD 合併症としての出血は消化管に多く，約 30 %の症例に発症する．植込型 LVAD 治療ではポンプ内血栓予防のために強力な抗血栓療法を行う．当初，この血栓療法が出血の原因かと考えられていたが，現在では AVWS が重要な原因と考えられている．出血は留置直後から生じるものもあるが，数年経っても収束しない．われわれは，植込型 LVAD 留置後 1 カ月に消化管出血が生じ，出血をコントロールできなかった症例を報告した[6]．大腸潰瘍・びらんがあり，非常に高度の AVWS を合併していた．一方，植込型 LVAD を留置された 41 症例の解析では，12 例（29 %）に消化管出血を認め，消化管出血は AVWS の重症例に頻発していた[7]．

今後，植込型 LVAD や IMPELLA® による治療を受ける症例が急速に増加するかもしれない．消化管出血や穿刺部出血をきたし，DIC 様の検査所見を呈した時，高ずり応力によって引き起こされた AVWS が大きく関与している可能性を想起していただければ幸いである．

トピックス

4 血管異形成

大動脈弁狭窄症に随伴する消化管出血の多くは，消化管血管異形成からの出血である(図3)．粘膜直下の拡張血管の集簇であり，内視鏡検査時には注意して観察する必要があろう．また，消化管血管異形成の約20％は小腸に形成されることも，診断上留意すべきである．

消化管血管異形成の形成メカニズムは，諸説あるがいまだ定まっていない[1]．大動脈弁狭窄症は大動脈弁の加齢変性によっても生じるので，手術などを要する患者は80歳前後であることが多い．消化管血管異形成は高齢者で増加するので，血管異形成は高齢によるためかと考えられた．しかし，植込型補助人工心臓を留置した症例では若年者でも生じるので，血行動態の変化が重要と思われる．大動脈弁狭窄症と植込型補助人工心臓に共通な血行動態変化は，過度のずり応力によるVWF高分子多量体の減少と，脈圧の低下，低血圧であろう．VWFには血管新生抑制作用があり，その機能不全が血管新生を助長して血管異形成となるのかもしれない．遺伝性VWDの一部にも血管異形成・

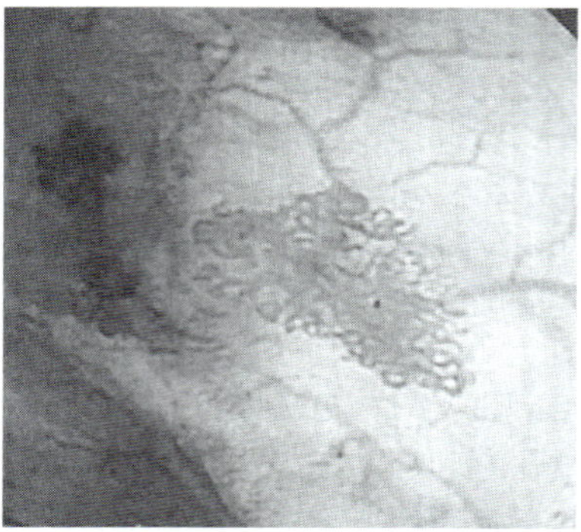

図3　消化管血管異形成の典型例

（文献2より引用）

動静脈奇形が認められる．この知見は，VWF 異常が血管異形成の形成原因とする考え方をサポートする．植込型 LVAD 症例の血漿は，健常人の血漿と比べて培養血管内皮細胞の増殖を促進するという報告もある．消化管血管異形成の形成予防のためにはその原因解明が非常に重要であろう．早急な解明が待たれる．

まとめ

大動脈弁狭窄症や機械的補助循環治療時には生体内に非生理的な，過度に高度のずり応力が生じ，VWF の切断が亢進し，AVWS という止血異常症を随伴することがある．出血，とくに消化管出血を合併し，ときに DIC 様の血液所見を呈することがある．出血症例に上記疾患を合併する場合には，この AVWS という病態を想定し，診断，治療にあたらなければならない．

堀内久徳
（東北大学加齢医学研究所）

● References

1）Horiuchi H, Doman T, Kokame K et al：Acquired von Willebrand Syndrome Associated with Cardiovascular Diseases. *J Atherosclero Thombo* **26**：303-314, 2019
2）Tamura T, Horiuchi H, Imai M et al：Unexpectedly High Prevalence of Acquired von Willebrand Syndrome in Patients with Severe Aortic Stenosis as Evaluated with a Novel Large Multimer Index. *J Atheroscler Thomb* **22**：1115-1123, 2015
3）大北 裕，岡田行功，尾辻 豊ほか：弁膜疾患の非薬物治療に関するガイドライン 2012 年改訂版．http://www.j-circ.or.jp/guideline/pdf/JCS 2012_ookita_h.pdf
4）道満剛之，堀内久徳：後天性フォンウィルブランド症候群 朝倉英策編著．臨床に直結する血栓止血学改訂 2 版 東京，中外医学社，2018．p. 213-220
5）Tamura T, Horiuchi H, Obayashi Y et al：Acquired von Willebrand syndrome in patients treated with veno-arterial extracorporeal membrane oxygenation. *Cardiovasc Interv Ther* 2019 doi：10.1007/s 12928-019-00568-y. [Epub ahead of print]
6）Sakatsume K, Akiyama M, Saito K et al：Intractable bleeding tendency due to acquired von Willebrand syndrome after Jarvik 2000 implant. *J Artif Organs* **19**：289-292, 2016
7）Sakatsume K, Saito K, Akiyama M et al：Association between severity of acquired von Willebrand syndrome and gastrointestinal bleeding after continuous-flow left ventricular assist device implantation. *Eur J Cardiothorac Surg* **54**：841-846, 2018

トピックス

Pharma Navi

細胞外DNAと体外循環回路閉塞

1　体外循環回路の特徴

体外循環回路とは，体内の血液を体外に設置した回路を経由させ，再び体内に戻す循環回路のことである．その代表例は，心臓手術で使用される人工心肺回路や心肺停止蘇生後に使用される体外式膜型人工肺(extracorporeal membrane oxygenation；ECMO)などが挙げられる．これらは手術室や集中治療室で患者の呼吸および循環の一時的な補助として使用され，不要となれば体外循環回路から離脱するという使用方法が一般的である．体外循環回路の特徴は，血液が回路表面，つまり異物と接触するため，凝固系が活性化することである．そのため体外循環を使用する場合には，血栓形成を防ぐ目的で抗凝固療法が行われる．多くの場合，抗凝固薬として未分画ヘパリン(以下，ヘパリン)が使用される．ヘパリン自体には抗凝固作用はなく，アンチトロンビンを介して抗凝固作用を発揮するわけであるが，この抗凝固作用がモニタリング可能であること，およびプロタミンによる抗凝固作用の拮抗が可能であることから，ヘパリンが選択されることが多い．施設による程度の差はあるものの，人工心肺導入前には300～400 U/kg程度のヘパリンを投与し，活性化凝固時間(activated clotting time；ACT)を400～500秒以上に延長させる[1,2]．ECMO使用時にはACT 150～300秒程度で管理されることが一般的である．

2 体外循環回路の閉塞

ヘパリンによる抗凝固療法を行いながら使用される体外循環回路であるが，回路が閉塞する合併症が生じ得る．心臓手術における人工心肺（主として人工肺）の閉塞の頻度は0.03～4.3 %と報告されている[3-11]．人工肺が完全閉塞して回路を循環できなくなったという報告もあれば，完全閉塞とならずに人工肺で回路圧が上昇したという報告もある．回路閉塞はわが国のみならず世界各国から報告がみられることから，人種差はないと考えられる．一方，ECMO では人工肺閉塞の頻度は9.2～13.8%と報告されており[12, 13]，心臓手術における人工肺閉塞よりも頻度が多い．これは，単に心臓手術における人工心肺使用時と ECMO 使用時のヘパリンによる抗凝固療法の程度の違いによるのかもしれない．これまでの報告のなかにも，回路内でフィブリン（血栓）が生じたために回路閉塞や回路圧上昇が生じたのではないかと推測しているものがある[7, 10, 11]．しかし，それらの報告ではいずれもヘパリンによる抗凝固療法は行われており，それでも人工肺の閉塞が生じているのである．この現象は本当に「血栓ができた」から，「抗凝固療法が不十分だった」から生じる現象なのだろうか．

3 細胞外 DNA による体外循環回路の閉塞

この現象の原因を特定する目的で，模擬体外循環回路を作製し，そこにブタの血液（以下，血液）を循環させて回路圧を記録する実験を行った（**図 1**）．この回路に組み込んだフィルターはポアサイズ 40 μm のナイロンメッシュフィルターであり，臨床で使用される人工心肺回路の最小間隙サイズと同等である．使用した血液はヘパリンかクエン酸で抗凝固し，凝血塊が生じた血液は使用しなかった．

採血した当日の血液を，そのままの状態で回路に循環さ

トピックス

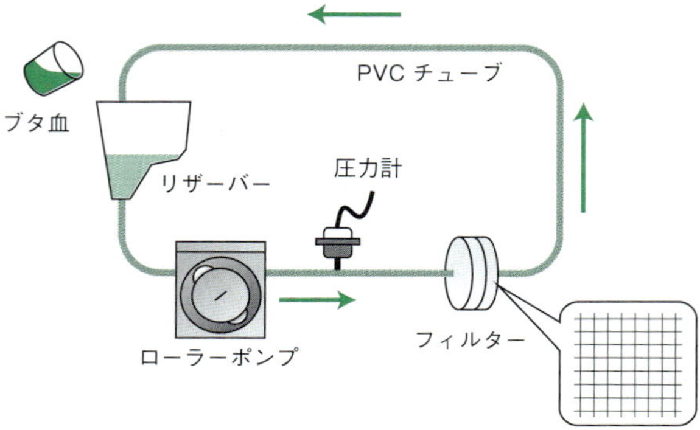

図 1　本実験で作製した模擬人工心肺回路

取り外し可能なフィルター(ポアサイズ 40 μm)を組み込んだ循環回路を作製した．回路内を生理食塩水 200 mL でプライミングし，流量を 1.0 L/ 分で維持した．フィルターの手前で回路圧を記録した．この回路にブタ血 100 mL を流し込み，さまざまな条件で回路圧の変化を調べた．
(筆者作成)

せても回路圧は上昇せず，フィルターに付着する物質もわずかであった．実験をくり返すなか，血液の保管期間が長いほど回路圧が上昇するという現象が観察された(図 2 A, B)[14]．さらに，クエン酸よりもヘパリンで抗凝固した血液のほうが，回路圧が上昇しやすく，クエン酸血であってもヘパリンを添加すると回路圧が上昇した(図 2 C)．回路圧が上昇した時のフィルターには，粘着性の物質が付着しており，これが回路圧を閉塞させている物質であった．この付着物を解析すると，血栓の主成分であるフィブリノゲンも含むものの，フィルター間隙を覆っている主体は細胞外 DNA であった．つまり，血液の中で唯一，核をもつ白血球が原因になっていると考えられた．そこで，血液を遠心分離することで多血小板血漿(platelet-rich plasma；PRP)を作製し同じように回路を循環させてみると，白血球を含まない PRP では回路圧は上昇しなかったのである

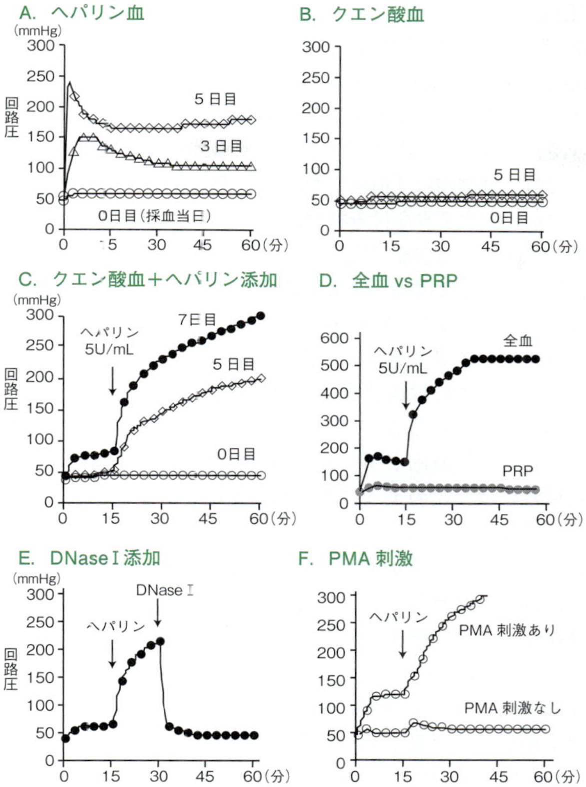

図2　さまざまな条件のブタ血を使用して記録した回路圧変化

A：ヘパリンで抗凝固したブタ血．採血当日には回路圧は上昇しないが，保管期間が長くなるほど回路圧が上昇する．
B：クエン酸血で抗凝固したブタ血．ヘパリン血ほどではないが，採血後の保管期間が長いほど回路圧は上昇する．
C：クエン酸血で回路を循環させた後で，ヘパリンを添加すると回路圧が上昇する．
D：全血では回路圧は上昇するが，同じ個体の多血小板血漿（PRP）では回路圧は上昇しない．
E：回路圧が上昇した時に DNA 分解酵素を投与すると回路圧は低下する．DNase I：デオキシリボヌクレアーゼI．
F：PMA で血液を刺激すると回路圧が上昇する．
いずれも代表的な 1 例を示す．　（文献 14 より改変）

トピックス

(**図2D**)．さらに，回路圧が上昇した時に回路にDNA分解酵素デオキシリボヌクレアーゼⅠ(deoxyribonucleaseⅠ；DNaseⅠ)を投与すると，回路圧が速やかに低下した(**図2E**)．これらの実験結果も，回路圧上昇の主要な原因が細胞外DNAであることを裏づけている．

では，回路内に「血栓」が生じて閉塞した場合には，フィルターにどのような付着物が認められるのだろうか．クエン酸で抗凝固した血液で回路を循環させた後に，カルシウムを添加することで抗凝固作用を拮抗させ，あえて血栓を生じさせてみた．すると，回路圧上昇をきたし，フィルターにフィブリノゲン/フィブリン主体の強固な付着物を認めた．そして，最終的には回路全体がゼリー状に固まってしまい，回路を循環させることが不可能となったのである．もし臨床において抗凝固が不十分であったために回路閉塞が生じた場合には，このように人工肺以外にも血栓が生じてもおかしくない．一方，これまでの実験において細胞外DNAによる回路圧上昇が生じた場合には，回路を循環している血液はサラサラしており，抗凝固の不足を疑うような所見はなかった．回路圧は上昇しているものの，回路は循環させ続けることができた．これは，臨床でヘパリンによる抗凝固療法を行っているにもかかわらず，回路圧上昇・回路閉塞が生じる現象と矛盾しない．

わが国では，血液の過度なアルカレミア化によるいが状赤血球が回路圧上昇の原因ではないかと推測する報告があった[15]．しかし，本実験では血液のpHの変化(pH 6.8～8.0)では回路圧は変化しなかった．さらに，血液温の変化(37℃～10℃)によっても回路圧は変化しなかった．人工心肺導入後に血液を冷却することがあるが，血液温は回路圧上昇の要因ではないと考えられる．

われわれの実験結果から，体外循環回路閉塞の主要な要因は，血栓や血液のpH，血液温ではなく，白血球由来の細胞外DNAであると考えられた．

4 白血球の細胞外 DNA 放出

白血球が細胞外に DNA を放出する現象は，好中球の感染に対する防御反応として報告された[16]．その後，好中球だけでなく，ほとんどすべての白血球が刺激を受けて活性化されると細胞外に DNA を放出し得ることがわかった[17-21]．そこで，われわれも白血球をホルボール 12-ミリスタート 13-アセタート（phorbol 12-myristate 13-acetate；PMA）で活性化させて回路を循環させたところ，回路圧上昇を認め，その時のフィルターに細胞外 DNA が検出された（図 2 F）[14]．加えて近年，白血球にずり応力が加わることでも細胞外への DNA 放出が起こることが示された[22]．このずり応力による DNA 放出は，われわれの実験結果とも適合する．フィルターの狭い隙間を通過する際に白血球にずり応力がかかり，壊れやすい細胞（老化白血球や活性化白血球）から細胞外に DNA が放出され，フィルターに付着するのだろう（図 3）．回路圧が上昇しなかった場合でもフィルターには細胞外 DNA が付着していたことを考えると，狭窄部位を通過する際に多かれ少なかれ白血球は壊れているのだと推測される．そして，壊れる白血球が多いほど付着する細胞外 DNA も多くなり，回路閉塞となると考えられる．

5 ヘパリンが細胞外 DNA 放出を助長している可能性

回路閉塞の主要な要因が血栓ではなく細胞外 DNA であることは，実際に臨床でヘパリンを使用していてもこの現象が生じることと矛盾しない．むしろ，われわれの検証からヘパリン自体が回路閉塞に関与している可能性が考えられる．しかし，ヘパリンがどのように回路閉塞に関与しているのか，すなわち細胞外 DNA 放出に関与しているかについてはいまだ不明である．

トピックス

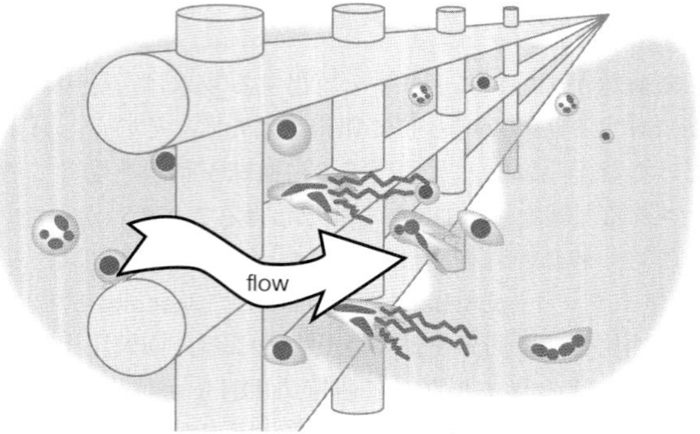

図 3　白血球から放出された細胞外 DNA が回路圧上昇を引き起こす

フィルターの狭い隙間を血液が通過する際には，白血球を含め血球にずり応力がかかる．このずり応力によって白血球が壊れ，放出された細胞外 DNA がフィルターの流出側に付着することで流路を塞ぎ，その結果，回路圧が上昇すると考えられる．ただし，すべての白血球が壊れるわけではなく，おそらく老化白血球や活性化白血球がより壊れやすいのだと考えられる．（文献 14 より改変）

これまでに，ヘパリンの抗凝固以外の作用も報告されている．そのひとつに，ヘパリンによる白血球の凝集作用がある[23,24]．その機序は不明であるが，ヘパリンの強い陰性荷電によって凝集が生じると推測されている[23]．本研究で使用したブタ血の塗抹標本をみると，血液の保管期間が長いほど白血球が凝集している様子が観察された．この白血球の凝集は血小板を伴っており，ヘパリン血ではより早期に，大きな凝集塊をつくっていた．凝集塊ができることによって回路のフィルターを通過する際に白血球に加わるずり応力が大きくなり，白血球が壊れやすくなるのではないかと考えている．

6 対処法および予防のための今後の課題

臨床で回路閉塞が生じた場合，現時点で可能な対処法は人工肺または回路一式を交換することである．回路交換は，ECMO よりも人工心肺において難題となる．なぜなら，心臓手術でいざ人工肺を交換しようとする時には，すでに心停止間際まで手術が進行しているからである．また，持続透析などで使用するカラムなどと比べ人工肺は高額であることも交換の敷居を高くしている．患者への不利益を最小限にするため，そして医療費を削減するためにも，回路交換以外の対処法や予防法を考える必要がある．

対処法のひとつとして，DNA 分解酵素の投与がある．細胞外 DNA が病態に関与する輸血関連急性肺障害や人工呼吸器関連肺損傷の動物モデルにおいては，DNA 分解酵素の気管内投与によって病態を改善した報告がある[25, 26]．一方，細胞外 DNA は damage associated molecular patterns（DAMPs）のひとつであるため，局所に存在する細胞外 DNA が分解されて循環してしまうと，さまざまな臓器で炎症を引き起こす危険性もある[27]．体外循環閉塞時に DNA 分解酵素を治療薬として使用することに関しては，今後，動物実験で検討する必要があるだろう．

回路閉塞を予防するという点では，白血球からの DNA 放出を抑制することが有効かもしれない．白血球の活性化抑制，あるいは白血球除去などが考えられるが，その検討も今後の課題である．また，新しい人工肺の開発にも期待したい．人工肺の開発においても，これまではいかに凝固系の活性化を防ぐかに着眼されてきた．凝固系の制御に加えて白血球にずり応力を与えにくい人工肺が開発されれば，あるいは細胞外 DNA を何らかの方法で除去できるような仕組みがあれば，回路閉塞を減らすことができるかもしれない．また，症例ごとに体内の白血球がどのような状態であるかを把握しておくことも，回路閉塞を事前に予測することになるかもしれない．

ヘパリンの投与量についても再考の価値がある．体外循環使用時のヘパリン投与量は，凝血塊(clot)が生じないような治療域に設定されてきた[28]．しかし，これまでの研究は細胞外 DNA の存在を加味していない．回路圧が上昇しなかったフィルターにもわずかに付着物があり，そこに細胞外 DNA が含まれていた．それを考えると，体外循環使用時には回路閉塞として認識されない程度に細胞外 DNA が生じている可能性がある．細胞外 DNA は炎症と血栓形成の強力なトリガーである．つまり，細胞外 DNA の発生を抑制できれば，凝固系の活性化も軽減され，体外循環で必要なヘパリンも減量することができるかもしれない．われわれの実験から，ヘパリンは白血球の細胞外 DNA 放出を助長する可能性が示唆された．その点からも，ヘパリン投与量を減ずることは，回路閉塞を軽減できる可能性がある．

上記のような対処法および予防法は今後，動物実験などでの検証が必要である．それに加えて，臨床で回路圧上昇が生じた際に，人工心肺で何が生じているのか詳細に検討することが必要であろう．過去の報告で「血栓」や「凝血塊」と記載されていた付着物の構成成分について，詳細に検討した報告は少ない．そのなかで，ECMO における人工肺の血栓閉塞に先立ち白血球が膜表面に付着していることを観察した報告も出てきた[29]．回路閉塞をもたらす付着物の主体が細胞外 DNA であれば，回路閉塞が生じたからといってヘパリンを増量しても，あるいは抗凝固薬を変更しても，必ずしも回路閉塞を改善しないだろう．

八島　望
（山形大学大学院医学系研究科麻酔科学講座）

● References

1) Boer C, Meesters MI, Milojevic M et al : 2017 EACTS/EACTA Guidelines on patient blood management for adult cardiac surgery. *J Cardiothorac Vasc Anesth* **32** : 88–120, 2018
2) Ferraris VA, Brown JR, Despotis GJ et al : 2011 Update to the Society of Thoracic Surgeons and the Society of Cardiovascular Anesthesiologists blood conservation clinical practice guidelines. *Ann Thorac Surg* **91** : 944–982, 2011
3) Fisher AR, Baker M, Buffin M et al : Normal and abnormal trans-oxygenator pressure gradients during cardiopulmonary bypass. *Perfusion* **18** : 25–30, 2003
4) Takai K, Anno M, Sonoda M et al : The current status of the safety management in practices of cardiopulmonary bypass : Focus to the report of JaSECT safety survey 2013 . *Jpn J Extra-Corporeal Technology* **43** : 1–12, 2016
5) Charrière JM, Pélissié J , Verd C et al : Survey: retrospective survey of monitoring/safety devices and incidents of cardiopulmonary bypass for cardiac surgery in France. *J Extra Corpor Technol* **39** : 142–157, 2007
6) Myers GJ, Weighell FR, McCloskey BJ et al : A multicenter investigation into the occurrence of high-pressure excursions. *J Extra Corpor Technol* **35** : 127–132, 2003
7) Blombäck M, Kronlund P, Aberg B et al : Pathologic fibrin formation and cold-induced clotting of membrane oxygenators during cardiopulmonary bypass. *J Cardiothorac Vasc Anesth* **9** : 34–43, 1995
8) Mejak BL, Stammers A, Rauch E et al : A retrospective study on perfusion incidents and safety devices. *Perfusion* **15** : 51–61, 2000
9) Svenmarker S, Häggmark S, Jansson E et al : Quality assurance in clinical perfusion. *Eur J Cardiothorac Surg* **14** : 409–414, 1998
10) Wahba A, Philipp A, Behr R et al : Heparin-coated equipment reduces the risk of oxygenator failure. *Ann Thorac Sur* **65** : 1310–1312, 1998
11) Wendel HP, Philipp A, Weber N et al : Oxygenator thrombosis: worst case after development of an abnormal pressure gradient--incidence and pathway. *Perfusion* **16** : 271–278, 2001
12) Murphy DA, Hockings LE, Andrews RK et al : Extracorporeal membrane oxygenation-hemostatic complications. *Transfus Med Rev* **29** : 90–101, 2015
13) Andrews J, Winkler AM : Challenges with Navigating the Precarious Hemostatic Balance during Extracorporeal Life Support: Implications for Coagulation and Transfusion Management. *Transfus Med Rev* **30** : 223–229, 2016
14) 八島 望：体外循環回路閉塞における細胞外 DNA の関与とその制御．炎症と免疫．**27**，2019 (in printing)
15) Soyama T, Takahashi Y, Yoshida H : Alkalemic conditions result in blood clotting in the circuit soon after initiating cardiopulmonary bypass. *Jpn J Extra-Corporeal Technology* **43** : 346–351, 2016
16) Brinkmann V, Reichard U, Goosmann C et al : Neutrophil extracellular traps kill bacteria. *Science* **303** : 1532–1535, 2004
17) Ueki S, Melo RC, Ghiran I et al : Eosinophil extracellular DNA trap cell death mediates lytic release of free secretion-competent eosinophil granules in humans. *Blood* **121** : 2074–2083, 2013
18) Schorn C, Janko C, Latzko M et al : Monosodium urate crystals induce extracellular DNA traps in neutrophils, eosinophils, and basophils but

トピックス

not in mononuclear cells. *Front Immunol* **3**：277, 2012
19) Granger V, Faille D, Marani V et al：Human blood monocytes are able to form extracellular traps. *J Leukoc Biol* **102**：775–781, 2017
20) Boe DM, Curtis BJ, Chen MM et al：Extracellular traps and macrophages: new roles for the versatile phagocyte. *J Leukoc Biol* **97**：1023–1035, 2015
21) Rocha Arrieta YC, Rojas M, Vasquez G et al：The Lymphocytes Stimulation Induced DNA Release, a Phenomenon Similar to NETosis. *Scand J Immunol* **86**：229–238, 2017
22) Yu X, Tan J, Diamond SL：Hemodynamic force triggers rapid NETosis within sterile thrombotic occlusions. *J Thromb Haemost* **16**：316–329, 2018
23) Cairo MS, Allen J, Higgins C et al：Synergistic effect of heparin and chemotactic factor on polymorphonuclear leukocyte aggregation and degranulation. *Am J Pathol* **113**：67–74, 1983
24) Lazarowski ER, Santané JA, Behrens NH et al：Aggregation of human neutrophils by heparin. *Thromb Res* **41**：437–446, 1986
25) Thomas GM, Carbo C, Curtis BR et al：Extracellular DNA traps are associated with the pathogenesis of TRALI in humans and mice. *Blood* **119**：6335–6343, 2012
26) Yildiz C, Palaniyar N, Otulakowski G et al：Mechanical ventilation induces neutrophil extracellular trap formation. *Anesthesiology* **122**：864–875, 2015
27) Scozzi D, Wang X, Liao F et al：Neutrophil extracellular trap fragments stimulate innate immune responses that prevent lung transplant tolerance. *Am J Transplant* **19**：1011–1023, 2019
28) Bull BS, Korpman RA, Huse WM et al：Heparin therapy during extracorporeal circulation. I. Problems inherent in existing heparin protocols. *J Thorac Cardiovasc Surg* **69**：674–684, 1975
29) Wilm J, Philipp A, Müller T et al：Leukocyte Adhesion as an Indicator of Oxygenator Thrombosis During Extracorporeal Membrane Oxygenation Therapy? *ASAIO J* **64**：24–30, 2018

MEMO

トピックス

敗血症に伴う DIC

はじめに

敗血症は ICU 入院患者の 11 %にみられ，死亡率は 38～59 % である．そして，成人入院患者の死亡原因として最も頻度が高い[1)]．米国をみると，死亡率は 2000 年の 39 % から 2007 年には 27 % に低下しているものの，敗血症による入院は人口 10 万人あたり 143 人から 343 人へと増加し，かつ高齢者の占める割合が著しく増加している[2)]．先進国の罹患率は毎年 8～13 %増加している．

重症感染症患者には播種性血管内凝固(disseminated intravascular coagulation；DIC)を高率に合併し，DIC 合併例では非合併例と比較して転帰は不良である[3-5)]．敗血症における DIC はその重症化と転帰に大きな影響を与える．また，DIC の改善が転帰に影響を与える可能性を有するのが敗血症を基礎疾患とする DIC である．

1 敗血症に伴う凝固異常は病的反応か？

敗血症に伴う凝固異常を治療対象として捉えるのか，そのうえで抗凝固療法を施行することに有用性を見いだすことができるかに関しては，世界的な意見の統一はない．

敗血症における凝固系反応には生体防御の側面を有する "immunothrombosis"(免疫学的血栓形成)という概念が明確に示され[6)]，感染症患者にとって自らを防御するための血栓形成が生体内で行われていることが明らかにされている．しかし，この血栓形成も，一定レベルを超えることにより病的となり「血栓症」，「DIC」へと進展する．敗血症における炎症反応と凝固・線溶系反応に関して，免疫学的血栓形成からDICへと考える必要がある．

2 敗血症における炎症と凝固線溶異常

敗血症においては，凝固線溶反応は炎症反応と強くリンクしている．炎症反応は凝固系を活性化するとともに線溶系を抑制する．一方，活性化した凝固反応により形成されたトロンビンなどの凝固因子は炎症反応を促進する[7-10]．敗血症の病態において，血液凝固系は以下のような関与をすることが明らかにされてきた[11,12]．

①凝固亢進に伴い大量のトロンビン産生から微小血栓形成が生じる．

②生理的凝固阻止物質である活性化プロテインCやアンチトロンビンは，その血液中の濃度・活性が低下し，活性化した血管内凝固を十分に制御することができない．

③結果として形成された微小血栓は，敗血症の病態形成，臓器不全の発現において重要な関与をする．

3 敗血症患者における凝固線溶異常と重症度・転帰

Frausto らによる ICU 入院患者3,708 例を対象とした前向き観察研究によると，全身性炎症反応症候群(systemic inflammatory response syndrome；SIRS)→ 敗血症→ 重症敗血症 → 敗血症性ショックと，重症度の進行に伴ってDIC の合併率が上昇することが示されている[10,13]．

Kienast らは，敗血症を対象としたアンチトロンビン高用量療法を検討した KyberSept trial に関して，DIC 合併に注目して解析している[14]．KyberSept trial にエントリーされた 2,314 例中，ヘパリンの併用が行われておらず，ベースラインにおける DIC 診断のための凝血学的評価が可能であった 563 例をみると，国際血栓止血学会基準による non-

トピックス

overt DIC あるいは overt DIC の診断基準を満たしたものは 229 例(40.7%)であった．そして，プラセボ群における DIC 合併例と非合併例の 28 日目の死亡率をみると，40.0%と22.2 % と DIC 合併例で有意に死亡率が高く，敗血症患者での DIC が予後に大きな影響を与えることが示されている．

4 日本のデータからみる敗血症と DIC

わが国のデータをみても，敗血症における DIC と重症化との関連が示されている．敗血症による急性期 DIC 基準診断例では，DIC スコアの上昇は他の重症度スコアにより示される重症化と死亡率の上昇と関連する[15]（**表 1**）．

わが国の sepsis registry の報告からも，DIC 合併は敗血症性ショック合併と同様に重症化と転帰の悪化に関連す

表 1　急性期 DIC スコアと重症化スコア，死亡率

急性期 DIC スコア	4	5	6	7～8
APACHEⅡ スコア	18.2±9.7	19.9±7.9*	24.4±9.8*+	23.0±7.6*
SOFA スコア max	7.9±4.7	11.0±3.6*	12.7±4.9*	12.9±4.2*
ISTH スコア max	2.9±0.7	3.1±1.2	4.5±0.9*+	5.3±1.3*+#
ISTH DIC %(n)	0(0)	9.1(3)	46.8(22)*+	72.4(42)*+#
多臓器不全 %(n)	28.6(8)	57.5(19)*	61.7(29)*	69.0(40)*
死亡率 %(n)	10.7(3)	33.3(11)	31.9(15)	39.7(23)*

APACHEⅡ：APACHEⅡスコア，SOFA：比較的簡易な敗血症に伴う臓器障害のスコアリングシステム，ISTH：国際血栓止血学会．
p 値＊：$p < 0.05$ vs score 4，＋：$p < 0.05$ vs score 5，＃：$p < 0.05$ vs score 6.

（文献 15 より引用）

ることが示されている．DIC 症例の 28 日死亡率および病院死亡率は，非 DIC 症例の約 2 倍であるとともに，DIC の合併は 28 日および病院死亡の有意な独立規定因子である[16]（**表 2，3**）．

表 2　敗血症における DIC 症例と非 DIC 症例の比較

	非 DIC 症例 (n = 332)	DIC 症例 (n = 292)	p 値
重症敗血症診断日			
APACHEⅡ スコア	21.9±7.9	25.2±8.5	<0.01
SOFA スコア	6.7±3.3	10.6±3.8	<0.01
急性期 DIC スコア	1.9±0.9	5.6±1.3	<0.01
死亡率 %			
28 日死亡	16	31.2	<0.01
病院死亡	21.7	38.4	<0.01

DIC：播種性血管内凝固，APACHE Ⅱ：APACHE Ⅱスコア，SOFA：比較的簡易な敗血症に伴う臓器障害のスコアリングシステム．

（文献 16 より引用）

表3　重症敗血症患者における28日死亡および病院死亡予測因子：ロジスティック回帰分析

	オッズ比	p 値	95% 信頼区間
28 日死亡			
年 齢	1.030	0.000	1.013-1.046
敗血症性ショック	1.934	0.012	1.156-3.236
DIC	1.733	0.019	1.094-2.747
SOFA-心血管	1.866	0.022	1.095-3.175
病院死亡			
年 齢	1.02	0.007	1.006-1.036
敗血症性ショック	2.033	0.004	1.263-3.279
DIC	1.546	0.046	1.008-2.370
共存症	1.786	0.012	1.139-2.793

DIC：播種性血管内凝固，SOFA：比較的簡易な敗血症に伴う臓器障害のスコアリングシステム．

（文献 16 より引用）

トピックス

5 重症感染症における好中球と血小板の連携

侵襲に対する生体防御において，出血と感染の制御は密接に関連する基本的な生体反応である．生体における血球系細胞の働きを考える時，①白血球は免疫反応と感染制御を担当し，②血小板は止血・凝固系反応に携わり出血の制御の中心を担う細胞成分である．白血球と血小板は異なった役割を担うものと認識されてきた．

しかし，白血球は止血，血小板は免疫反応にも関与し，これらの細胞は感染の制御に連携を図っている．重症感染症では，好中球と血小板は同一部位(肺と肝臓)に集積し，血中に存在する細菌の 60 %は肺と肝臓で捕獲される．好中球と血小板は強力な連関を有している[17,18]．

6 重症感染症に対する防御機構としての NETs 形成

病原微生物の生体内への侵入に対して，まず，局所に存在するマクロファージがこれを感知する．マクロファージから放出される細胞遊走因子や血管作動性物質により好中球などの細胞成分と血漿蛋白が誘導され，局所において侵入微生物に対応すべく炎症反応を起こす．

炎症の初期においては，好中球がいち早く遊走する．病原微生物を細胞内に取り込み，貪食後に細胞内でこれらの抗菌物質により細菌処理を行う[19]．重症感染症では，病原微生物が非常に大量に存在し，微生物の細胞内取り込みでは対応が十分にできない状況となる．このような時，好中球は自己を犠牲にし，抗菌活性を有する自己成分を細胞外に放出することにより抗菌作用を発揮して，細胞外において微生物に対応する[20]．局所の感染に対しては，病原微生物を好中球内に取り込んで殺菌するが，敗血症に至る重症感染症では，細胞外で病原微生物の制御を行う．敗血症における血小板には，免疫応答への関与という新たな役割があ

薬理作用
分類
病態と治療
処方の実際
トピックス
Q&A

り，細菌などの微生物捕獲のために好中球との連携を行っている[21)]．血小板からのシグナルによって集積した好中球は，細胞としての自己を犠牲にして，微生物捕獲のための線維性の罠である好中球細胞外トラップ(neutrophil extracellular traps；NETs)を細胞外に形成し，この罠により細菌を除去する．

NETs は好中球核内に存在する DNA をおもな構成成分としているが，抗菌活性を有する蛋白分解酵素やヒストンなどを含み，細菌の捕獲とともにこの処理も強力に行う[22-24)]．NETs に含まれるヒストンには血小板の凝集促進作用があり[25)]，血小板血栓形成による血管閉塞は，病原微生物の全身への拡散を防ぐことにもつながる[26)]．

局所に細菌が侵入した際に，炎症反応により誘発される凝固亢進と線溶反応抑制による血栓形成は，細菌の封じ込めにつながる．NETs と同様に捉えることができ，理解しやすい[27)](図 1)．

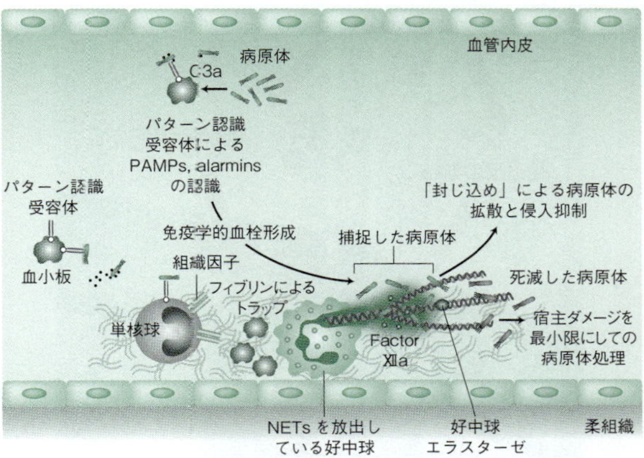

図 1　細菌の侵入に対する局所防御機構

細菌の侵入に対する炎症反応により，①凝固反応活性と②線溶反応抑制を惹起し　局所に形成した血栓により細菌の局所への封じ込みを図る．

（文献 6 より作成）

トピックス

7 免疫学的血栓形成と感染防御

これまで，敗血症に伴う凝固・線溶異常，血栓傾向は生体にとって病的なものとして認識されてきた．しかし近年，このような考え方とは相反するものとして，“免疫学的血栓形成”という概念が示されている[6]．微生物が生体内に侵入した際の自然免疫反応のひとつとして，微小血管内において免疫学的血栓を形成し，微生物に対する生体防御における初期の対応に重要な役割を果たす．

血栓形成は，以下の4つのメカニズムによって感染防御に寄与していると考えられている[6]（**図2**）．

①微生物を血栓の中に閉じ込める．
②血栓によりバリケードをつくり微生物の拡散を防止する．
③抗菌分子が血流によって希釈されるのを防ぎ，効率よく殺菌するための環境を提供する．

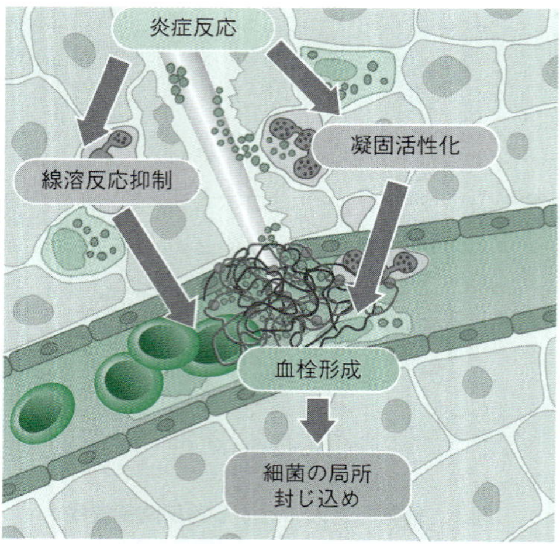

図2　免疫学的血栓形成による感染に対する生体防御
（文献27より作成）

薬理作用
分類
病態と治療
処方の実際
トピックス
Q&A

④フィブリノゲン，フィブリンとこれらの分解産物により白血球の集積と活性化を誘導する．

感染症における血栓形成は，白血球や血小板などの自然免疫細胞が感染や組織損傷を察知した際に能動的に立ち上げるプログラムであり，免疫学的血栓形成である[6]．

8 免疫学的血栓形成と抗凝固療法

免疫学的血栓形成は血栓形成による臓器障害を生じることのない生体防御機構である．一方，感染のコントロールが容易ではなく，微小血栓が局所にとどまることなく全身循環に拡散した状態（＝敗血症性 DIC）では多臓器障害の進行に関与し，予後の悪化につながるとことが考えられる．

免疫学的血栓形成という概念のもとでは，敗血症において形成される微小血栓は一概に病的血栓とはいえない（**図 3**）．感染に対して防御的役割を果たす血栓を考慮しない抗凝固療法の施行は，感染症の病態悪化につながるかもしれない．

9 臨床研究からみる敗血症治療

1．敗血症患者に対する抗凝固療法は有益か？

抗凝固薬には，抗凝固作用に加えて抗炎症作用が期待されている．欧米で実施された大規模無作為化比較試験は，敗血症患者を対象としたものであり，わが国の臨床で行われている抗凝固療法とは対象患者が異なる．

Umemura らは，敗血症患者に対する抗凝固薬の効果をまとめたシステマティックレビューを報告した[28]．対象患者を①敗血症，②凝固異常を合併した敗血症，③敗血症性 DIC に分けて解析している．24 件のランダム化比較試験（randomized controlled trial；RCT）を対象とした解析により，①，②では転帰改善効果を示さなかったが，敗血症性 DIC 患者を対象とする研究ではリスク比 0.72（95% CI:

トピックス

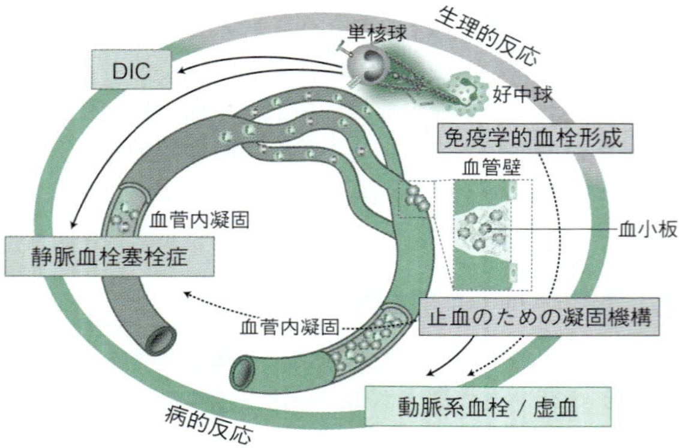

図 3　生理的反応としての免疫学的血栓形成と病的血栓症

生体に形成される血栓は，止血のための血栓形成，感染を制御するための血栓形成としての免疫学的血栓形成がある．しかし，これが適切に制御されることなく病的反応になると，DIC や血栓症として臨床的な問題となる．
（文献 6 より作成）

0.62～0.85）と強い転帰改善効果を示した．一方，出血性合併症は全 RCT 群で上昇する傾向にあった．

これらの結果は，リスクとベネフィットのバランスの観点からすると，抗凝固療法は敗血症性 DIC 患者に限定することの重要性を示唆するものである．

2．アンチトロンビン補充療法は有益か？

わが国では，アンチトロンビンは DIC 治療の中心的薬剤として広く使用され，多くの臨床試験が行われている．1999 年までの 6 研究によるシステマティックレビューでは，アンチトロンビン投与により有意に死亡率が低下することが報告された[7]．しかし，2001 年に報告された 2,314 人の敗血症患者を対象とした大規模 RCT（KyberSept trial）では，アンチトロンビン投与による死亡率の改善は示されるに至らなかった（アンチトロンビン群 38.9%，プラセボ群

38.7%, p=0.94).

Afshari らはアンチトロンビン製剤について，重症患者を対象としたシステマティックレビューを報告しているが[29, 30]，いずれの結果もアンチトロンビン投与による転帰改善は全く示されず，出血性合併症リスクは有意に上昇する結果であった．国際的な評価としてアンチトロンビン製剤は敗血症に用いるべきでないとされている．

Wiedermann らは　患者選択の重要性に注目したシステマティックレビューを報告している[31, 32]．2006 年の報告では対象研究は 3 件と少ないながらも，対象を DIC に限定することによりアンチトロンビン群でリスク比 0.649 と転帰改善効果を示し，2018 年の論文においてもアンチトロンビン投与による転帰改善効果を結論としている．

なお，『日本版敗血症診療ガイドライン 2016』では「アンチトロンビン活性値が 70 % 以下に低下した敗血症性 DIC 患者に対してアンチトロンビン補充療法を行うことを弱く推奨する」と記載されている[33]．

3．遺伝子組換え型トロンボモジュリン製剤は DIC 治療の標準となるか？

遺伝子組換え型トロンボモジュリン製剤はわが国で開発され，抗凝固作用に加えて抗炎症作用を併せもつことから敗血症 DIC に対する効果が期待され，広く臨床使用されている．

遺伝子組換え型トロンボモジュリン製剤の有用性を評価したシステマティックレビュー論文は 2 編報告されている[34, 35]．Yamakawa らは日本語論文も含めたシステマティックレビューにより，遺伝子組換え型トロンボモジュリン製剤投与による死亡リスクは，RCT では 0.81 (95%CI:0.62～1.06)，観察研究では 0.51 (95% CI:0.45～0.77) といずれも一定程度改善する傾向を報告した．これらの死亡リスクの減少効果は重症度が高いほど効果が高いことも報告している．

トピックス

遺伝子組換え型トロンボモジュリン製剤は多国間大規模第Ⅲ相 RCT(SCARLET)試験が行われている[36, 37]．トロンボモジュリン投与による死亡改善効果は認めないというものであったが，適切な敗血症性 DIC 症例に対する効果の再評価が施行されるものであろう．

久志本成樹
(東北大学大学院医学系研究科外科病態学講座救急医学分野／東北大学病院救急科・高度救命救急センター)

● References

1) Toussaint S, Gerlach H : Activated protein C for sepsis. *N Engl J Med* **361** : 2646-2652, 2009
2) Kumar G, Kumar N, Taneja A et al : Nationwide trends of severe sepsis in the 21 st century (2000 - 2007). *Chest* **140** : 1223-1231, 2011
3) Abraham E, Reinhart K, Opal S et al : Efficacy and safety of tifacogin (recombinant tissue factor pathway inhibitor) in severe sepsis: a randomized controlled trial. *JAMA* **290** : 238-347, 2003
4) Bernard GR, Vincent JL, Laterre PF et al : Efficacy and safety of recombinant human activated protein C for severe sepsis. *N Engl J Med* **344** : 699-709, 2001
5) Warren BL, Eid A, Singer P et al : Caring for the critically ill patient. High-dose antithrombin III in severe sepsis: a randomized controlled trial. *JAMA* **286** : 1869-1878, 2001
6) Engelmann B, Massberg S : Thrombosis as an intravascular effector of innate immunity. *Nat Rev Immunol* **13** : 34-45, 2013
7) Levi M, de Jonge E, van der Poll T, ten Cate H : Disseminated intravascular coagulation. *Thromb Haemost* **82** : 695-705, 1999
8) Levi M, Ten Cate H : Disseminated intravascular coagulation. *N Engl J Med* **341** : 586-592, 1999
9) Coughlin SR : Thrombin signalling and protease-activated receptors. *Nature* **407** : 258-264, 2000
10) Taylor FB Jr, Toh CH, Hoots WK et al : Towards definition, clinical and laboratory criteria, and a scoring system for disseminated intravascular coagulation. *Thromb Haemost* **86** : 1327-1330, 2001
11) Angus DC, Crowther MA : Unraveling severe sepsis: why did OPTIMIST fail and what's next? *JAMA* **290** : 256-258, 2003
12) Crowther MA, Marshall JC : Continuing challenges of sepsis research. *JAMA* **286** : 1894-1896, 2001
13) Rangel-Frausto MS, Pittet D, Costigan M et al : The natural history of the systemic inflammatory response syndrome (SIRS). A prospective study. *JAMA* **273** : 117-123, 1995
14) Kienast J, Juers M, Wiedermann CJ et al : Treatment effects of high-dose antithrombin without concomitant heparin in patients with severe sepsis with or without disseminated intravascular coagulation. *J Thromb Haemost* **4** : 90-97, 2006
15) Gando S, Saitoh D, Ogura H et al : Disseminated intravascular coagulation (DIC) diagnosed based on the Japanese Association for Acute Medicine criteria is a dependent continuum to overt DIC in patients with sepsis. *Thromb Res* **123** : 715-718, 2009
16) Ogura H, Gando S, Saitoh D et al : Epidemiology of severe sepsis in

Japanese intensive care units: a prospective multicenter study. *J Infect Chemother* **20**：157-162, 2014
17) Clark SR, Ma AC, Tavener SA et al：Platelet TLR 4 activates neutrophil extracellular traps to ensnare bacteria in septic blood. *Nat Med* **13**：463-469, 2007
18) Ma AC, Kubes P：Platelets, neutrophils, and neutrophil extracellular traps (NETs) in sepsis. *J Thromb Haemost* **6**：415-420, 2008
19) Nathan C：Neutrophils and immunity: challenges and opportunities. *Nat Rev Immunol* **6**：173-182, 2006
20) Urban C, Zychlinsky A：Netting bacteria in sepsis. *Nat Med* **13**：403-404, 2007
21) Semple JW, Italiano JE Jr, Freedman J：Platelets and the immune continuum. *Nat Rev Immunol* **11**：264-274, 2011
22) Brinkmann V, Reichard U, Goosmann C et al：Neutrophil extracellular traps kill bacteria. *Science* **303**：1532-1535, 2004
23) Lee WL, Grinstein S：Immunology. The tangled webs that neutrophils weave. *Science* **303**：1477-1478, 2004
24) Brinkmann V, Zychlinsky A：Beneficial suicide: why neutrophils die to make NETs. *Nat Rev Microbiol* **5**：577-582, 2007
25) Fuchs TA, Brill A, Duerschmied D et al：Extracellular DNA traps promote thrombosis. *Proc Natl Acad Sci U S A* **107**：15880-15885, 2010
26) Massberg S, Grahl L, von Bruehl ML et al：Reciprocal coupling of coagulation and innate immunity via neutrophil serine proteases. *Nat Med* **16**：887-896, 2010
27) Sun H：The interaction between pathogens and the host coagulation system. *Physiology (Bethesda)* **21**：281-288, 2006
28) Umemura Y, Yamakawa K：Efficacy and safety of anticoagulant therapy in three specific populations with sepsis: a meta-analysis of randomized controlled trials: reply. *J Thromb Haemost* **14**：2310-2311, 2016
29) Afshari A, Wetterslev J, Brok J, Moller A：Antithrombin Ⅲ in critically ill patients: systematic review with meta-analysis and trial sequential analysis. *BMJ* **335**：1248-1251, 2007
30) Allingstrup M, Wetterslev J, Ravn FB et al：Antithrombin Ⅲ for critically ill patients: a systematic review with meta-analysis and trial sequential analysis. *Intensive Care Med* **42**：505-520, 2016
31) Wiedermann CJ. Antithrombin concentrate use in disseminated intravascular coagulation of sepsis: meta-analyses revisited. *J Thromb Haemost* **16**：455-457, 2018
32) Wiedermann CJ, Kaneider NC：A systematic review of antithrombin concentrate use in patients with disseminated intravascular coagulation of severe sepsis. *Blood Coagul Fibrinolysis* **17**：521-526, 2006
33) 日本版敗血症診療ガイドライン2016作成特別委員会：日本版敗血症診療ガイドライン2016. http://www.jaam.jp/html/info/2017/pdf/J-SSCG2016_honpen.pdf
34) Yamakawa K, Aihara M, Ogura H et al：Recombinant human soluble thrombomodulin in severe sepsis: a systematic review and meta-analysis. *J Thromb Haemost* **13**：508-519, 2015
35) Zhang C, Wang H, Yang H, Tong Z：Recombinant human soluble thrombomodulin and short-term mortality of infection patients with DIC: a meta-analysis. *Am J Emerg Med* **34**：1876-1882, 2016
36) Asahi Kasei Pharma Corp.Preliminary results of overseas Phase Ⅲ clinical study for ART-123：https://www.asahi-kasei.co.jp/asahi/en/news/2018/e180802.html
37) Clinical Trials.gov.https://clinicaltrials.gov/ct2/show/NCT03517501

トピックス

日本版敗血症診療ガイドライン

はじめに

敗血症性播種性血管内凝固(disseminated intravascular coagulation；DIC)は，血管内皮障害，末梢循環障害から多臓器障害を引き起こし，敗血症患者の転帰に重大な影響を与えるため，迅速な診断と適切な治療が求められる．2016年に日本集中治療医学会と日本救急医学会の合同委員会によって「日本版敗血症診療ガイドライン」の第2版(The Japanese Clinical Practice Guidelines for Management of Sepsis and Septic Shock 2016；J-SSCG 2016)が公表された[1]．J-SSCG 2016における敗血症性DICの診断および治療に関する指針は，「CQ 16．敗血症におけるDIC診断と治療」のセクションにまとめられている．その内容はわが国のDIC診療の独自性と，わが国より発信されたエビデンスの評価を反映し，国際ガイドラインである敗血症性ショックの管理に関する国際ガイドライン(Surviving Sepsis Campaign Guideline；SSCG) 2016の推奨と一線を画するものとなった．一方，J-SSCG 2016では複数のDIC診断基準の使い分けや，DIC類似疾患の鑑別に関する明確な指針はみられない．SSCG 2020では，これらの課題に加えて抗凝固療法に関する最新の知見を取り入れた指針が提唱されることが期待される．

1 敗血症性DICの病態，疫学

近年の医療水準の向上にもかかわらず，全世界では年間約2,700万人が敗血症(sepsis)を発症し，800万人が死亡するといわれている[2]．敗血症の病態を増悪させる重要な因子として全身性炎症反応と凝固線溶障害のクロストーク(相互作用)が挙げられ[3]，これによって引き起こされる全身性の著しい凝固障害が敗血症性DICである．敗血症性DICは全身性の血管内皮障害と血栓形成によって末梢循環障害から多臓器障害を引き起こし，敗血症患者の転帰に重大な影響を与える．重症敗血症(severe sepsis)624症例を対象とした日本救急医学会の多施設共同研究において，重症敗血症全体の死亡率が29.4％であったのに対して，DICを発症した患者の死亡率は38.4％と著明に高いことが報告された[4]．したがって，感染症治療においては，敗血症性DICを迅速に診断し，かつ適切な治療を行うことが求められる．本稿では，2016年に公表されたJ-SSCG 2016における敗血症性DICの診療指針を概説し，2020年に予定されているガイドライン改訂に際しての課題を考察する．

2 日本版敗血症診療ガイドライン作成の経緯

Surviving Sepsis Campaign(SSC)は，2002年に開催された米国集中治療医学会(Society of Critical Care Medicine；SCCM)，欧州集中治療医学会(European Society of Intensive Care Medicine；ESICM)，および国際敗血症フォーラム(International Sepsis Forum；ISF)の合同カンファレンスにおいて，5年間で重症敗血症の死亡率を25％改善させることを目的として合意された国際的なプログラムである[5]．2004年にSSCは世界初の敗血症管理指針を示した国際的ガイドライン(SSCG 2004)を発表し，以降SSCGは3度の改訂を経て2016年に最新版SSCG 2016が発表された[6]．

SSCGの普及は国際的な敗血症診療水準の向上に寄与し，

経年的な治療成績改善の一因となった可能性がある．一方，わが国の臨床現場では，SSCGで言及されていないわが国独自の敗血症治療法が行われることもあり，また敗血症性DICに対する抗凝固療法など，わが国と諸外国のあいだで見解に相違のある治療法に関して標準的な指針がないことが問題であった．この問題に対応すべく，日本集中治療医学会Sepsis Registry委員会はわが国独自の敗血症診療指針である，「日本版敗血症診療ガイドライン（J-SSCG）」を作成し，2012年に初版を発表した．さらにJ-SSCG第2版の作成にあたって日本集中治療医学会と日本救急医学会の合同委員会が組織され，計19領域，89に及ぶ臨床課題「クリニカルクエスチョン（clinical question；CQ）」の設定と，それに対する網羅的，系統的なエビデンスの集積（システマティックレビュー）を経て，2016年に最新版のJ-SSCG 2016が発表された[1]．

表1　J-SSCG 2016「CQ 16．敗血症におけるDIC診断と治療」

クリニカルクエスチョン（CQ）	
CQ16-1	敗血症性DICの診断を急性期DIC診断基準で行うことは有用か？
CQ16-2	敗血症性DICにリコンビナント・トロンボモジュリン投与を行うか？
CQ16-3	敗血症性DICにアンチトロンビンの補充を行うか？
CQ16-4	敗血症性DICに蛋白分解酵素阻害薬の投与を行うか？
CQ16-5	敗血症性DICに，ヘパリン，ヘパリン類の投与を行うか？

EC：エキスパートコンセンサス

3 J-SSCG 2016 における敗血症性 DIC の診断

J-SSCG 2016 において，敗血症性 DIC の診断および治療に関する指針は，「CQ 16．敗血症における DIC 診断と治療」のセクションにまとめられている（**表 1**）[1]．敗血症性 DIC の診断に関しては，このセクションの序文において，敗血症症例に対して DIC 診断を行うことは，「転帰の予測や治療介入のタイミングを判断するうえで必要である」と記載され，さらにそれに続く CQ 16－1 において，「急性期 DIC 診断基準は，治療開始基準としての妥当性や重症度指標として有用性が評価されており，敗血症性 DIC の診断を行う上で有用と考える（エキスパートコンセンサス／エビデンスなし）」という推奨が提示された．

複数の DIC 診断基準が存在するなかで，とくに「急性期 DIC 診断基準」を使用することが推奨された背景を理解するためには，急性期 DIC 診断基準が作成された経緯を振り返る必要がある．もともと DIC は 20 世紀半ばには

のCQと推奨のまとめ

	推 奨	推奨度
	急性期 DIC 診断基準は，治療開始基準としての妥当性や重症度指標として有用性が評価されており，敗血症性 DIC の診断を行う上で有用と考える	EC/エビデンスなし
	敗血症性 DIC 患者に対するリコンビナント・トロンボモジュリン製剤について，現時点では明確な推奨を提示しない	EC/B
	アンチトロンビン活性値が 70% 以下に低下した敗血症性 DIC 患者に対して，アンチトロンビン補充療法を行うことを弱く推奨する	2B
	敗血症性 DIC に対して，蛋白分解酵素阻害薬を標準治療としては投与しないことを弱く推奨する	EC/D
	敗血症性 DIC に対して，ヘパリン，ヘパリン類を標準治療としては投与しないことを弱く推奨する	EC/D

（文献 1 より作成）

病態の概念が提唱されていたが，その診断は長らく病理学的検査によっており，臨床上実用性があるものとはいえなかった[7]．1979年にわが国より厚生省DIC診断基準が発表された．この診断基準は，臨床症状と止血機能検査を組み合わせたスコアリングシステムによってDIC診断を行うものであり，一般的な臨床施設においても簡便かつ迅速にDICを診断することが可能となった．厚生省DIC診断基準は1988年に改訂され，さらにこれを基にして2001年に国際血栓止血学会(International Society on Thrombosis and Haemostasis；ISTH)よりISTH overt-DIC診断基準が発表された[8]．ISTH overt-DIC診断基準が定められたことは，広く国際的にDICの概念が浸透し，研究が推進されるきっかけとなった．一方，改訂版厚生省DIC診断基準，ISTH overt-DIC基準のカットオフ値は高く設定されており，敗血症性DICを発症早期に検出できないことが問題視されていた．2005年に日本救急医学会DIC特別委員会は，全身性炎症反応に伴う凝固線溶異常を鋭敏に感知する新しいDIC診断基準として急性期DIC診断基準を提唱した．この診断基準は旧来の基準と比べて，①診断項目にSIRSスコアを含める，②血小板項目に24時間以内のダイナミックな減少率を含める，という斬新な内容であり，DICを早期に検出することで治療開始基準となることを目指した[9]．2013年に日本救急医学会DIC特別委員会が発表した重症敗血症患者を対象とした多施設共同試験の結果では，急性期DIC診断基準は，ISTH overt-DIC診断基準では診断できない多臓器障害または死亡転帰に至る重症例をより高い感度で検出できることが報告された．この結果は急性期DIC診断基準を用いることで，重症化する可能性が高い敗血症性DIC症例をより早期に診断できることを示唆するものであった[3]．

敗血症患者に対するDIC診断は「予後予測」，「抗凝固療法開始の指標」という2つの役割をもっているが，臨床的により重要であるのは患者主体のアウトカムに直接影響を与える後者である．したがって J-SSCG 2016 では，3 種類の DIC 診断基準の優劣は，あくまで臨床転帰の改善をもって評価するべき，言い換えると，それぞれの診断基準を用いた診断に従って治療介入を行った場合の最終的な転帰の改善によって評価すべきであるとしている．しかし，ガイドライン作成時点では DIC 診断が患者転帰に与える影響を評価した臨床研究は存在しなかったため，文献的考察に基づいた専門家会議では，「発症早期に広く DIC 患者を診断する」，「診断プロセスが簡便でわが国において広く普及している」，また前述したように「治療開始基準としての妥当性に関して一定の評価が行われている」ことが重要視され，急性期 DIC 診断基準が有用と評価された．

このように J-SSCG 2016 における急性期 DIC 診断基準の推奨は，決定的な根拠に基づくものではなく，わが国の臨床現場における現状を反映させたものである．近年，日本血栓止血学会より，分子マーカーを組み込んだ新たな DIC 診断基準が提唱されたこともあり[10]，臨床現場における敗血症性 DIC 診断には，複数の DIC 診断基準の「使い分け」に関する課題が残されている．したがって J-SSCG 2020 の改訂にあたっては各診断基準の「優劣」を競うのではなく，それぞれの特徴を十分に検証し，「役割分担」を明確にすることが求められる．また J-SSCG 2016 では，血栓性血小板減少性紫斑病(thrombotic thrombocytopenic purpura；TTP)，溶血性尿毒症症候群(hemolytic-uremic syndrome；HUS)，非典型 HUS(atypical HUS；aHUS)などの血栓性微小血管症(thrombotic microangiopathy；TMA)に分類される疾患群やヘパリン起因性血小板減少症(heparin-induced thrombocytopenia；HIT)など，しばしば敗血症性 DIC と類似した臨床像を示す疾患の鑑別，除外に関する指針は記載されておらず，これも J-SSCG 2020 改訂における課題のひとつと考えられる．

4 抗凝固療法：SSCG 2016とJ-SSCG 2016の相違点

歴史的に敗血症性DICの治療に関する考え方は，わが国と諸外国間で大きく異なっており，それを反映してわが国と諸外国のあいだではDIC診療指針の内容に大きな乖離がある(**表2**)．2009年に日本血栓止血学会より，初の標準的DIC診療指針である「科学的根拠に基づいた感染症に伴うDIC治療のエキスパートコンセンサス」(以下，日本版DIC診療指針)が発表された[11]．ほぼ同時期に英国のBritish Committee for Standards in Haematology (BCSH)[12]，およびイタリアのItalian Society for Haemostasis and Thrombosis (SISET)[13]から相次いでDIC診療指針が発表された．この3国の診療指針間で，敗血症性DICに対しての抗凝固療法の推奨に関しては大きな乖離があり，わが

表2　敗血症診療指針，DIC診療指針間の抗凝固療法の推奨の

	対象疾患	報告年	アンチトロンビン製剤	
英国版DIC診療指針*1	DIC	2009	投与を推奨しない	
日本版DIC診療指針*2	DIC	2010	投与を推奨する	
イタリアDIC診療指針*3	DIC	2011	投与を推奨しない	
ISTH DIC診療指針	DIC	2013	投与を考慮してもよい	
SSCG 2016	敗血症	2016	投与しないことを強く推奨する	
J-SSCG 2016	敗血症性DIC	2016	投与することを弱く推奨する	

＊1　British Committee for Standards in Haematology (BCSH)のDIC診療指針
＊2　科学的根拠に基づいた感染症に伴うDIC治療のエキスパートコンセンサス

国の診療指針は独自の方向性を示している．日本版 DIC 診療指針では，敗血症性 DIC に対して抗凝固療法は必須の治療法としており，現在わが国で承認されている多くの抗凝固薬に対して使用を推奨している．対照的に BCSH および SISET の診療指針は，静脈血栓塞栓症の予防を目的とした未分画ヘパリン，低分子ヘパリンの使用を除いてほぼ全ての抗凝固薬に関して「使用しないこと」を推奨している．

このようなわが国と他国における敗血症性 DIC の治療戦略の違いは，SSCG 2016 と J-SSCG 2016 におけるクリニカルクエスチョンの提示や推奨内容の相違にも一部反映される．J-SSCG 2016 では CQ 16－2 から CQ 16－5 において，敗血症性DIC患者に対する各抗凝固療法の有効性を評価し，その推奨を提示した（**表 1**）が，SSCG 2016 では評価項目は

比較

	トロンボモジュリン製剤	ヘパリン	蛋白分解酵素阻害薬
	記載なし	投与を推奨しない	記載なし
	投与を推奨する＊4	投与を推奨する	投与を推奨する
	投与を推奨しない	投与を推奨しない	投与を推奨しない
	投与を考慮してもよい	投与を推奨する	記載なし
	推奨を提示しない	推奨を提示しない	記載なし
	推奨を提示しない	投与しないことを弱く推奨する	投与しないことを弱く推奨する

＊3 Italian Society for Haemostasis and Thrombosis（SISET）の DIC 診療指針
＊4 2014 年に公表された「科学的根拠に基づいた感染症に伴う DIC 治療のエキスパートコンセンサスの追補」による

（文献 1，5，11～13 より作成）

限られ，一部の推奨内容には両ガイドライン間で相違がみられた．

SSCGは2016年の改訂版で，初めて敗血症性DICの病態について言及し，抗凝固療法としてのアンチトロンビン製剤とヒト遺伝子組換えトロンボモジュリン(recombinant human soluble thrombomodulin；rhTM)製剤に関する推奨を提示したが，その評価はほぼ同時期に公表されたJ-SSCG 2016の推奨と一部乖離がみられた．SSCG 2016では敗血症や敗血症性ショックの治療にアンチトロンビンを使用しないことを強く推奨しているのに対して，J-SSCG 2016ではアンチトロンビン活性値が70％以下に低下した敗血症性DIC患者に対してアンチトロンビン補充療法を行うことを弱く推奨している．両者の推奨の乖離は，対象症例の相違に起因している．すなわちSSCGが敗血症患者を対象とした推奨を提示しているのに対して，J-SSCGは敗血症性DICを対象とした推奨を提示しているためエビデンスの解釈に乖離が生じたと考えられる．

一方，rhTM製剤に関しては，2013年にVincentらが行った多施設共同臨床試験で，敗血症性DIC患者に投与することで有意ではないものの死亡率が改善する傾向が報告されたが[14)]，ガイドライン作成時点で新しくrhTMに関する無作為化，二重盲検，プラセボ対照の国際共同第Ⅲ相臨床試験(SCARLET試験)が進行中であったことから，SSCG 2016とJ-SSCG 2016の両者が，「敗血症(敗血症性DIC)に対するrhTM製剤の使用について推奨の提示を行わない」という推奨内容で一致した．SCARLET試験は2018年に終了し，結果が公表されつつあり，J-SSCG 2020におけるrhTMの推奨改訂にも影響を与えることが予想される．

5 J-SSCG 2020 における課題

J-SSCG 2016 は網羅的，系統的に国内外のエビデンスを集積し，それに基づいた専門家会議によって推奨が策定された．なかでも敗血症性 DIC の治療に関連する項目は，わが国の DIC 診療の独自性と，発信されたエビデンスの評価を反映し，SSCG 2016 の推奨とは一線を画するものとなった．一方で複数の DIC 診断基準の使い分けや，DIC 類似疾患の鑑別などに関しては深く言及されておらず，また抗凝固薬に関してもここ数年で新たな知見が発表されている．J-SSCG 2020 では，これらの課題が十分に検討され，より実践的な指針が提唱されることが期待される．

梅村　穣 / 小倉裕司
（大阪大学医学部附属病院高度救命救急センター）

● References

1）西田 修，小倉裕司，井上茂亮ほか：日本版敗血症診療ガイドライン 2016. http://www.jaam.jp/html/info/2016/pdf/J-SSCG2016_ver2.pdf
2）World Sepsis Day. https://www.world-sepsis-day.org/
3）Ogura H, Gando S, Iba T et al：SIRS-associated coagulopathy and organ dysfunction in critically ill patients with thrombocytopenia. *Shock* **28**：411-418, 2007
4）Gando S, Saitoh D, Ogura H et al：A multicenter, prospective validation study of the Japanese Association for Acute Medicine disseminated intravascular coagulation scoring system in patients with severe sepsis. *Crit Care* **17**：R111, 2013
5）Slade E, Tamber PS, Vincent JL：The Surviving Sepsis Campaign: raising awareness to reduce mortality. *Crit Care* **7**：1-2, 2003
6）Rhodes A, Evans LE, Alhazzani W et al：Surviving Sepsis Campaign: International Guidelines for Management of Sepsis and Septic Shock: 2016. *Intensive Care Med* **43**：304-377, 2017
7）Colman RT, Robby SJ, Minna JD：Disseminated intravascular coagulation (DIC): an approach. *Am J Med* **52**：679-689, 1972
8）Taylor FB Jr, Toh CH, Hoots WK et al：Towads definition, clinical and laboratory criteria, and a scoring system for disseminated intravascular coagulation. *Thromb Haemost* **86**：1327-1330, 2001
9）Gando S, Iba T, Eguchi Y et al：A multicenter, prospective validation of disseminated intravascular coagulation diagnostic criteria for critically ill patients: comparing current criteria. *Crit Care Med* **34**：625-631, 2006
10）Wada H, Takahashi H, Uchiyama T et al：The approval of revised diagnostic criteria for DIC from the Japanese Society on Thrombosis and Hemostasis. *Thromb J* **15**：17, 2017
11）日本血栓止血学会学術標準化委員会 DIC 部会：科学的根拠に基づいた感染症に伴う DIC 治療のエキスパートコンセンサス．血栓止血誌 **20**：77-

トピックス

113, 2009

12) Levi M, Toh CH, Thachil J, Watson HG : Guidelines for the diagnosis and management of disseminated intravascular coagulation. British Committee for Standards in Haematology. *Br J Haematol* **145** : 24-33, 2009

13) Di Nisio M, Baudo F, Cosmi B et al : Diagnosis and treatment of disseminated intravascular coagulation: guidelines of the Italian Society for Haemostasis and Thrombosis (SISET). *Thromb Res* **129** : e 177-184, 2012

14) Vincent JL, Ramesh MK, Ernest D et al : A randomized, double-blind, placebo-controlled, Phase 2 b study to evaluate the safety and efficacy of recombinant human soluble thrombomodulin, ART-123, in patients with sepsis and suspected disseminated intravascular coagulation. *Crit Care Med* **41** : 2069-2079, 2013

MEMO

メディカルスタッフのDIC診療ー看護師の立場から

1 症 例

事例を紹介する．70歳代後半，男性．消化管穿孔で手術しICUに入室．4日後にICUを退室したが，感染症を合併し，再入室した．腹部には敗血症の原因と思われる膿瘍があり，ドレーン数本の管理と，開腹洗浄を何回か行っていた．術後7日目からショック状態となり，昇圧剤の投与を始めた．さらに急性腎障害を引き起こし，持続ろ過透析を始めた．血小板や輸血の投与も始めた．9日目からは，痰の吸引時に出血が始まり，口腔ケア時も出血がみられるようになっていった．看護師は清潔ケアの処置の方法に悩むようになり，面会に来た家族も外観の変化に戸惑いを隠せない様子であった．

このような症例にかかわったことのある医療者は少なくない．そして，良いか悪いかは別として，職種によって最初のアプローチが異なることが予想される．一般的な看護師にとって，この症例で最初に問題視するのは多くの場合，出血についてである．その理由として，看護師は医療者の視点と家族の視点をもっていることが多く，目につきやすい出血に対して最初にアプローチすることが予測される．しかしながら，感染症が原因と考えられる播種性血管内凝固(disseminated intravascular coagulation；DIC)で本当に怖いことは出血ではなく，多数の微細血栓により，各臓器を養うはずの血管が潰れていくことである．多数の微細血栓により各臓器の血流が途絶えてしまえば，治療に必要な薬剤も血流も，目標とする臓器に届かないことになり，行き着く先は多臓器障害である．したがって，この症例は白血病や大動脈瘤が原因の線溶亢進型のDICと比較すると，出血しにくいはずである．しかしながら，臨床では線溶抑制型だとしても，出血のコントロールに難渋する症例は存在する．しかも，出血のコントロールが難しくなっているこの状態では，DICが進行していることが予測される．ショックによる組織の血流低下もある状態ではさらに生命予後が厳しい状況を示している．

2 看護師が知っておくべきこと

1．DICの基礎疾患

ここで，看護師のできることを2つ説明する．1つ目はDICを早期から疑うための目を養うことである．上記の症例のように，出血してからその人らしい外見をどうやって維持しようかと必死に模索するよりも，的確なタイミングで出血しないケアを考えるほうが合理的である．そのためには，DICの診断基準のなかでも「日本血栓止血学会DIC診断基準 2017年版」(表1～5)に示されている「DICの基礎疾患」(表1)[1]にある疾患に該当しないか意識することが必要になる．該当する場合，「日本救急医学会急性期DIC診断基準」(表2)[2]を用いてDICが疑わしいかを検討する．急性期DIC診断基準を使用するのは，看護師にも扱いやすく，迅速に判断できるからである．また，看護師が診断基準を使用する理由は詳細な診断ではなく，早期警戒と重症度の評価のためである．参考として，検査データ上で消費されやすい血小板とフィブリノゲン(第Ⅰ凝固因子)が上昇トレンドになった(とくに，補充療法に頼らず上昇が認められる)場合は，ほとんどの場合，病状が改善してきている．逆に，補充療法を行っても凝固因子の減少が食い止められない場合は，治療が奏功していないことを示す．

表１　DIC を疑う基礎疾患

1. 感染症（すべての微生物による）
2. 組織損傷
   外傷，熱傷，手術
3. 血管性病変
   大動脈瘤，巨大血管腫，血管炎
4. トキシン / 免疫学的反応
   蛇毒，薬物，輸血反応（溶血性輸血反応，大量輸血），移植拒絶反応
5. 悪性腫瘍（骨髄抑制症例を除く）
6. 産科疾患
7. 上記以外に SIRS を引き起こす病態
   急性膵炎，劇症肝炎（急性肝不全，劇症肝不全），ショック/低酸素，熱中症/悪性症候群，脂肪塞栓，横紋筋融解，ほか
8. その他

すべての生体侵襲は DIC を引き起こすことを念頭におく．

（文献２より引用）

表２　鑑別すべき疾患および病態

1. 血小板減少
   1）希釈・分布異常
      ①大量出血，大量輸血・輸液，ほか
   2）血小板破壊の亢進
      ①ITP，②TTP/HUS，③薬剤性（ヘパリン，バルプロ酸など），④感染（CMV，EBV，HIV など），⑤自己免疫による破壊（輸血後，移植後など），⑥抗リン脂質抗体症候群，⑦HELLP 症候群，⑧SLE，⑨体外循環，ほか
   3）骨髄抑制，トロンボポイエチン産生低下による血小板産生低下
      ①ウイルス感染症，②薬物など（アルコール，化学療法，放射線療法など），③低栄養（VitB12，葉酸），④先天性/後天性造血障害，⑤肝疾患，⑥血球貪食症候群（HPS），ほか
   4）偽性血小板減少
      ①EDTA によるもの，②検体中抗凝固剤不足，ほか
   5）その他
      ①血管内人工物，②低体温，ほか
2. PT 延長
   ①抗凝固療法，抗凝固剤混入，②Vit K 欠乏，③肝不全，肝硬変，④大量出血，大量輸血，ほか
3. FDP 上昇
   ①各種血栓症，②創傷治癒過程，③胸水，腹水，血腫，④抗凝固剤混入，⑤線溶療法，ほか
4. その他
   ①異常フィブリノゲン血症，ほか

診断に際して DIC に似た検査所見・症状を呈する以下の疾患および病態を注意深く鑑別する．

（文献２より引用）

表 3　SIRS の診断基準

体　温	＞38°C あるいは＜36°C
心拍数	＞90/分
呼吸数	＞20 回/分あるいは $PaCO_2$ ＜ 32mmHg
白血球数	＞12,000/mm³ あるいは＜4,000/mm³あるいは幼若球数＞10%

（文献 2 より引用）

表 4　急性期 DIC 基準（DIC は 4 点以上）

点数	SIRS（項目数）	血小板（μL）	PT 比	FDP（μg/mL）
0	0～2	12 万≦	＜1.2	＜10
1	≧3	≧8 万，＜12 万 あるいは 24 時間以内に 30%以上の減少	1.2≦	10～25
2	-	-	-	-
3	-	＜8 万 あるいは 24 時間以内に 50%以上の減少	-	25≦

注意

1）血小板数減少はスコア算定の前後いずれの 24 時間以内でも可能.

2）PT 比（検体 PT 秒 / 正常対照値）ISI=1.0 の場合は INR に等しい. 各施設において PT 比 1.2 に相当する秒数の延長または活性値の低下を使用してもよい.

3）FDP の代替として D-dimer を使用してよい. 各施設の測定キットにより以下の換算表を使用する.

SIRS：全身性炎症反応症候群，PT：プロトロンビン時間，FDP：フィブリンならびにフィブリノゲン分解産物.

（文献 2 より引用）

表 5　D-dimer/FDP 換算表

測定キット名	FDP 10 μg/mL	FDP 25 μg/mL
	D-dimer（μg/mL）	D-dimer（μg/mL）
シスメックス	5.4	13.2
日水製薬	10.4	27.0
バイオビュー	6.5	8.82
三菱化学メディエンス	6.63	16.31
ロッシュ・ダイアグノスティックス	4.1	10.1
積水メディカル	6.18	13.26
ラジオメーター	4.9	8.4

（文献 2 より引用）

トピックス

2. 出血しないためのケア

2つ目は，凝固因子の減少により出血傾向が進行してからのケアを習得することである．出血はおもに，気管支や口腔，咽頭粘膜で生じる．そのため，痰を多く吸引するために強い吸引圧を使用することや，口腔内を歯ブラシなどで強くこすることは，禁忌事項だと考えて間違いではない．痰を吸引する際は，吸引圧を 100～150 mmHg 程度に抑えるほうが安全である．どうしても痰が吸引できず，酸素化・換気に影響を及ぼす時は，可能であれば医師と相談し，気管支鏡で安全に痰を吸引するのが患者のためである．また，口腔内の汚れは歯ブラシではなく，柔らかいガーゼなどを用いて拭き取るようにする．血餅は感染対策として，出血しない程度に取り除くことが望ましい．口腔内のバイオフィルムを破壊するためにどうしても歯ブラシを使いたい場合は，口腔ケア時に自分の指を歯茎に当て，歯ブラシが歯牙だけを捉えるように工夫する．歯牙そのものからは出血はしないはずである．また，出血をガーゼなどの圧迫でコントロールできない時は，医師の許可を得たうえでアドレナリンを生理食塩水で 10 倍に希釈した液体を浸したガーゼで圧迫止血する方法もある．

まとめ

ここまで，看護師の立場で DIC 診療について説明してきた．看護師は目につきやすく，わかりやすいところから「ケア(世話)」をしようと考える．このことは，「キュア(治療)」の視点をもつ医師とは異なる視点をもつことを示す．どちらが良いという問題ではない．これからは互いの立場を考えながら，知恵を出し合うことのできる看護師が必要になるだろう．そのため，看護師にはケアとキュアの両方の視点を学んで欲しいと願っており，本稿がその一助になれば幸いである．

菅　広信
（秋田大学医学部附属病院看護部キャリア支援室）

● References

1）DIC 診断基準作成委員会：http://www.jsth.org/guideline/dic 診断基準 2017 年度版 /
2）日本救急医学会 DIC 委員会：急性期 DIC 診断基準－5. D ダイマー/FDP 換算表の項の改定－. 日救急医会誌　**24**：114-115, 2013

メディカルスタッフのDIC診療 ー臨床検査技師の立場から

はじめに

播種性血管内凝固(disseminated intravascular coagulation；DIC)には線溶抑制型，線溶均衡型，線溶亢進型の3つの病型が存在し[1]，出血傾向や臓器障害などの評価には臨床検査データが不可欠である．本稿では臨床検査技師の立場から，DICの診断や病態把握に必要な止血検査，および各検査データに影響を及ぼす要因について概説するとともに，検査データからDICを診断するためのアプローチについて述べる．

1 DICの診断と病態把握に必要な臨床検査

DICは背景に基礎疾患があるため，その本態を捉えるには診断基準に含まれる血小板数やフィブリノゲン，凝固線溶分子マーカーなどに加え，さまざまな検査データを総合的にみることが大切である．各検査におけるDICの検査所見と診断のポイントについて**表1**にまとめた．

2 止血検査データに影響を及ぼす要因

止血検査はさまざまな要因により検査データが変動するため，真のDICを診断するためにはこれらの変動要因を理解しておく必要がある．

1．検体採取上の要因

止血検査に用いる検体は抗凝固薬入りの採血管に採取す

るため検体凝固などの採血不良がある場合，血小板，フィブリノゲンは偽低値，凝固線溶分子マーカーは偽高値，プロトロンビン時間(prothrombin time；PT)や活性化部分トロンボプラスチン時間(activated partial thromboplastin time；APTT)はおもに短縮傾向を示す．とくに，APTT が 20 秒前後となるような極端な短縮がみられる場合は採血不良を疑う．

2. 生理的変動要因

新生児は凝固因子量が少なく PT，APTT は延長傾向，アンチトロンビンやプロテイン C, S は低値となる[2]．また，妊娠期では経時的に凝固因子活性，フィブリノゲンが増加，APTT が軽度短縮傾向となり，凝固活性化マーカーは微増する．新生児期や妊娠期は生理的に過凝固状態になりやすいため DIC の合併に注意し，血小板数や凝固活性化マーカーの動向を随時確認する必要がある．

3. 検査上の要因

血小板はエチレンジアミン四酢酸(ethylenediamine-tetra acetic acid；EDTA)偽性血小板減少症による偽低値を示す場合があることに注意する．また，止血検査は検体採取後の処理過程において凝固因子活性の低下などの影響により検査データに変動がみられるため，採取後は速やかに測定する必要がある[3]．

凝固線溶分子マーカーは各社測定試薬によりモノクローナル抗体の認識する分子が異なるため，とくにフィブリンならびにフィブリノゲン分解産物(fibrin and fibrinogen degradation products；FDP)，D-dimer(DD)の反応性が違うことに留意し[4]，必ず自施設の試薬特性を把握しておく必要がある．FDP と DD には理論的に FDP ≧ DD の関係が成り立つため，値の逆転が起きた場合は非特異反応または試薬の反応性が原因と考える．これらの鑑別には希釈

表 1　DIC の診断と病態把握に必要な検査と診断のポイント

検査項目	DIC の検査所見
血小板数	正常～低下
PT APTT	正常～延長
フィブリノゲン	微増～低下
FDP DD	増加
TAT PF1+2	増加
SF FMC	増加
PIC	微増～著増
PAI-I	微増～著増
AT	正常～低下
ALB T-CHO CHE	正常～低下*

＊：劇症肝炎や肝硬変などに伴う DIC では低下.
PT：プロトロンビン時間，APTT：活性化部分トロンボプラスチン時間，TAT：トロンビン－アンチトロンビン複合体，PF 1＋2：プロトロンンモノマー複合体，PIC：プラスミン－α_2 プラスミンインヒビター複アンチトロンビン，ALB：アルブミン，T-CHO：総コレステロール，

	臨床的意義と DIC 診断のポイント	鑑別が必要な病態
	5 万 /μL 以下は出血傾向が顕著 24 時間以内の極端な低下	肝機能障害，血液疾患 骨髄抑制の有無
	出血傾向や蛋白合成能を反映 消費性の凝固因子低下が著明になると延長	肝機能障害 抗凝固薬投与
	フィブリンの基質，急性期反応蛋白 敗血症に伴う場合は増加と消費亢進で 正常範囲内～微増となる 線溶亢進型で分解され著明に低下	肝機能障害 炎症性疾患の有無
	線溶マーカー，FDP≧DD の程度が大切 DD は安定化フィブリン形成の証拠となる	体腔液貯留，皮下血腫 血栓溶解療法
	トロンビン生成マーカー，凝固亢進 フィブリン形成の証拠にはならない	AT が低値の場合 TAT も低値
	フィブリン形成マーカー，凝固亢進 フィブリン形成の証拠となる	SF は FDP は含まない FMC は FDP も含む
	線溶活性化マーカー DIC の病型分類に有用	アミロイドーシス 骨髄腫，血栓溶解療法
	内皮細胞障害マーカー，線溶系を抑制する DIC の病型分類に有用，敗血症で著増	炎症性疾患， 動脈硬化など
	DIC が重症化すると低下 蛋白合成能のマーカーでもあり ALB や CHE などと併せて評価する DIC の予後に関与	肝機能障害， 先天性 AT 欠乏症 ヘパリン長期投与
	肝蛋白合成能マーカー 血小板や AT, PT, APTT, フィブリノゲンが 同時に低下している場合は蛋白合成能の 低下	消費性の凝固因子 低下と鑑別

FDP：フィブリンならびにフィブリノゲン分解産物，DD：D-dimer,
ビンフラグメント F 1 + 2，SF：可溶性フィブリン，FMC：フィブリ
合体，PAI- I：プラスミノゲンアクチベータインヒビター I，AT：
CHE：コリンエステラーゼ　（筆者作成）

トピックス

直線性試験が有効であり，直線性が認められない場合は非特異反応を疑う[5]．

4．投薬による影響

PT，APTT，フィブリノゲンの凝固時間を測定原理とする検査は抗凝固薬の影響を受けるため必ず投薬情報を把握しておく必要がある[6]．また，組織型プラスミノゲン活性化因子（tissue type plasminogen activator；t-PA）の投与後はFDP，DD，プラスミン-α_2プラスミンインヒビター複合体（plasmin-α_2 plasmin inhibitor complex；PIC）が異常高値を示し，とくにFDPが著増する．

3 DICと鑑別が必要な病態

止血検査の異常値は感染症や肝疾患，化学療法後などさまざまな病態においてもみられ，DICに特異的な所見とはいえない．真のDICを見極めるためには，血管内で凝固亢進が起きているかを考えることがポイントとなる．DICではFDP，DDが高率に陽性となるため診断のアプローチはFDP，DDの増加をもとに考えるとよい（**図1**）．FDPやDDは体腔液貯留時や皮下血腫により偽高値となるため，トロンビン・アンチトロンビン複合体（thrombin-antithrombin complex；TAT）や可溶性フィブリン（soluble fibrin；SF）による血管内凝固亢進の確認が有用である．ただし，これらは採血不良により偽高値を示すため結果の解釈に注意する[5]．

4 DICの新たな評価法

DICでは早期診断が有用であるといわれている[7]が，一般的な凝固線溶検査のみではpre-DIC状態を捉えることは難しい．TATやSFを用いることで過凝固状態を早期

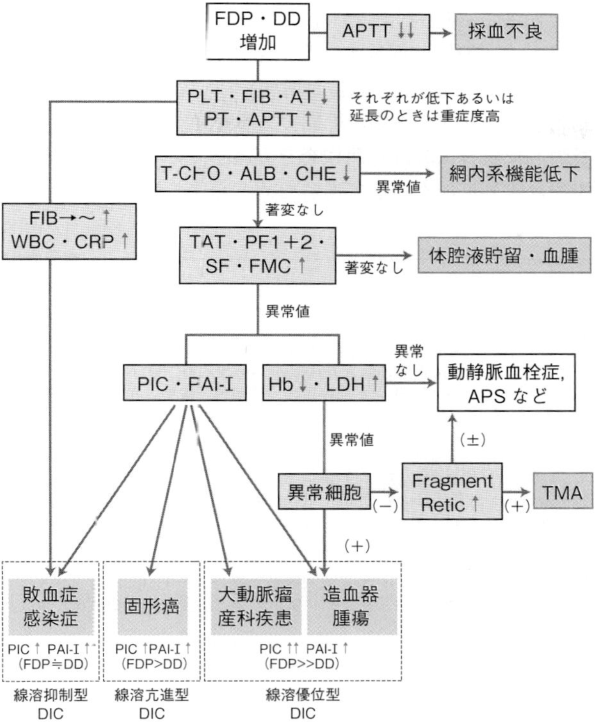

図 1　検査データからみる DIC 診断アプローチ

FDP：フィブリンならびにフィブリノゲン分解産物，DD：D-dimer，APTT：活性化部分トロンボプラスチン時間，PLT：血小板，FIB：フィブリノゲン，AT：アンチトロンビン，PT：プロトロンビン時間，T-CHO：総コレステロール，ALB：アルブミン，CHE：コリンエステラーゼ，WBC：白血球，CRP：C 反応性蛋白，TAT：トロンビン－アンチトロンビン複合体，PF 1＋2：プロトロンビンフラグメント F 1＋2，SF：可溶性フィブリン，FMC：フィブリンモノマー複合体，PIC：プラスミン－α_2 プラスミンインヒビター複合体，PAI-I：プラスミノゲンアクチベータインヒビターI，Hb：ヘモグロビン，LDH：乳酸脱水素酵素，Fragment：破砕赤血球，Retic：網赤血球，APS：抗リン脂質抗体症候群，TMA：血栓性微小血管障害症.

（文献 5 より改変）

に捉えることができるが，これらの検査は外部委託されることが多く，即日結果が得られない場合がある．近年，APTTなど凝固時間検査の測定過程で得られる凝固波形解析を用いた病態評価の報告が増加し[8-10]，DICにおいても重症度や出血傾向の評価が可能であるという報告がある[11,12]．凝固波形解析は凝固時間検査を実施している施設であれば簡便に実施可能な方法であるため，今後の臨床応用へ期待したい．

徳永尚樹
（徳島大学病院医療技術部）

● References

1） Asakura H：Classifying types of disseminated intravascular coagulation: clinical and animal models. *J Intensive Care* **2**：20, 2014
2） 山本信一：新生児，小児と血液凝固．武田純三編集．麻酔科医・集中治療医に必要な血液凝固，抗凝固，線溶系が分かる本．東京，真興交易（株）医書出版部，2015 p. 132-138
3） 家子正裕，小宮山豊，山崎 哲ほか：凝固検査検体取扱いに関するコンセンサス．日検血会誌 **17**：149-168, 2016
4） Madoiwa S, Kitajima I, Ohmori T et al：Distinct reactivity of the commercially available monoclonal antibodies of D-dimer and plasma FDP testing to the molecular variants of fibrin degradation products. *Thromb Res* **132**：457-464, 2013
5） 徳永尚樹：FDP, Dダイマー，臨床検査 増刊号 **59**：1116-1120, 2015
6） 徳永尚樹：PT・APTT・フィブリノゲン．日検血会誌 **29**：558-563, 2018
7） 林 朋恵，朝倉英策：DICの病態・診断．日検血会誌 **19**：344-347, 2008
8） Matsumoto T, Nogami K, Shima M：A combined approach using global coagulation assays quickly differentiates coagulation disorders with prolonged aPTT and low levels of FVIII activity. *Int J Hematol* **105**：174-183, 2017
9） Tokunaga N, Inoue C, Sakata T, et al：Usefulness of the second-derivative curve of activated partial thromboplastin time on the ACL-TOP coagulation analyzer for detecting factor deficiencies. *Blood Coagul Fibrinolysis* **27**：474-476, 2016
10） Wakui M, Fujimori Y, Katagiri H et al：Assessment of in vitro effects of direct thrombin inhibitors and activated factor X inhibitors through clot waveform analysis. *J Clin Pathol* **72**：244-250, 2019
12） Matsumoto T, Wada H, Niahioka Y et al：Frequency of abnormal biphasic aPTT clot waveforms in patients with underlying disorders associated with disseminated intravascular coagulation. *Clin Appl Thromb Hemost* **12**：185-192, 2006
13） Matsumoto T, Wada H, Fujimoto N et al：An Evaluation of the Activated Partial Thromboplastin Time Waveform. *Clin Appl Thromb Hemost* **24**：764-770, 2018

薬理作用
分類
病態と治療
処方の実際
トピックス
Q&A

MEMO

メディカルスタッフのDIC診療 ー薬剤師の立場から

はじめに

播種性血管内凝固(disseminated intravascular coagulation；DIC)は，対応に難渋する合併症である．当院のようなDICを専門とする常勤医師がいない中小病院においても，DICを合併し予後不良となる感染症患者を少なからず経験する．

そこで，われわれは医師のDIC早期診断と安全かつ効果的な治療をサポートすることを目的とし，2011年に医師と薬剤師双方が協働して，薬剤適正使用のためのDIC診療フローチャートを作成した[1]．

フローチャートの草案を薬剤部で作成し医師に提案，医局会にて修正を重ねた．対象疾患は感染症性DICとし，用いる診断基準は急性期DIC診断基準[2, 3]とした．治療に用いる薬剤は，当時一般病院でもようやく使用が可能になったトロンボモデュリン アルファ(遺伝子組換え)(recombinant human thrombomodulin；rhTM)製剤[4]と乾燥濃縮人アンチトロンビン(antithrombin；AT)Ⅲ製剤[5]とした．

1 薬剤適正使用のためのDIC治療フローチャートの作成

フローチャートの表面(**図1**)は，「予後改善が期待できない患者には，原則として投与しないこと」の項目からはじまり，出血，血小板数，フィブリンならびにフィブリノゲン分解産物(fibrin and fibrinogen degradation product；FDP)などを確認しつつ全身性炎症反応症候群(systemic inflammatory response syndrome；SIRS)の評価へ，ATⅢ活性の検査依頼後rhTM投与へと続く．全体を正しく把握して適切な薬剤投与へ迅速に進めるように制作した．改定 13 版では rhTM 投与終了の時期は離脱ではなく急性期 DIC スコアをできる限り下げた時点[6]となっているのがポイントである．裏面(**図 2**)は，急性期 DIC 診断基準の点数がつけられるチェック表と rhTM の適正使用を確認できるチェックボックス，さらに quick sequential organ failure assessment（quick SOFA，qSOFA）の確認方法を載せた．腎機能低下に対して減量しないこと[7]となっている点がポイントである．

2 症状詳記の記入例作成

検査項目が漏れたり，診療報酬の査定を心配して治療開始の判断が遅れたりすることをなくす目的で，正しい症状詳記の記入例(**図 3**)を作成し，提供した．

3 薬剤調製・投与作業表の作成

看護師が高額な薬剤の取り扱いをミスなく安心して行えるように「薬剤調製・投与作業表」(**図 4**)を作成し，投与時に副作用を確認できるようにチェック表も加えた．この表は，施用後毎日薬剤部に届く．

まとめ

2011 年 12 月の導入から 6 カ月間に 7 例の患者が DIC と診断され治療した．

平均年齢 83 歳で皆高齢であったが，副作用は全例で認められず，DIC 離脱率，30 日後の生存率はともに 86.0 % であった．これらを整備したことで，DIC の迅速な診断，そのためのスタッフの効率よいサポート，薬剤の適正使用，副作用の早期発見などが可能となり，DIC を専門とする

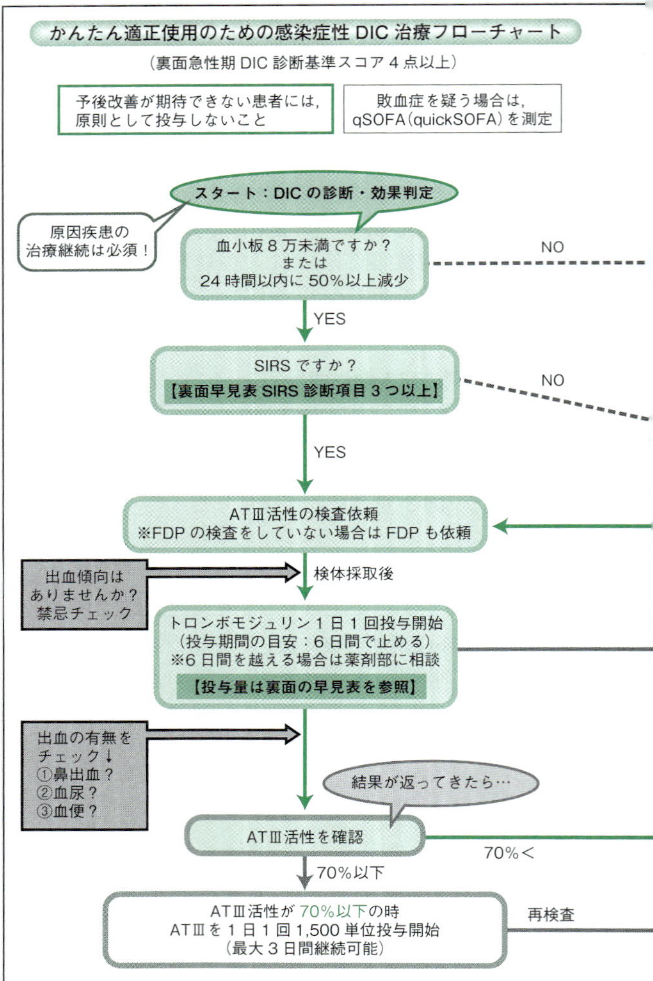
かんたん適正使用のための感染症性 DIC 治療フローチャート
（裏面急性期 DIC 診断基準スコア 4 点以上）
予後改善が期待できない患者には，原則として投与しないこと
敗血症を疑う場合は，qSOFA（quickSOFA）を測定
スタート：DIC の診断・効果判定
原因疾患の治療継続は必須！
血小板 8 万未満ですか？ または 24 時間以内に 50％以上減少
NO
YES
SIRS ですか？
【裏面早見表 SIRS 診断項目 3 つ以上】
NO
YES
ATⅢ活性の検査依頼
※FDP の検査をしていない場合は FDP も依頼
出血傾向はありませんか？禁忌チェック
検体採取後
トロンボモジュリン 1 日 1 回投与開始
（投与期間の目安：6 日間で止める）
※6 日間を越える場合は薬剤部に相談
【投与量は裏面の早見表を参照】
出血の有無をチェック↓
①鼻出血？
②血尿？
③血便？
結果が返ってきたら…
ATⅢ活性を確認
70％＜
70％以下
ATⅢ活性が 70％以下の時
ATⅢを 1 日 1 回 1,500 単位投与開始
（最大 3 日間継続可能）
再検査

図 1「かんたん適正使用のための感染症性 DIC 治療フローチャート」

専門家でなくても治療の概略が一目でわかるフローチャートは，医師の作業時に大きな効果を発揮する．SIRS：全身性炎症反応症候群，分解産物，PT：プロトロンビン時間．

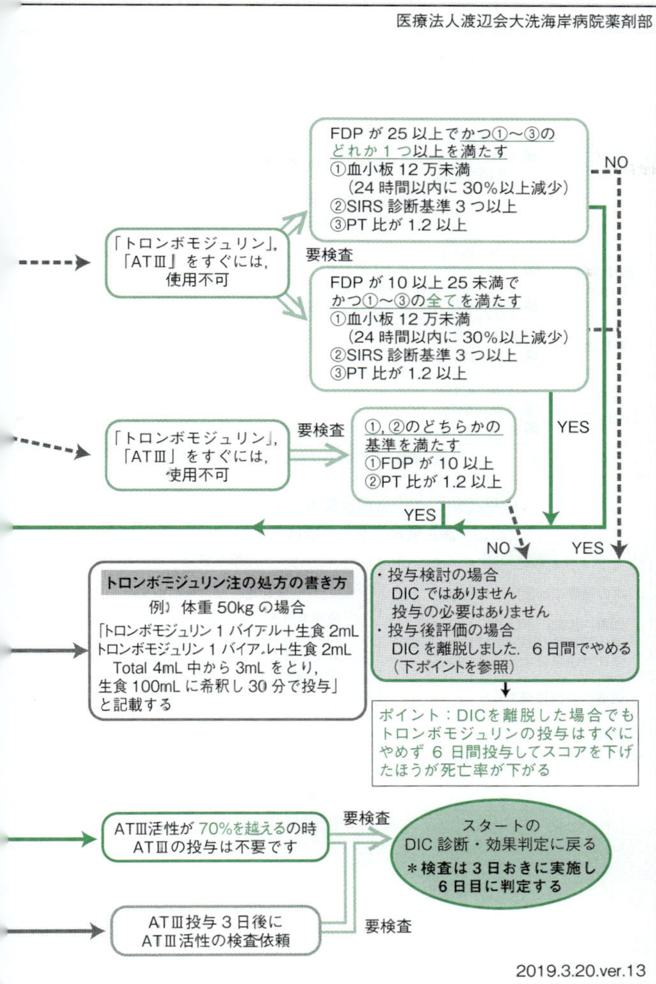
医療法人渡辺会大洗海岸病院薬剤部
FDP が 25 以上でかつ①～③のどれか 1 つ以上を満たす
①血小板 12 万未満
（24 時間以内に 30%以上減少）
②SIRS 診断基準 3 つ以上
③PT 比が 1.2 以上
NO
「トロンボモジュリン」，「ATⅢ」をすぐには，使用不可
要検査
FDP が 10 以上 25 未満でかつ①～③の全てを満たす
①血小板 12 万未満
（24 時間以内に 30%以上減少）
②SIRS 診断基準 3 つ以上
③PT 比が 1.2 以上
YES
「トロンボモジュリン」，「ATⅢ」をすぐには，使用不可
要検査
①, ②のどちらかの基準を満たす
①FDP が 10 以上
②PT 比が 1.2 以上
YES
NO
YES
トロンボモジュリン注の処方の書き方
例）体重 50kg の場合
「トロンボモジュリン 1 バイアル＋生食 2mL
トロンボモジュリン 1 バイアル＋生食 2mL
Total 4mL 中から 3mL をとり，
生食 100mL に希釈し 30 分で投与」
と記載する
・投与検討の場合
DIC ではありません
投与の必要はありません
・投与後評価の場合
DIC を離脱しました．6 日間でやめる
（下ポイントを参照）
ポイント：DICを離脱した場合でもトロンボモジュリンの投与はすぐにやめず 6 日間投与してスコアを下げたほうが死亡率が下がる
ATⅢ活性が 70%を越えるの時
ATⅢの投与は不要です
要検査
スタートの
DIC 診断・効果判定に戻る
＊検査は 3 日おきに実施し
6 日目に判定する
ATⅢ投与 3 日後に
ATⅢ活性の検査依頼
要検査
2019.3.20.ver.13

（表面）

の DIC 診断のサポートや，薬剤師の問い合わせ対応時，そして看護
AT：アンチトロンビン，FDP：フィブリンならびにフィブリノゲン
（大洗海岸病院薬剤部からの提供資料をもとに作成）

急性期 DIC 診断基準（下図スコア 4 点以上）

SIRS	□ 0 点：2 項目以下 ■ 1 点：3 項目以上 □体温：<36℃，あるいは 38℃< □心拍数：90回/分 < □呼吸数>20回/分，あるいは $PaCO_2$<32mmHg □白血球数：<4,000，あるいは 12,000<，あるいは 幼若球数>10%
血小板数 (/mm³)	□ 0 点：≧12 万 ■ 1 点：8 万≦　<12 万，あるいは 24 時間以内に 30%以上の減少 ■ 3 点：<8 万，あるいは 24 時間以内に 50%以上の減少
PT 比	□ 0 点：<1.2 ■ 1 点：≧1.2
FDP (μg /mL)	□ 0 点：<10 ■ 1 点：10≦　<25 ■ 3 点：≧25
チェックの合計：　　点	⬅ 4 点以上の場合，DIC と診断

トロンボモジュリン適正使用チェック

適正使用チェック項目

投与前

次の患者には使用不可［禁忌］

□頭蓋内出血，肺出血，消化管出血(継続的な吐血，下血，消化管潰瘍による出血) あり

□過敏症の既往歴あり

□妊婦

ポイント：チェックから腎機能を外した

投与中

次の場合は投与中止

□頭蓋内出血，肺出血，消化管出血（継続的な吐血，下血，消化管潰瘍による出血) の発現（因果関係の有無を問わず）

□トロンボモジュリンによる出血傾向の発現・増悪

次の場合は減量

(投与量早見表②を参照)

□患者の症状に応じて（ベネフィットがリスクを上回っている場合）

SIRS：全身性炎症反応症候群，AT：アンチトロンビン，
FDP：フィブリンならびにフィブリノゲン分解産物，PT：プロトロンビン時間.

図 2「かんたん適正使用のための感染症性 DIC 治療フローチャート」
フローチャート表面をサポートする．

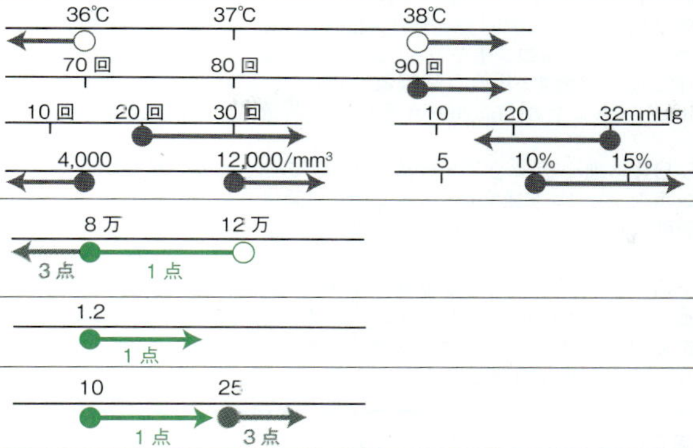

トロンボモジュリン投与量早見表　通常：投与必要量＝0.06mL× 体重 kg

通常の場合

380U/kg		調整法
体重 (kg)	投与必要量 (mL)	投与必要量を採って生食 100mL で希釈後 30 分で投与する
20	1.2	1 (V) を生食またはブドウ糖注射液 (5%) 2mL で溶解する
25	1.5	
30	1.8	
35	2.1	2 (V) を生食またはブドウ糖注射液 (5%) 2mL で溶解する
40	2.4	
45	2.7	
50	3	
55	3.3	
60	3.6	
65	3.9	
70	4.2	3 (V) を生食またはブドウ糖注射液 (5%) 2mL で溶解する
75	4.5	
80	4.8	

ポイント

腎機能が低下していても，原則減量はしない

減量の場合

130U/kg		調整法
体重 (kg)	投与必要量 (mL)	投与必要量を採って生食 100mL で希釈後 30 分で投与する
20	0.4	1 (V) を生食またはブドウ糖注射液 (5%) 2mL で溶解する
25	0.5	
30	0.6	
35	0.7	
40	0.8	
45	0.9	
50	1	
55	1.1	
60	1.2	
65	1.3	
70	1.4	
75	1.5	
80	1.6	

quickSOFA

＊呼吸回数 ≧22回/分
＊意識レベルの変化 GCS<15
＊収縮期血圧 ≦100mmHg

上記2項目以上該当で敗血症を疑い
⇒SOFAへ

SOFAスコア2点以上上昇で敗血症

（裏面）

（大洗海岸病院薬剤部からの提供資料をもとに作成）

トピックス

○○で入院した患者．肺炎発症後に血小板低下が持続し，○月○日の PT-INR が 1.25，血小板数が 8 万，SIRS 3 項目，FDP24 で急性期 DIC スコア 4 点となり，DIC と診断したため，ATⅢ活性検査を依頼し，トロンボモジュリンを 19,000 単位投与した．
（敗血症と診断する場合：呼吸数 25回/分，収縮期血圧 90mmHg qSOFA で 2 項目，SOFA で 2 点上昇確認で敗血症と診断した）

3 日後に血小板は 9 万と軽度に上昇がみられたが，低値のためトロンボモジュリンを通常用法通りの 6 日間投与した．ATⅢは 43%と著明に低下していたため重症と判断し ATⅢ1,500 単位を投与した．

トロンボモジュリンを 6 日間，ATⅢを 3 日間投与し○月○日血小板は 12 万と改善，急性期 DIC スコア 1 点となり DIC を離脱したため投与終了とした．その後抗生剤投与にて肺炎，敗血症は改善し，抗生剤投与も終了した．

- 適正使用しているにもかかわらずレセプトで切られるのを防ぐ手助け
- 医師の切られたらどうしようという不安解消の手助け（治療の遅れを回避）

図 3　医師へのサポート（症状詳記の記入例）

（大洗海岸病院薬剤部からの提供資料をもとに作成）

医師がいない中小の病院においても薬剤師を含むチームで早期に，大病院と同じように適切に DIC 治療に取り組むことが可能になったと考える．

今回の取り組みは医政局長通知[8]の実践，プロトコールに基づく薬物治療管理（protocol based pharmacotherapy management；PBPM）業務[9]の実践になったと考える．

新井克明
（大洗海岸病院薬剤部）

大洗　太郎　様

☑体重　（　50　kg）
☑出血の有無（あり・なし）
☑AT 値の測定依頼

トロンボモジュリン調製方法

①

※使用する時まで，バイアルの箱を開けない！！

（1V＝4 万円する薬剤のため）

①1 バイアルあたり**生食 2 mL** ずつ入れて，溶解する

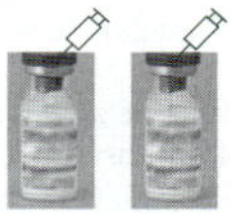

②

②バイアルから **必要量 3 mL** を取り，
生食 100mL に入れ，希釈する

残液は，
再使用せず
廃棄すること

③**10** 時 **30** 分から

30 分で，点静注する（通常 6 日間）
（点滴時間は，長くても短くてもダメです！！）

トロンボモジュリン投与後，下記のチェックをお願いします．

投与日：2013 年 8 月 19 日

☑鼻血（あり・なし）
☑血痰（あり・なし）
☑血便（あり・なし）
☑血尿（あり・なし）
☑カテーテル穿刺部からの出血（あり・なし）

③

出血ありの時は
主治医へ
報告して下さい

2013/08/19 版　　チェック後，この用紙を**薬剤部**までお願いします．

図 4　看護師へのサポート（薬剤調製・投与作業表）

（大洗海岸病院薬剤部からの提供資料をもとに作成）

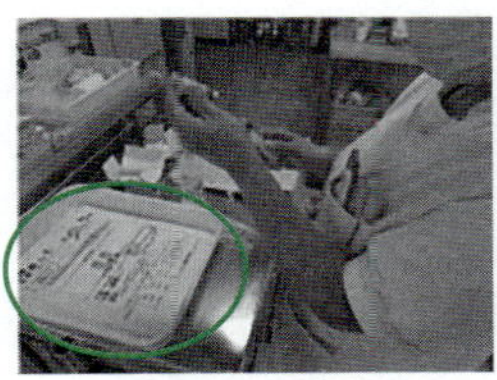

看護師の使用状況

【ポイント】
①高額な医薬品であることのアピール．
②溶解操作でミスを起こさないように溶解方法を説明．
③毎日，投与後すぐに看護師にこの副作用チェックをしてもらう．
・本シートと薬剤を毎回セットで病棟に払い出す．
・チェック後，このシートを薬剤部に返却してもらう．

トピックス

● References

1）新井克明，荘司範子：早期治療と適正使用のための中小病院薬剤師による感染症性DIC診療フローチャート作成の試み．医薬ジャーナル **53**：905-911，2017
2）丸藤 哲，射場敏明，江口 豊ほか：急性期DIC診断基準 多施設共同前向き試験結果報告．日救急医会誌 **16**：188-202，2005
3）Gando S, Iba T, Eguchi Y et al：A multicenter, prospective validation of disseminated intravascular coagulation diagnostic criteria for critically ill patients: comparing current criteria. *Crit Care Med* **34**：625-631, 2006
4）Wada H, Asakura H, Okamoto K et al：Expert consensus for the treatment of disseminated intravascular coagulation in Japan. *Thromb Res* **125**：6-11, 2010
5）Gando S, Saitoh D, Ishikura H et al：A randomized, controlled, multicenter trial of the effects of antithrombin on disseminated intravascular coagulation in patients with sepsis. *Crit Care* **17**：R 297, 2013
6）鈴木秀明，黒田修一，大重秀世ほか：トロンボモデュリン アルファ（TM-α）使用成績調査のサブグループ解析－感染症DICのTM-α最終投与後の急性期DICスコアと転帰の関連－．新薬と臨牀 **68**：175-193，2019．
7）Hayakawa M, Kushimoto S, Watanabe E et al：Pharmacokinetics of recombinant human soluble thrombomodulin in disseminated intravascular coagulation patients with acute renal dysfunction. *Thromb Haemost* **117**：851-859，2017
8）厚生労働省：医療スタッフの協働・連携によるチーム医療の推進について．厚生労働省医政局長通知（医政発0430第1号）．2010
9）一般社団法人日本病院薬剤師会．プロトコールに基づく薬物治療管理（PBPM）の円滑な進め方と具体的実践事例（Ver.1.0）．2016． http://www.jshp.or.jp/cont/16/0331-1.pdf

MEMO

トピックス

Chapter 6
Pharma Navigator

Question & Answer

Chapter 6　Question & Answer

いわゆる「線溶抑制型」DIC と「線溶亢進型」DIC では，DIC 治療薬の使い分けが必要でしょうか

A

はじめに

播種性血管内凝固(disseminated intravascular coagulation；DIC)は，さまざまな基礎疾患によって持続的に凝固系が活性化され，全身の微小血管内に血栓(微小)が多発する病態であり，重症化すると微小循環不全による臓器障害や，血小板，凝固因子の消費による出血傾向などをきたす症候群である．DIC を引き起こす基礎疾患としては，急性白血病，敗血症，固形癌，常位胎盤早期剝離などの多くの疾患[1]が知られているが，基礎疾患によって DIC の病態は大きく異なることが最近明らかにされている．すなわち，外科領域や救急領域の多くの DIC は炎症性サイトカインに伴う全身性炎症反応症候群(systemic inflammatory response syndrome；SIRS)の病態と密接に関係しており，それによって引き起こされる生体侵襲が DIC の引き金となる．内科領域の DIC でも，感染症(とくに敗血症)を基礎疾患とした DIC は，外科領域や救急領域と同様に SIRS の病態と密接に関連している．このような病態から発症した DIC は，いわゆる「線溶抑制型」DIC と呼ばれている．一方，上記とは異なった病態をもつ DIC も内科領域には存在する．それは急性白血病や固形癌を基礎疾患とした DIC で，線溶系が著しく活性化され，出血症状を伴いやすい．このような病態の DIC は，いわゆる「線溶亢進型」DIC と呼ばれている．

このように DIC の病態は基礎疾患によって違いがあるため，DIC の診断や治療においてもそれぞれの病態に応じた検査や治療が必要になってくる．本稿では，「線溶抑制型」DIC と「線溶亢進型」DIC において，DIC 治療薬

の使い分けが必要かというテーマで解説したい.

1　線溶抑制型 DIC の病態

すでに述べたように，感染症は SIRS を引き起こすが，SIRS それ自体は生理的な反応と考えられるので，その原因となった侵襲(たとえば感染)がなくなれば 2～3 日のうちに消失する．しかし侵襲が強かったり，治療が奏効しなかったりすると，SIRS(感染症)が重症化して生体に悪影響を及ぼし，DIC や多臓器不全を惹起する．その原因としては，SIRS(感染症など)の発症に伴って産生される腫瘍壊死因子(tumor necrosis factor；TNF)，インターロイキン(interleukin；IL)-1，IL-6 などの炎症性サイトカインが関与しており，これらのサイトカインは同時に凝固系も活性化することが知られている．したがって SIRS(感染症)の重症度が増せば DIC の合併頻度も増加することとなる．また，生体が侵襲にさらされるとマクロファージや単球などから，致死性のメディエーターといわれている high mobility group box 1 protein(HMGB 1)が放出され，DIC の進展に関与していることが明らかになっている．この HMBG 1 は damage-associated molecular patterns (DAMPs)のひとつであるが，DAMPs は生体侵襲によって生体細胞から生じる分子類のことを意味しており，アデノシン三リン酸(adenosine triphosphate；ATP)やヒストンなども含まれる．

SIRS(感染症)に関連した DIC(線溶抑制型 DIC)の臨床的な特徴としては，臓器症状(臓器障害)が出現しやすいことが挙げられ，出血症状はまれとされている．その理由のひとつは，前述のごとくケミカルメディエーターなどによってプラスミノゲンアクチベーターインヒビター-Ⅰ(plasminogen activator inhibitor-Ⅰ；PAI-Ⅰ)の産生が亢進して線溶系が抑制されるためと考えられている．すなわち，生体内では血栓が形成されると速やかに線溶系も活性化され，血栓形成による臓器障害を防いでいる．ところがSIRS（感染症）に関連したDICでは，線溶系が低下しているため微小血栓の溶解能が抑制されて末梢組織への酸素供給が減少し，さらに炎症性サイトカインによる血管内皮細胞障害が組織の酸素代謝失調を招くことにより，臓器障害が進行してゆくと考えられている．

2　線溶抑制型DICの治療

SIRSを伴う線溶抑制型DICの治療に関して，日本血栓止血学会学術標準化委員会DIC部会が，「科学的根拠に基づいた感染症に伴うDIC治療のエキスパートコンセンサス」を公表している．SIRSを伴う線溶抑制型DICの治療には，このコンセンサスを参考にした治療が有用と思われる．アンチトロンビン（antithrombin；AT）については，「推奨度B_1」という，比較的高い推奨度が与えられた．敗血症性DICでは凝固と炎症のクロストークにより血管内皮細胞障害から多臓器障害へ進展するため，ATのように抗凝固作用に加えて抗炎症作用か期待できるものが理論的に望ましい[1]．ただし，エキスパートコンセンサスでは主として海外のsepsis trialの結果を根拠としているため[2,3]，投与量や投与期間など，今後検討されるべき課題も残る．

遺伝子組換え型トロンボモジュリン（ricombinant thrombomodulin；rTM）については，2014年1月の日本血栓止血学会誌に「科学的根拠に基づいた感染症に伴うDIC治療のエキスパートコンセンサスの追補」が掲載[4]され，AT製剤と同様に比較的高い推奨度が与えられた．その理由としてrTMは，抗凝固作用のほかにHMGB1を吸着して，それを中和・分解するなどの抗炎症反応[5]を有しており，敗血症性DICの治療薬としては合目的な薬理作用をもっている．また，DIC患者232例（基礎疾患は造血器悪性腫瘍と感染症）を対象とした多施設二重盲検試験の成績[6]が公表されたが，未分画ヘパリンに比べてrTMは有意にDIC

離脱率を増加させ，出血の副作用を減少させたことから，これらを総合的に判断して，その推奨度が比較的高くなった(臓器障害型 B_1)と考えられる．

3　線溶亢進型 DIC の病態

DIC の臨床症状は，2 大症状として臓器障害と出血症状がある．臓器症状はすでに述べたように感染症性 DIC で出現しやすく，微小血栓の多発が臓器障害に関与している．出血症状は，急性白血病を含む造血器悪性腫瘍などを基礎疾患とした DIC で出現しやすい．その機序として，凝固因子や血小板の消費性減少に加えて(現病での血小板減少に DIC の消費性血小板減少が加わるため，血小板はさらに減少しやすい)，線溶系が活性化されることで出血症状がより出現しやすくなる．その典型は急性前骨髄球性白血病(acute promyelocytic leukemia；APL)に合併した DIC 患者で，線溶系の活性化マーカーであるプラスミン-α_2 プラスミンインヒビター複合体(plasmin-α_2 plasmin inhibitor complex；PIC)が高値となり，フィブリノゲン(fibirinogen；Fbg)が低下して典型的な線溶亢進型の DIC となり，出血傾向が出現してくる．しかし，APL 以外の造血器悪性腫瘍に合併した DIC 症例では，線溶系の亢進程度と DIC の関係に関して不明な点が多い．そこで，われわれは造血器悪性腫瘍に合併した DIC 症例での PIC 値や Fbg 値を検討した．対象症例は，APL を除く造血器悪性腫瘍に合併した DIC 28 例で，基礎疾患は急性骨髄性白血病が 9 例，急性リンパ性白血病が 3 例，悪性リンパ腫が 12 例，多発性骨髄腫が 3 例，造血器悪性腫瘍に伴った血球貪食症候群 1 例であった．その結果，PIC の平均値は 4.5 μg/mL と高値を示し，Fbg 値は 28 例中 14 例で 150 mg/dL 以下であった．すなわち，造血器悪性腫瘍に伴った DIC では APL ほどではないにしても線溶系が亢進し，低 Fbg になっている患者(線溶亢進型 DIC)が多いことが判明した[7]．

また，線溶亢進型DICを合併しやすい基礎疾患として，前立腺癌，悪性黒色腫，肺癌などの腫瘍や，血管腫(とくにKasabach-Merritt症候群)，大動脈瘤などが挙げられる．

4　線溶亢進型DICの治療

線溶亢進型DICでは，出血症状が多い．そのような患者の治療としては，強力な抗凝固作用をもつ未分画ヘパリンは不適当と考えられる．このようなDIC患者の治療薬としては，合成プロテアーゼ阻害薬(synthetic protease inhibitor；SPI)やAT，rTMなどが推奨される．SPIは抗トロンビン作用が少なく，抗線溶作用(とくにナファモスタット)もあることから，APLなどの出血症状の強い場合には有用と思われる．また，rTMはその作用機序からDICに伴う出血症状を助長する可能性が少ない薬剤と考えられ，実際に第Ⅲ相臨床比較試験でそれが証明されていることから，rTMは出血傾向を伴いやすい線溶亢進型DICにおいて使いやすく，第一選択薬として期待できる薬剤と考えられる[6]．

―――川杉和夫
(帝京大学医学部内科学講座)

● References

1）江口 豊：敗血症の予後改善のために—DIC の治療戦略．血液フロンティア **21**：1024-1035，2011
2）Warren BL, Eid A, Singer P et al：Caring for the critically ill patient. High-dose antithrombin III in severe sepsis：a randomized controlled trial. *JAMA* **286**：1869-1878, 2001
3）Kienast J, Juers M, Wiedermann CJ et al：Treatment effects of high-dose antithrombin without concomitant heparin in patients with severe sepsis with or without disseminated intravascular coagulation. *J Thrombo Haemost* **4**：90-97, 2006
4）日本血栓止血学会学術標準化委員会 DIC 部会ガイドライン作成委員会：科学的根拠に基づいた感染症に伴う DIC 治療のエキスパートコンセンサスの追補．日本血栓止血学会 **25**：123-125，2014
5）Ito T, Kawahara K, Okamoto K et al：Proteolytic cleavage of high mobility group box 1 protein by thrombin-thrombomodulin complexes. *Arterioscler Thromb Vasc Biol* **28**：1825-1830, 2008
6）Saito H, Maruyama I, Shimazaki S et al：Efficacy and safety of recombinant human soluble thrombomodulin (ART-123) in disseminated intravascular coagulation：results of a phase Ⅲ, randomized, double-blind clinical trial. *J Thromb Haemost* **5**：31-41, 2007
7）川杉和夫：急性骨髄性白血病に合併した DIC に対する rTM 製剤の効果．血液・腫瘍科 **60**：526-531, 2010

Q2 SIRSはDICを合併しやすいと聞きます．SIRSという疾患概念について教えてください

A

1 全身性炎症反応症候群（SIRS）の概念

1991年8月に米国胸部医学会（American College of Chest Physicians；ACCP）と米国集中治療医学会（Society of Critical Care Medicine；SCCM）の合同カンファレンス（ACCP/SCCM consensus conference）において，これまで漠然としていた「炎症」の概念を初めて定義し，かつ定量的に評価することが提唱され，合意が得られた[1,2]．これが，全身性炎症反応症候群（systemic inflammatory response syndrome；SIRS）の概念（図1）であり，その診断基準は「体温，脈拍数，呼吸数および白血球数の4項目で評価し，うち2項目以上で異常を認める場合にSIRSと診断する．」と定義された（表1）．

前述した4項目がSIRSの評価項目として採択された経緯は，どうやら単に古くから感染症の際に用いられる標準

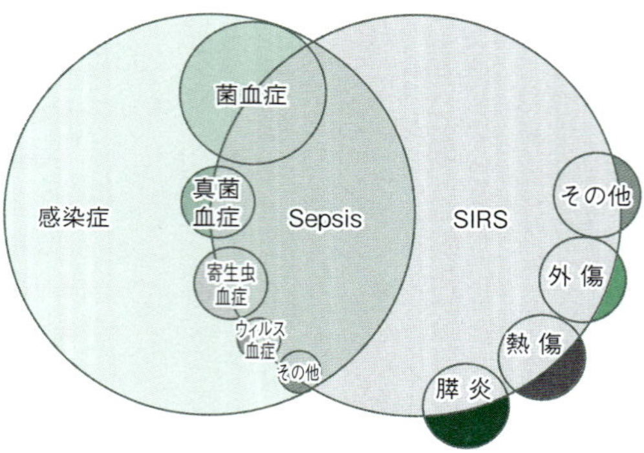

図1 SIRS/Sepsis-1の概念図

（文献1，2より改変）

表1　SIRSの診断基準

評価項目	陽性基準	基準値
体温	<36℃, >38℃	36〜37℃
脈拍数	>90/分	60〜80/分
呼吸数	>20/分, $PaCO_2$<32 torr	15〜20/分 35〜45 torr
白血球数	>12,000/mm^3, <4,000/mm^3 幼若白血球>10%	4,000〜11,000/mm^3 2〜10%

上記陽性基準を2項目以上満たす場合に，SIRSと診断する

（文献1，2より改変）

的評価項目という理由からだけであり，評価項目の採択に際して明確なエビデンスが存在したわけではなさそうである．ただし，体温，脈拍数，呼吸数，白血球数の4項目に異常がないかどうかを見極めるのは最も簡便な方法と思われ，また，いつでもどこでも炎症の存在をある程度評価できることからこの診断基準は世界中で広く受け入れられた．

さて，SIRSとともに，Sepsisという言葉をよく耳にする．Sepsisは1992年のACCP/SCCM合同カンファレンスにより「感染に伴ってSIRS診断基準を満たした状態」と定義された[3]．これがいわゆる“Sepsis-1”である（**図1**）．Sepsisに対応した適切な日本語表現がないため，わが国では慣習的に「セプシス」と呼称しているが，概念的には「敗血症」とほぼ同義語として解釈されており，Sepsis病態において血中から病原体が検出された場合を菌血症，そうでない場合には敗血症と一般的に呼称されている．

2　SIRSの紆余曲折

1991年に提唱されたSIRSの概念は，その後全世界で広く受け入れられた．しかし，その一方で，SIRSに至った原因疾患の特定や　疾患別に生じる特別な生体反応を認識

するには，あまりにも非特異的すぎる診断基準であるとの批判的意見も多く[4,5]，このような経緯から，2001 年に ACCP と SCCM に加え，欧州集中治療医学会（European Society of Intensive Care Medicine；ESICM），米国胸部疾患学会（American Thoracic Society；ATS），外科感染症学会（Surgical Infection Society；SIS）が参加して，SIRS に対する妥当性が再評価された[6]．この結果，SIRS の定義は妥当であるものの，診断基準は感度が高い一方で，特異度が低いと結論付けられた．その際，Sepsis の新たな定義

表 2　Sepsis の診断基準（2001 年版）

感染症の存在が確定もしくは疑いであり，かつ下記のいくつかを満たす	
全身状態	・発熱：深部体温＞38.3℃ ・低体温：深部体温＜36℃ ・頻脈：脈拍数＞90 回/分，もしくは＞年齢平均の 2SD ・頻呼吸 ・精神状態の変化 ・明らかな浮腫または体液過剰：24 時間以内でのプラスバランス 20mL/kg ・高血糖：糖尿病の既往がない症例で血糖値＞120mg/dL
炎症所見	・白血球上昇＞12,000/μL ・白血球低下＜4,000/μL ・白血球正常で＞10% の幼若白血球を認める ・CRP＞基準値の 2SD ・プロカルシトニン＞基準値の 2SD
循環動態	・血圧低下：収縮期血圧＜90mmHg，平均血圧 ＜70mmHg，もしくは成人で正常値より 40mmHg 以上の低下，小児で基準値より 2SD（標準偏差）以上の低下 ・混合静脈血酸素飽和度（SvO_2）＞70% ・心係数（CI）＞3.5L/分/m^2
臓器障害	・低酸素血症：P/F（PaO_2/FiO_2）＜300 ・急性の乏尿：尿量＜0.5mL/kg/時が少なくとも 2 時間持続 ・クレアチニン＞0.5mg/dL ・血小板＜10 万 / μL ・凝固異常：PT-INR＞1.5，もしくは APTT＞60 秒 ・イレウス：腸蠕動音の消失 ・総ビリルビン＞4mg/dL
組織灌流	・高乳酸血症＞1mmol/L ・毛細血管の再還流低下 あるいは斑紋様皮膚（mottling skin）

（文献 6 より改変）

(Sepsis-2)も提唱され，2003年に公表された(**表2**)[6]．しかし，Sepsis-2の診断基準は全身状態や炎症所見，臓器障害などから成る24項目を評価し，しかもSepsis陽性となる項目数が規定されていないなど，診断手順が煩雑な割に明確にSepsisを診断できる基準ではなく，曖昧さが残ることが指摘された．加えて，ICU患者を対象に，Sepsis-1とSepsis-2の診断基準を比較した観察研究において，Sepsis診断に関する感度，特異度やSepsisの判別特性に大差がないことが判明した[7]．このような理由から，Sepsis-2の診断基準は普及しなかった．

その後，Sepsisの概念は変化し，Sepsisは「Sepsis is a life-threatening condition that arises when the body's response to an infection injures its own tissues and organs.(感染に対する生理的生体反応が，自身の組織や臓器を損傷する病的反応に変化した致死的病態である)」として，Sepsisを「Sepsis is defined as life-threatening organ dysfunction caused by a dysregulated host response to infection.(感染症に対する制御不能な宿主反応に起因した生命を脅かす臓器障害)」と定義することが提案され，Sepsisは単なる炎症病態ではなく，その視点を臓器障害に向ける必要性が指摘された[8]．

この主張に基づき，Sepsisは「感染に対する制御不能な宿主反応に起因した生命を脅かす臓器障害」と定義され[9]，Sepsisの新たな診断基準であるSepsis-3が公表された[9](**図2**)．これに伴って，感染に非特異的なSIRSの診断がSepsisの評価項目から除外され，新たに臓器障害を評価するためのsequential organ falure assessment (SOFA)スコア(**表3**)[10]が評価項目に加わることとなった．

ここで注意すべきは，Sepsisを診断する際にSIRSの診断が除外されたからといって，SIRSの概念や診断基準が否定されたわけではないことである．それが証拠に，Sepsis-3を公表したJAMA論文[9]には，「Controversies and Limita-

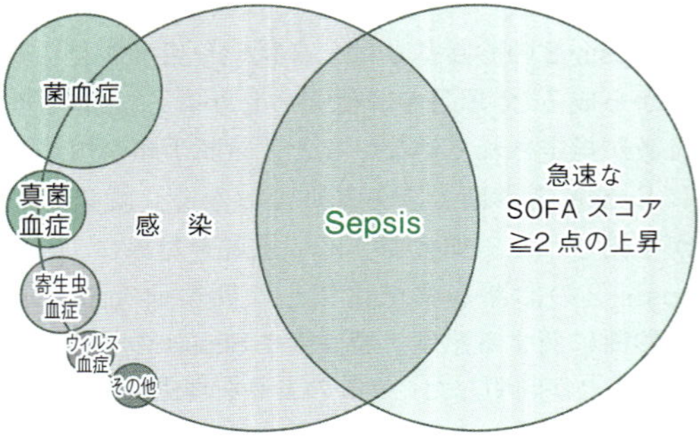

図 2　Sepsis-3 の概念図

（筆者作成）

表 3　SOFA スコア

スコア	0	1	
意 識 Glasgow coma scale	15	13～14	
呼 吸 PaO_2/FiO_2（mmHg）	≧400	＜400	
循 環	平均血圧 ≧70mmHg	平均血圧 ＜70mmHg	
肝 血漿ビリルビン値 （mg/dL）	＜1.2	1.2～1.9	
腎 血漿クレアチニン値 尿量（mL/day）	＜1.2	1.2～1.9	
凝 固 血小板数（$\times 10^3/\mu L$）	≧150	＜150	

tions」の項目で「The task force wishes to stress that SIRS criteria may still remain useful for the identification of infection.」と記載され，SIRS 診断基準が依然として感染症の特定に有用であることを強調している．

3　SIRS の発症機序

生体に大きな侵襲が加わった場合，生体反応として単球，マクロファージや樹状細胞が活性化される．これら免疫細胞の活性化により，免疫細胞からはインターロイキン(interleukin；IL)-1β，IL-6 あるいは腫瘍壊死因子(tumor necrosis factor；TNF)-α などの炎症性サイトカインおよび IL-8 をはじめとしたケモカイン(走化性サイトカイン；chemotactic cytokine)などの多彩なメディエーターが血中

	2	3	4
	10～12	6～9	<6
	<300	<200 および呼吸補助	<100 および呼吸補助
	ドパミン <5μg/kg/分 あるいは ドブタミンの併用	ドパミン 5～15μg/kg/分 あるいは ノルアドレナリン ≦0.1μg/kg/分 あるいは アドレナリン ≦0.1μg/kg/分	ドパミン >15μg/kg/分 あるいは ノルアドレナリン >0.1μg/kg/分 あるいは アドレナリン >0.1μg/kg/分
	2.0～5.9	6.0～11.9	≧12.0
	2.0～3.4	3.5～4.9 <500	≧5.0 <200
	<100	<50	<20

(文献 10 より改変)

に放出され，生体は高サイトカイン血症(いわゆるサイトカインの嵐；cytokine storm)の状態となる．SIRS の際の炎症反応は，過剰に放出されたこれらメディエーターによって発現する．たとえば，発熱や低体温，頻脈，頻呼吸は TNF-α や IL-1，IL-6 の刺激によるプロスタグランジン E_2(prostaglandin E_2；PGE_2)の産生を介して生じ，白血球増多は IL-8 や顆粒球コロニー刺激因子(granulocyte colony-stimulating factor；G-CSF)により生じる[11)]．

SIRS は，炎症反応の進行に伴って表4のように3段階に分類される．

表4　炎症反応の進行と SIRS の病態

Stage Ⅰ
侵襲に対して，局所でサイトカインが産生され，炎症反応を惹起し，創治癒と網状内皮系の活性化を促す．

Stage Ⅱ
局所で産生されたサイトカインは，循環内へ放出され，これによって増殖因子が刺激され，マクロファージと血小板が産生される．この急性期反応は，炎症を惹起する因子と内因性の拮抗因子によってコントロールされ，恒常性(ホメオスタシス)が維持されている．

Stage Ⅲ
炎症反応のコントロールが破綻し，炎症が局所にとどまらず全身へ波及した場合，サイトカインは生体の保護因子ではなく，むしろ破壊因子として働き，多数のカスケードと網状内皮系が活性化され，循環動態が破綻するため，臓器不全が生じる．

(Bone RC et al：*Critical Care Med* **17**：389-393，1989 より改変)

薬理作用
分類
病態と治療
処方の実際
トピックス
Q&A

4 SIRS関連凝固異常

生体に大きな侵襲が加わった際，免疫細胞から放出される炎症性サイトカインによって生体はSIRSへと進展するが，これとともに炎症性サイトカインは凝固の活性化にも密接に関与することが判明している[12)]．紙面の都合上詳細な機序は割愛するが，生体に大きな侵襲が加わった場合，炎症反応・免疫反応・凝固反応は生体内で同時進行性に生じており，これらはお互いに密接にかかわり合っている．日本救急医学会はSIRSに端を発した凝固異常病態を「SIRS関連凝固異常(SIRS-associated coagulopathy；SAC)」[13,14)]と呼称するよう提唱した．一方，凝固亢進により過剰に産生されたトロンビンは血管内皮細胞，白血球，血小板の表面に発現しているプロテアーゼ活性化受容体(protease-activated receptor；PAR)に結合して，これら組織や細胞を活性化し，向炎症作用を惹起することも知られている．

石倉宏恭
(福岡大学医学部救命救急医学講座)

● References

1）American College of Chest Physicians/Society of Critical Care Medicine Consensus Conference：definitions for sepsis and organ failure and guidelines for the use of innovative therapies in sepsis. *Crit Care Med* **20**：864-874，1992

2）Bone RC, Balk RA, Cerra FB et al：Definitions for sepsis and organ failure and guidelines for the use of innovative therapies in sepsis. The ACCP/SCCM Consensus Conference Committee. American College of Chest Physicians/Society of Critical Care Medicine. *Chest* **101**：1644-1655，1992

3）American College of Chest Physicians/Society of Critical Care Medicine Consensus Conference: definitions for sepsis and organ failure and guidelines for the use of innovative therapies in sepsis. *Crit Care Med* **20**：864-874，1992

4）Marshall JC：SIRS and MODS：what is their relevance to the science and practice of intensive care? *Shock* **14**：586-589，2000

5）Vincent JL：Dear SIRS, I'm sorry to say that I don't like you …. *Crit Care Med* **25**：372-374，1997

6）Levy MM, Fink MP, Marshall JC et al：SCCM/ESICM/ACCP/ATS/SIS. 2001 SCCM/ESICM/ACCP/ATS/SIS International Sepsis Definitions Conference. *Crit Care Med* **31**：1250-1256，2003

7）Zhao H, Heard SO, Mullen MT et al：An evaluation of the diagnostic accuracy of the 1991 American College of Chest Physicians/Society of Critical Care Medicine and the 2001 Society of Critical Care Medicine/European Society of Intensive Care Medicine/American College of Chest Physicians/American Thoracic Society/Surgical Infection Society sepsis definition. *Crit Care Med* **40**：1700-1706，2012

8）Vincent JL, Opal SM, Marshall JC et al：Sepsis definitions: time for change. *Lancet* **381**：774-775，2013

9）Singer M，Deutschman CS, Seymour CW et al：The Third International Consensus Definitions for Sepsis and Septic Shock（Sepsis-3）. *JAMA* **315**：801-810，2016

10）Vincent JL, Moreno R, Takala J et al：The SOFA（Sepsis-related Organ Failure Assessment）score to describe organ dysfunction/failure. On behalf of the Working Group on Sepsis-Related Problems of the European Society of Intensive Care Medicine. *Intensive Care Med* **22**：707-710，1996

11）Luheshi GN：Cytokines and fever. Mechanisms and sites of action. *Ann N Y Acad Sci* **856**：83-89，1998

12）Bernard GR, Artigas A, Brigham KL et al：The American-European Consensus Conference on ARDS. Definitions, mechanisms, relevant outcomes, and clinical trial coordination. *Am J Respir Crit Care Med* **149**：818-824，1994

13）小関一英，遠藤重厚，丸藤 哲ほか：急性期DIC診断基準の考え方．救急医学 **30**：115-119，2006

14）Iba T, Gando S, Murata A et al：Predicting the severity of systemic inflammatory response syndrome（SIRS）-associated coagulopathy with hemostatic molecular markers and vascular endothelial injury markers. *J Trauma* **63**：1093-1098，2007

薬理作用 分類 病態と治療 処方の実際 トピックス Q&A

MEMO

Q&A

Q3 敗血症患者における DIC 治療は，予後の改善をもたらしますか

A

1 敗血症における DIC とは：DIC は終末像？それとも治療対象？

敗血症の重症化過程では凝固線溶異常が早期から認められ，いったん敗血症患者が播種性血管内凝固（disseminated intravascular coagulation；DIC）に陥ると，多臓器障害および死亡のリスクが著しく増加する．日本救急医学会 DIC 特別委員会の多施設共同試験の結果では，急性期DICスコアの増加に伴い多臓器障害の進行がみられ，凝固線溶異常の進行は敗血症の重症化を反映すると報告されている[1]．Wada らは DIC 患者 395 症例を後向きに解析し，DIC 進行度と予後との関連を報告している．治療開始時点の DIC スコアが悪化するに従い，DIC 治療に対する反応性（凝固障害の改善率）が低下し，予後も段階的に悪化したと報告している[2]．これらの報告もあり，わが国では敗血症病態において DIC は臓器障害進展に重要な役割をもつと考えられており，DIC 自体を治療対象と捉え，転帰改善を期待した抗凝固療法が広く行われている．

一方，敗血症診療の国際標準としての Surviving Sepsis Campaign Guideline（SSCG）[3]では，DIC 治療を目的とした抗凝固療法は推奨されていない．抗凝固療法のエビデンスが確立されていないことから，DIC は "Death Is Coming" と揶揄されるように単に患者重症病態を反映するのみに過ぎず，終末像を見ているだけと捉えられているようである．もちろん治療対象ではないため，その診断も臨床現場では行われないことが多い．

このように，敗血症患者における DIC 病態を治療対象として捉え抗凝固療法を行うことの是非については，わが

薬理作用
分類
病態と治療
処方の実際
トピックス
Q&A

国と欧米のあいだで大きな乖離がみられる．

2　抗凝固療法に関するエビデンス

わが国で広く行われているDICに対する抗凝固療法であるが，その有用性を裏づけるエビデンスは限られているのが現状である．**表1**に代表的な大規模ランダム化比較試験(randomized controlled trial；RCT)を一覧で提示した[4-12]．一見してわかるように，多数のRCTは失敗に終わっている．抗凝固薬は程度の差はあるが抗凝固作用に加えて抗炎症作用を併せもつものが多い．そのため，敗血症病態そのものに対する補助療法としての抗凝固療法が永らく期待されてきた．かつて欧米で行われてきた抗凝固薬に関するRCTに，そのような理論的背景から敗血症全体を対象と

	リスク比(95% 信頼区間)	対象症例数(対象研究数)	NNT/NNH(95% 信頼区間)
敗血症全体を対象とした研究			
全原因死亡	0.97 (0.92–1.02)	14,767 (24 studies)	not calculated
出血性合併症	1.33 (1.12–1.57)	14,359 (20 studies)	44 (24–222)
凝固異常を伴う敗血症を対象とした研究			
全原因死亡	0.97 (0.88–1.08)	2,629 (5 studies)	not calculated
出血性合併症	1.26 (1.06–1.50)	1,854 (2 studies)	22 (11–∞)
敗血症性DICのみに対象を限定した研究			
全原因死亡	0.72 (0.62–0.85)	1,603 (7 studies)	13 (8–27)
出血性合併症	1.26 (0.86–1.85)	1,566 (6 studies)	not calculated

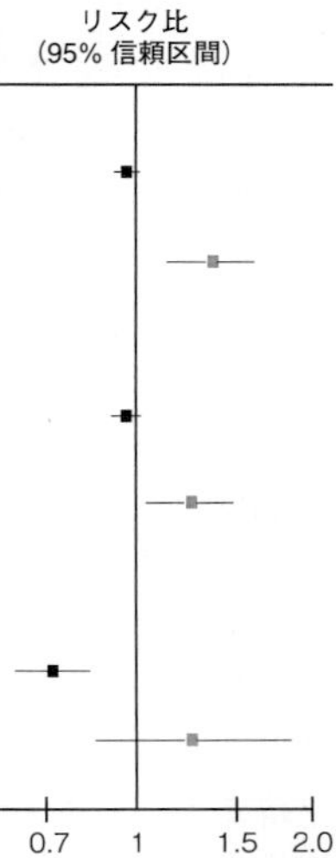

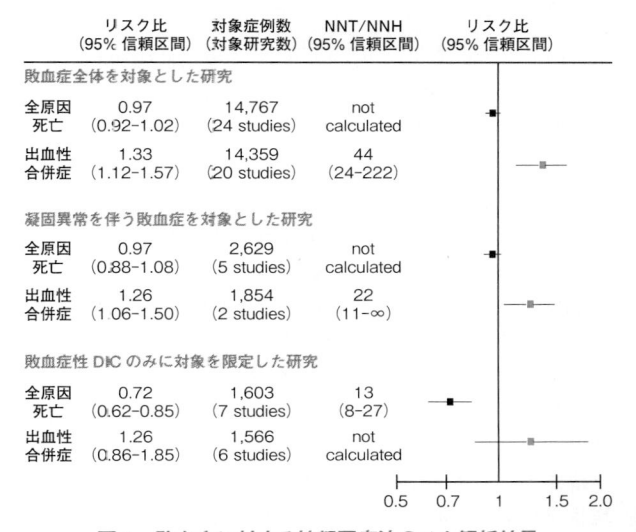

図1　敗血症に対する抗凝固療法のメタ解析結果
敗血症全体を対象としたRCTは死亡率を改善しない．
(文献12より改変)

表 1　敗血症に対する抗凝固療法を評価した主要ランダム化比較試験

実験名	発表年	対象症例
KyberSept 試験[4]	2001	重症敗血症 2,314 例
救急医学会主導研究[5]	2013	敗血症性 DIC 60 例
PROWESS 試験[6]	2001	重症敗血症 1,690 例
ADDRESS 試験[7]	2005	重症敗血症 2,613 例
PROWESS-SHOCK 試験[8]	2012	敗血症性ショック 1,680 例
rTM 国際第 II 相試験[9]	2013	凝固障害を伴う 重症敗血症 750 例
rTM 国内第 III 相試験[10]	2007	DIC 234 例
SCARLET 試験[11]	2018	凝固障害を伴う 重症敗血症 800 例

したものが多い．それらが総じて失敗に終わったことから，抗凝固療法を行うべき対象を再考すべきであるという流れがここ 10 年の DIC 研究の主流となった．

2016 年，筆者らの研究グループは敗血症に対するあらゆる抗凝固薬の効果をまとめたシステマティックレビュー(systematic review；SR)論文を報告した(**図 1**)[12]．対象を①敗血症全体，②凝固異常を合併した敗血症，③敗血症性 DIC，と 3 つの SR に分けて解析している．前述の背景を踏まえ，①は欧米の抗凝固療法の現状，③はわが国での現状を想定して解析している．全 24 件の RCT(総症例数 14,767 人)を解析した結果，①および②の RCT 群では転帰改善効果を示さなかった．一方で，③敗血症性 DIC 患

介入薬剤	対照群	主要結果
アンチトロンビン製剤	プラセボ	主要評価項目：28日死亡 結果：転帰改善なし
アンチトロンビン製剤	非投与	主要評価項目：DIC離脱 結果：DIC離脱を有意に改善する，死亡に対しては有意差なし
活性化プロテインC製剤	プラセボ	主要評価項目：28日死亡 結果：転帰を有意に改善する（絶対リスク減少6.1%）
活性化プロテインC製剤	プラセボ	主要評価項目：28日死亡 結果：転帰改善なし
活性化プロテインC製剤	プラセボ	主要評価項目：28日死亡 結果：転帰改善なし
遺伝子組換えトロンボモジュリン製剤	プラセボ	主要評価項目：28日死亡 結果：転帰改善なし
遺伝子組換えトロンボモジュリン製剤	未分画ヘパリン	主要評価項目：DIC離脱 結果：DIC離脱を有意に改善する，死亡に対しては有意差なし
遺伝子組換えトロンボモジュリン製剤	プラセボ	主要評価項目：28日死亡 結果：転帰改善なし

（文献12より改変）

者を対象としたRCT群ではリスク比0.72(95%CI=0.62〜0.85)と強い転帰改善効果を示した．出血性合併症については全RCT群で上昇する傾向にあった．抗凝固療法に伴うリスクとベネフィットのバランスの観点からすると，抗凝固療法は敗血症症例全体に行うべきではなく，敗血症性DICに治療対象を限定することが重要であるといえる．

3．Precision medicineの視点から抗凝固療法を考える

近年，precision medicine（日本語では精密医療）の概念をよく耳にするようになった[13]．2015年1月，当時米国大統領のオバマ氏が提唱した将来あるべき医療スタイルで

ある．患者を全体として捉えるのではなく個人レベルで評価し，その患者個々に最適化された治療方法を分析・選択する，というものである．

筆者らは敗血症性DIC症例のなかで抗凝固療法が有用である症例群の探索的解析を行ってきた．敗血症3,195症例のレジストリ解析の結果，疾患重症度別に分けてみると抗凝固療法が有効性を示すのはacute physiology and chronic health evaluation（APACHE）Ⅱスコアやsequential organ failure assessment（SOFA）スコアといった重症度スコアが高い症例のみであることがわかった[14)]．これら一連の研究を踏まえ，筆者らは敗血症のなかで抗凝固療法を行うべき対象症例は，「DICを呈している」のみではなく，「死亡リスクが高いと考えらえる最重症例」に絞り込むべきである，という診療概念を提唱した（**図2**）[15)]．

抗凝固療法と一括りに論じてきたが，どの薬剤をどういった症例に使用するか，については未解決課題である．わが国で頻用されるDIC治療薬としては，アンチトロンビン製剤

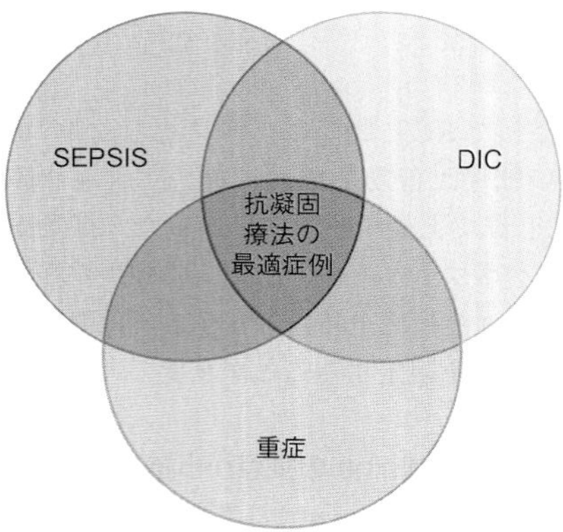

図2　抗凝固療法の対象とすべき症例のイメージ図
（文献15より引用）

とトロンボモジュリン製剤があるが，両薬の使い分け，あるいは併用療法の意義については結論がでていない[16]．今後の臨床研究の進展を待つ必要があろう．

おわりに

敗血症診療におけるDIC治療の要点は以下の通りである．

①敗血症の重症化過程において凝固線溶異常が関与することは明らかであり，重症敗血症に対する抗凝固療法は理論的には妥当と考えられる．

②敗血症性 DIC 患者に対する抗凝固療法に予後改善効果があるか否か，十分なエビデンスに乏しく，現時点では評価が定まっていない．しかしながら，症例選択を厳密に行うことで抗凝固療法が有効性を示す可能性が高いことが明らかとなってきた．

③ Precision medicine 時代の幕開けに伴い，敗血症に対する抗凝固療法の最適化が進むことが予想される．

山川一馬
（大阪急性期・総合医療センター救急診療科）

● References

1）Gando S，Iba T，Eguchi Y et al：A multicenter，prospective validation of disseminated intravascular coagulation diagnostic criteria for critically ill patients：Comparing current criteria. *Crit Care Med* **34**：625-631，2006

2）Wada H，Wakita Y，Nakase T et al：Outcome of disseminated intravascular coagulation in relation to the score when treatment was begun. Mie DIC Study Group. *Thromb Haemost* **74**：848-852，1995

3）Rhodes A, Evans LE, Alhazzani W et al：Surviving Sepsis Campaign: International Guidelines for Management of Sepsis and Septic Shock: 2016. *Intensive Care Med* **43**：304-377，2017

4）Warren BL，Eid A，Singer P et al：Caring for the critically ill patient. High-dose antithrombin III in severe sepsis：a randomized controlled trial. *JAMA* **286**：1869-1878，2001

5）Gando S, Saitoh D, Ishikura H et al：A randomized, controlled, multicenter trial of the effects of antithrombin on disseminated intravascular coagulation in patients with sepsis. *Crit Care* **17**：R 297，2013

6）Bernard GR，Vincent JL，Laterre PF et al：Efficacy and safety of recombinant human activated protein C for severe sepsis. *N Engl J Med* **344**：699-709，2001

7）Abraham E, Laterre PF, Garg R et al：Drotrecogin alfa（activated）for adults with severe sepsis and a low risk of death. *N Engl J Med* **353**：1332-1341，2005

8）Ranieri VM，Thompson BT，Barie PS et al：Drotrecogin alfa（activated）in adults with septic shock. *N Engl J Med* **366**：2055-2064，2012

9）Vincent JL, Ramesh MK, Ernest D et al：A randomized, double-blind, placebo-controlled, Phase 2 b study to evaluate the safety and efficacy of recombinant human soluble thrombomodulin, ART-123, in patients with sepsis and suspected disseminated intravascular coagulation. *Crit Care Med* **41**：2069-2079，2013

10）Saito H，Maruyama I，Shimazaki S et al：Efficacy and safety of recombinant human soluble thrombomodulin（ART-123）in disseminated intravascular coagulation：results of a phase III, randomized, double-blind clinical trial. *J Thromb Haemost* **5**：31-41, 2007

11）Asahi Kasei Pharma Corporation：Preliminary results of overseas Phase III clinical study for ART-123. https://www.asahi-kasei.co.jp/asahi/en/news/2018/e180802.html.

12）Umemura Y, Yamakawa K, Ogura H et al：Efficacy and safety of anticoagulant therapy in three specific populations with sepsis: a meta-analysis of randomized controlled trials. *J Thromb Haemost* **14**：518-530，2016

13）Jameson JL, Longo DL. Precision medicine--personalized, problematic, and promising. *N Engl J Med* **372**：2229-2234，2015

14）Yamakawa K, Umemura Y, Hayakawa M et al：Benefit profile of anticoagulant therapy in sepsis: a nationwide multicentre registry in Japan. *Crit Care* **20**：229，2016

15）Umemura Y, Yamakawa K：Optimal patient selection for anticoagulant therapy in sepsis: an evidence-based proposal from Japan. *J Thromb Haemost* **16**：462-464，2018

16）Umemura Y, Yamakawa K, Hayakawa M et al：Concomitant Versus Individual Administration of Antithrombin and Thrombomodulin for Sepsis-Induced Disseminated Intravascular Coagulation: A Nationwide Japanese Registry Study. *Clin Appl Thromb Hemost* **24**：734-740，2018

MEMO

Q4 造血幹細胞移植に伴う合併症に対して，抗凝固療法はどの程度期待できますか

A

1 造血幹細胞移植における血栓関連合併症

同種造血幹細胞移植(allogeneic hematopoietic stem cell transplantation；allo-HSCT)は，従来のヒト白血球型抗原(human leukocyte antigen；HLA)一致血縁者間や非血縁者間同種移植に加え，近年の骨髄非破壊的移植の確立や臍帯血移植およびHLA不一致移植の普及により，難治性造血器悪性腫瘍に対する根治的な治療法として年々増加の一途をたどっている．しかしその一方で，依然高い再発率や移植関連死亡(transplantation related mortality；TRM)は，大きな問題である．いかにこれらを克服していくかが，今後の移植治療発展の鍵となる．移植後血栓関連合併症として，移植後早期においては肝中心静脈閉塞症(veno-occlusive disease；VOD)，移植関連血栓性微小血管症(transplantation associated-thrombotic microangiopathy；TA-TMA)が問題となる．また，最近では多くの移植患者が治癒，長期生存できるようになったなかで，移植晩期合併症として静脈血栓症や動脈閉塞症が新たな問題として浮かび上がってきている．本稿では，移植に伴う血栓関連合併症について取り上げ，抗凝固療法の効果について述べたい．

2 類洞閉塞症候群(SOS)

凝固系活性化が関与する移植後早期の致死的合併症として知られているVODは，黄疸，有痛性肝臓腫大，コントロール困難な体重増加，腹水貯留などの臨床症状により定義される．移植前処置の全身放射線照射や超大量化学療法による肝内細静脈や類洞の内皮細胞障害が起こり，類洞閉

塞をきたすことが原因と考えられている．最近では，初期の障害部位が類洞内皮細胞で，肝静脈の閉塞や肝細胞壊死は最終的な変化によるものという考えから，類洞閉塞症候群(sinusoidal obstruction syndrome；SOS)と呼ばれることが多い[1]．輸血不応性血小板減少を合併することが多く，肝生検による病理学的診断は困難で，臨床症状による Seattle 基準[2]や Baltimore 基準[3]が診断として用いられる．また，最近欧州造血細胞移植学会(European Society for Blood and Marrow Transplantation；EBMT)から，診断感度を高め早期治療介入を可能とする SOS の新しい診断基準が発表された[4]．さらに，治療介入が必要な重症患者をより明確にするための重症度分類も加えられている．移植後 21 日以降に発症する遅発性 SOS の診断基準も新たに設けられた[4]．たしかに，骨髄非破壊的移植の普及などにより，SOS の発症頻度は年々低下している[5]．しかし，多臓器不全まで至る致死的合併症であり，予防，そしていかに早期診断[6]，早期治療を行っていくかが鍵となる．

SOS の予防という点においては，移植前処置の薬物血中濃度をモニタリングし，至適投与を行うことが重要である[7]．薬物療法による SOS 予防に関するメタ解析では，ウルソデオキシコール酸[8]，少量持続ヘパリンや低分子ヘパリンなど抗凝固療法[9]の有効性が検討され，多くの施設で予防投与されている．しかし，解析対象の背景がさまざまで，その有効性は確立されているとは言い難い．

SOS の治療方法についても依然確立しておらず，投与薬剤調節や輸液管理が中心である．治療薬として，組織型プラスミノゲンアクチベーター(tissue type plasminogen activator；t-PA)，アンチトロンビン(antithrombin；AT)Ⅲ，プロスタグランジン(prostaglandin；PG)E_1 などの有効性も検討されてきたが，その治療効果については明らかではない．

そのようななか，欧米において末梢閉塞性動脈疾患などの血管障害で使用されていたデフィブロタイド(defibrotide；DF)のSOSに対する予防や治療効果が報告され，近年注目されている[10)](本邦未承認)．DFは単鎖デオキシリボ核酸で，全身的な抗凝固作用が少ないため，出血リスクの高い患者にも投与可能である．抗凝固作用の機序として，血管内皮に特異的に結合，血管内皮選択的にプロスタサイクリンI_2，PGE_2，t-PA活性の増加やPAインヒビター抑制作用など，抗血栓，抗虚血，抗炎症作用および血栓溶解作用が報告されている[11)]．

欧米からの報告によれば，SOSに対するDFの治療効果は約50％前後で，従来の薬剤より高い奏効率である．米国のグループからは，DFの至適投与量について，多施設共同ランダム化第Ⅱ相試験の結果が報告されている[12)]．DFの投与量として低用量群(25 mg/kg)と高用量群(40 mg/kg)を比較したところ，重症SOSの完全寛解率は低用量群49％，高用量群43％と有意差はなく，また，移植後100日の生存率にも両群で差はなかった．一方，安全性は低用量群で高かったことから，25 mg/kgが至適投与量であるとした．

その後実施された多施設共同臨床第Ⅲ相試験では，多臓器不全を伴う重症SOS患者にDF 6.25 mg/kgを1日4回投与された．主要評価項目である移植100日時点での生存率は，ヒストリカルコントロール群25％に対し，DF群38.2％と有意に治療効果が優れていた[13)]．以上のように，DFのSOSに対する治療効果はたしかに期待できる．しかし，依然重症例では多臓器不全に至ることも多く，移植後100日生存率は30％前後とその予後は厳しい．その点からも，いかにSOSの予防を行うかが鍵である．

DFの予防効果について，欧州のグループはランダム化多施設共同試験を行い，その結果を報告した[14)]．DF予防投与群は，移植前処置開始日から移植後30日までDF(25 mg/kg)が投与された．移植後30日までのSOS発症率はDF非予防投与群20％に対し，DF予防投与群で12

%と，DFのSOSに対する予防効果の可能性が示唆された．他の報告も含め[15]，DFのSOSに対する予防効果は高いと考えられる．ただし，各試験でDFの投与量や期間，対象患者(小児，成人)はさまざまで，今後至適投与についての検討が必要である．

日本発の遺伝子組換え型トロンボモジュリン(recombinant thrombomodulin；rTM)が播種性血管内凝固(disseminated intravascular coagulation；DIC)に対する治療薬として承認され，わが国で広く使用されている．詳細な治療メカニズムは別稿に譲るが，rTMは抗凝固作用および抗炎症作用を併せもつ薬剤である．その抗凝固作用に注目し，SOSの治療としてrTMを使用したところ(本邦未承認)，有効であったとの報告がある[16,17]．まとまった報告はないが，移植領域でも今後の検討が必要と思われる．抗凝固作用に加え，抗炎症作用もSOSに対するrTMの有効性の機序として関与していると考えられている[18]．ただし，輸血不応性血小板減少を伴うSOSでは出血のリスクがしばしば問題になり，rTMの使用にあたっては十分な注意が必要である[19]．

3　移植関連血栓性微小血管症(TA-TMA)

TA-TMAは移植後早期から中期にかけて起こる合併症で，その頻度はallo-HSCTにおいて，約5％前後である．血小板減少や腎障害など，血栓性血小板減少性紫斑病(thrombotic thrombocytopenic purpura；TTP)に類似した臨床像をとる．診断基準も提唱されているが[20]，その妥当性については検討が必要である．TTPはvon Willebrand factor cleaving protease(VWF-CP，ADAMTS 13)の著明な低下により病態が形成されるのに対し，TA-TMAはADAMTS 13との相関は認められない．広汎な血管内皮障害および微小血栓形成がTA-TMAの病態形成の中心をなす．原因として，移植片対宿主病(graft versus host disease；GVHD)，サイトメガロウイルス感染症，シクロスポリン(cyclosporine)-A やタクロリムス(tacrolimus)などの薬剤による，直接あるいは間接的な血管内皮に対する傷害が想定されている．TA-TMA の治療として，原因薬剤の減量中止や新鮮凍結血漿(fresh frozen plasma；FFP)補充などが報告されている．SOS と同様 DF や rTM の有効性について症例報告されているが，今後の検討が必要である[21]．また，一部の TA-TMA 患者では血漿中捕体複合体 C5b-9 の上昇や腎臓での C4d や C5b-9 の沈着が報告されており，補体経路活性化の病態への関与が示唆されている．補体 C 5 に対するモノクローナル抗体エクリズマブ(本邦未承認)の TA-TMA に対する有効性も報告されているが[22]，さらなる検討が必要である．

4　その他の移植後血栓症関連合併症

急性 GVHD は，ドナーT 細胞が患者の皮膚，肝臓，腸管を標的とする同種免疫反応が病態形成の中心をなすが，加えて，血管内皮障害およびそれに引き続く微小循環障害との関連も報告されている[23]．SOS に対する DF や rTM の投与により，急性 GVHD の発症率が低下するとの報告がある[14]．これらの薬剤の抗凝固や抗炎症作用を介した血管内皮保護作用が GVHD を軽減する可能性が示唆されており，興味深い．

Allo-HSCT 後の長期生存者が増加するにつれ，大量化学療法や全身放射線照射，慢性 GVHD が原因と考えられる静脈血栓症や動脈閉塞症も，移植後晩期合併症として問題となってきた．非移植患者に比べるとその発症率が高く，早期の抗凝固療法などの介入がいわれはじめているが，その管理については今後の課題である．

以上のように，移植後合併症である SOS，TA-TMA，GVHD などを凝固や炎症とのクロストークのなかで捉えることで，今後抗凝固療法の位置づけが明確にされ，

TRM を軽減，さらなる移植成績の向上につながると期待される．

加藤光次
（九州大学病院血液腫瘍心血管内科）

● References

1） DeLeve LD, Shulman HM, McDonald GB：Toxic injury to hepatic sinusoids：sinusoidal obstruction syndrome（veno-occlusive disease）. *Semin Liver Dis* **22**：27-42，2002
2） McDonald GB, Hinds MS, Fisher LD et al：Veno-occlusive disease of the liver and multiorgan failure after bone marrow transplantation：a cohort study of 355 patients. *Ann Intern Med* **118**：255-267，1993
3） Jones RJ, Lee KS, Beschorner WE et al：Venoocclusive disease of the liver following bone marrow transplantation. *Transplantation* **44**：778-783，1987
4） Mohty M, Malard F, Abecassis M et al：Revised diagnosis and severity criteria for sinusoidal obstruction syndrome/veno-occlusive disease in adult patients: a new classification from the European Society for Blood and Marrow Transplantation. *Bone Marrow Transplant* **51**：906 - 12, 2016
5） Carreras E, Diaz-Beya M, Rosinol L et al：The incidence of veno-occlusive disease following allogeneic hematopoietic stem cell transplantation has diminished and the outcome improved over the last decade. *Biol Blood Marrow Transplant* **17**：1713-1720，2011
6） Hashiguchi M, Okamura T, Yoshimoto K et al：Demonstration of reversed flow in segmental branches of the portal vein with hand-held color Doppler ultrasonography after hematopoietic stem cell transplantation. *Bone Marrow Transplant* **36**：1071-1075，2005
7） Pidala J, Kim J, Anasetti C et al：Pharmacokinetic targeting of intravenous busulfan reduces conditioning regimen related toxicity following allogeneic hematopoietic cell transplantation for acute myelogenous leukemia. *J Hematol Oncol* **3**：36，2010
8） Tay J, Tinmouth A, Fergusson D et al：Systematic review of controlled clinical trials on the use of ursodeoxycholic acid for the prevention of hepatic veno-occlusive disease in hematopoietic stem cell transplantation. *Biol Blood Marrow Transplant* **13**：206-217，2007
9） Imran H, Tleyjeh IM, Zirakzadeh A et al：Use of prophylactic anticoagulation and the risk of hepatic veno-occlusive disease in patients undergoing hematopoietic stem cell transplantation：a systematic review and meta-analysis. *Bone Marrow Transplant* **37**：677-686，2006
10） Yakushijin K, Okamura A, Ono K et al：Defibrotide therapy for patients with sinusoidal obstruction syndrome after hematopoietic stem cell transplantation. *Rinsho Ketsueki* **50**：3-8，2009
11） Palmer KJ, Goa KL：Defibrotide. A review of its pharmacodynamic and pharmacokinetic properties, and therapeutic use in vascular disorders. *Drugs* **45**：259-294，1993
12） Richardson PG, Soiffer RJ, Antin JH et al：Defibrotide for the treatment of severe hepatic veno-occlusive disease and multiorgan failure after stem cell transplantation：a multicenter, randomized, dose-finding trial. *Biol Blood Marrow Transplant* **16**：1005-1017，2010
13） Richardson PG, Riches ML, Kernan NA et al：Phase 3 trial of defibrotide for the treatment of severe veno-occlusive disease and multi-organ

failure. *Blood* **127**：1656-1665, 2016
14) Corbacioglu S, Cesaro S, Faraci M et al：Defibrotide for prophylaxis of hepatic veno-occlusive disease in paediatric haemopoietic stem-cell transplantation：an open-label, phase 3, randomised controlled trial. *Lancet* **379**：1301-1309, 2012
15) Zhang L, Wang Y, Huang H：Defibrotide for the prevention of hepatic veno-occlusive disease after hematopoietic stem cell transplantation：a systematic review. *Clin Transplant* **26**：511-519, 2012
16) Ikezoe T, Togitani K, Komatsu N et al：Successful treatment of sinusoidal obstructive syndrome after hematopoietic stem cell transplantation with recombinant human soluble thrombomodulin. *Bone Marrow Transplant* **45**：783-785, 2010
17) Yamamoto S, Yagawa A, Toyama D et al：Successful treatment of hepatic sinusoidal obstructive syndrome after hematopoietic stem cell transplantation in a child using recombinant thrombomodulin. *Acta Haematol* **29**：62-64, 2013
18) Nomura S, Ishii K, Inami N et al：Evaluation of angiopoietins and cell-derived microparticles after stem cell transplantation. *Biol Blood Marrow Transplant* **14**：766-774, 2008
19) Tsubokura M, Yamashita T, Inagaki L et al：Fatal intracranial hemorrhage following administration of recombinant thrombomodulin in a patient after cord blood transplantation. *Bone Marrow Transplant* **46**：1030-1031, 2011
20) Ruutu T, Barosi G, Benjamin RJ et al：Diagnostic criteria for hematopoietic stem cell transplant-associated microangiopathy：results of a consensus process by an International Working Group. *Haematologica* **92**：95-100, 2007
21) Sakai M, Ikezoe T, Bandobashi K et al：Successful treatment of transplantation-associated thrombotic microangiopathy with recombinant human soluble thrombomodulin. *Bone Marrow Transplant* **45**：803-805, 2010
22) de Fontbrune FS, Galambrun C, Sirvent A et al：Use of Eculizumab in Patients With Allogeneic Stem Cell Transplant-Associated Thrombotic Microangiopathy: A Study From the SFGM-TC. *Transplantation* **99**：1953-1959, 2015
23) Luft T, Dietrich S, Falk C et al：Steroid-refractory GVHD：T-cell attack within a vulnerable endothelial system. *Blood* **118**：1685-1692, 2011

MEMO

薬理作用
分　類
病態と治療
処方の実際
トピックス
Q&A

Chapter 6　Question & Answer

Q5 DPCを念頭においた場合，DICの治療戦略はどうあるべきでしょうか

A

診断群分類包括評価(diagnosis procedure combination；DPC)は，一入院を通じて最も医療資源を投入した傷病名と主たる医療行為によって患者を分類し，その分類によって包括部分の1日当たりの点数が決定される支払いシステムである．まず，DPCの支払いについて誤解のないように留意点を述べる．

①DPCの1日当たりの支払い点数は，同じ患者分類の全国平均値である．厚生労働省が恣意的に点数を決めているわけではない．したがって，全国平均よりも医療資源投入量が大きければ出来高と比較して赤字となり，少なければ黒字となる．支払い額はあくまでも全国平均である．

②包括範囲は主として入院基本料，検査料，画像診断料，薬剤料であり，全てではない．手術や輸血製剤，血管造影の手技料，リハビリテーション，放射線治療，各種の指導・管理料，特定入院料(一般病床との差分)などは従来通りの出来高支払いである．

③それぞれのDPCコードによって入院期間Ⅰ，Ⅱ，Ⅲが定められている．入院期間Ⅰは一般には全国の同じDPCコードの症例の25パーセンタイルの在院日数，入院期間Ⅱは全国平均の在院日数，入院期間Ⅲ(特定入院期間)は95パーセンタイル値以上で30の倍数である．入院期間によって1日当たりの包括点数は3段階に漸減するが，在院日数の全国平均値である入院期間Ⅱまでで全国平均の点数が支払われる．これよりも長くても短くても，出来高点数と比較するとやや赤字傾向になる．入院期間Ⅲの特定入院期間以降はすべてが出来高支払いとなる．

④ DPC コードは一入院を通じて退院時に決定されるものであり，転科時や転室時ではない．すなわち，ICU において播種性血管内凝固(disseminated intravascular coagulation；DIC)治療を濃厚に行ったとしても，当該患者の一入院を通じて入院期間に占める割合が少なければ，DIC が最も医療資源を投入した傷病名とはならない．

上記からわかることは，典型的な DIC に対して全国平均的なレベルで医療を行えば，医療費に関しては適切な支払いがなされるということである．典型的な DIC 症例を全国平均から外れたレベルで医療を行う，あるいは典型的な DIC 症例ではない場合は，その程度に応じ出来高と比較して包括収入は上下する．系統的に全国平均から外れた医療を行っている場合は，それは DPC 支払いの問題ではなく当該の医療機関が考えるべき課題である．典型的ではない DIC 症例はしばしば遭遇するであろうが，それが一医療機関に集中しているのでなければ，その頻度は全国平均のなかで吸収されているだろう．典型的ではない DIC も含めた全国平均値であるからだ．

DPC は定義表に基づいて患者分類が行われるが，2018～2019 年度分類について紹介しよう．DIC の主分類コードは DPC 130100 である．ここに含まれる疾患は，播種性血管内凝固症候群［脱線維素症候群］(D 65)である．循環抗凝固薬による出血性障害(D 683)，分娩後凝固障害(O 723)は 2014 年度改定から別分類になった．カッコ内は国際疾病分類(international statistical classification of disease and related health problems；ICD)-10 コードである．

DPC コードは 14 桁であるが 9，10 桁目は手術に関する分類である．定義表上，DIC では手術なし 99，手術あり 97 と二分類されるが，支払いコードではこの分類は無視される．DPC 分類は利用場面によってコードの粒度が異なり，定義表のフラグによる臨床分類が最も細かく，支払

表 1　2016 年度伏見班データによる DIC の状況

DPC コード	症例数	平均在院日数	平均年齢	総死亡率
130100xxxxx0xx	2,533	22.0	71.7	35.8%
130100xxxxx1xx	1,393	38.8	75.6	53.3%
130100xxxxx2xx	1,249	41.3	71.5	69.4%
130100xxxxx3xx	4,525	38.1	67.5	40.9%
130100xxxxx4xx	6,578	39.7	69.2	39.2%

（2016 年度伏見班データより改変）

い用の分類が最も粗い．細分類を勘案しない場合はその桁は x で記述する．

DPC コードの 12 桁目が手術・処置 2 で DIC では細かく分類がなされ，トロンボモデュリン アルファ＝4，アンチトロンビンⅢ製剤＝3，血漿交換療法あるいは人工呼吸＝2，中心静脈注射＝1 となる．いずれもなされなかった場合は 0 である．すなわち DIC は支払い上，130100 xxxxx 0 xx～130100 xxxxx 4 xx の 5 分類になる．

DPC 研究班（主任研究者，東京医科歯科大学 伏見清秀教授）の 2016 年度データによる各 DPC 群の症例数，平均在院日数，平均年齢，総死亡率を**表 1** に示す．ここで死亡は原病死，他病死の両者を含む．

2009 年度にトロンボモデュリン アルファが発売になって以来，その使用が急速に普及してきた．2009 年度は全例登録制度であったため利用は限定されていたが，2010 年度から一般化し，DIC 治療の大きな担い手となってきたようである．2018 年度の点数表では，DIC でトロンボモデュリン アルファを使用した場合 130100 xxxxx 4 xx となり，1 日あたりの点数は入院期間Ⅰの 13 日までが 6,455 点，Ⅱの 27 日までが 2,603 点，Ⅲの 90 日までが 2,213 点と高

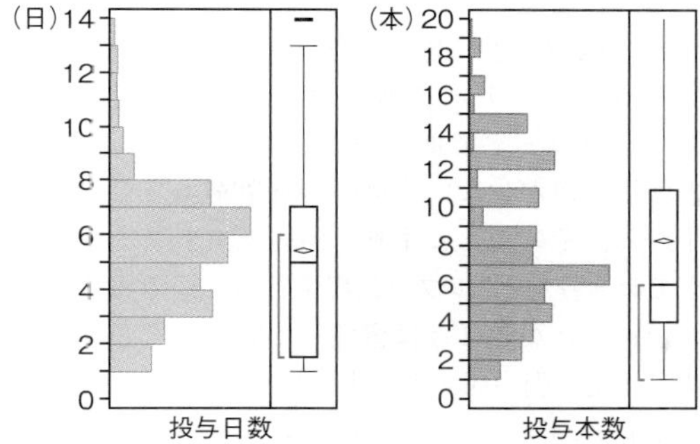

図 1　DIC におけるトロンボモデュリン アルファの投与日数と投与本数の分布

（2016 年度伏見班データより改変）

額である．この日数と点数はトロンボモデュリン アルファを使用した DIC 症例の全国平均値を示している．

上記に示した点数は基本点であり，実際の支払い額はこれに基礎係数，機能評価係数 1，2 を合算した係数が掛けられ数％～数十％増しとなる（これら一般病棟の係数は医療機関によって異なる）．さらに，集中治療や救命救急の特定入院料を算定した場合は，特定入院料から一般病棟入院基本料を差し引いた点数が加算として支払われる．特定入院料には薬剤費は包括化されているが，DPC の包括点数にも薬剤費が反映されているので，包括部分は二重に手厚く支払いが行われていることになる．

トロンボモデュリン アルファの治験実施計画書では投与日数は 6 日，用量は 380 U/kg であったが，DPC 研究班の 2016 年度データでは**図 1** に示す使用実態であった．使用日数のピークは 6 日にあるが，3 日にも低いピークがみられる．トロンボモデュリン アルファ使用の中央値は 5 日，平均値は 5.41 日，使用本数の中央値は 6 本，平均値は 8.20 本であった．

くり返しになるが，DPC の 1 日点数や入院期間 I，II，III は全国の医療実態に即して決まる．130100 xxxxx 4 xx はトロンボモデュリン アルファを 1 本でも使用していれば請求できるコードであるが，トロンボモデュリン アルファの使用本数が少ない症例の割合が増えてくると 1 日点数が下がる．そのことにより，治験プロトコール通りのトロンボモデュリン アルファ使用を行っている患者に対する支払いが過少となることは留意していただく必要がある．いわゆる「足を引っ張られる」という状況であり，DPC 点数のデフレスパイラルとも呼ばれる．トロンボモデュリン アルファが必要な状況ではないのに 1 本のみ使用して高い DPC 点数を得るような態度の医療機関が続出すると，DPC 点数は大いに下がってくる．

DPC の 1 日点数は日本の日々の医療の直接反映である．「点数が少ない」という言葉を聞くことはあるが，それが当該疾患の医療の平均値なのである．平均値がおかしいのか，自分たちの医療が外れているのか．平均値がおかしいとすれば，これは最も医療資源を投入した傷病名の選択の誤りが影響し，DIC で請求してはいけない軽症例が混入しているからである．したがって，DIC の診療にかかわる医療機関は，最も医療資源を投入した傷病名の選択と医療内容に関して細心の注意を払って欲しい．それが次回改定の 1 日点数を決定するのであるから．

「DPC を念頭においた場合，DIC の治療戦略はどうあるべきか．」答えは単純明瞭である．必要な医療を現代日本の標準的な水準で行うことである．症例によっては多少の凹凸はあるが，1 年を通じて平準化される．そして最も医療資源を投入した傷病名を適切に選択し，良心的な医療機関の足を引っ張らないことを皆が留意する．DPC は参加医療機関の良心に支えられる仕組みでもある．

藤森研司
（東北大学大学院医学系研究科公共健康医学講座医療管理学分野）

MEMO

小児に対するDIC治療薬の選択とそのエビデンスを教えてください

A 播種性血管内凝固(disseminated intravascular coagulation；DIC)の治療薬は，広義にとらえるとDICを惹起している基礎疾患に対する治療薬，抗凝固薬，抗線溶薬，止血目的の血液製剤に大別することができる．ただし，このなかで有用性に対するはっきりとしたエビデンスがあるのは基礎疾患に対する治療のみであり，その他の治療について小児に特化した質の高い治療研究はない．したがって，現在日常診療で用いられている抗凝固薬，抗線溶薬(小児のDICで使用されることはまれである)，血液製剤の選択は，少数例の小児を対象とした観察研究，専門医の経験に基づく提案，成人例での治療研究の外挿などによりなされていることを最初に強調しておきたい．なお，本稿では誌面の制限からわが国で小児DICへの適応が認められている抗凝固薬に絞って述べることにする．

1　未分画ヘパリン(UFH)

Nelsonの小児科学教科書には，“In some patients the treatment of the primary disease may inadequate or incomplete, or the replacement therapy may not be effective in controlling the hemorrhage. When this occurs the DIC may be treated with heparin to prevent ongoing consumption of factors.” と記載されている[1]．未分画ヘパリン(unfractional heparin；UFH)の主要な抗凝固作用は，アンチトロンビン(antithrombin；AT)活性を1,000倍以上に増強させることによるトロンビンおよび活性化第X因子(Xa)活性の抑制である．また，UHFはAT活性の増

強を介した，血管内皮細胞における組織因子経路インヒビター(tissue factor pathway inhibitor；TFPI)の産生増加や活性型第Ⅸ，第Ⅺ，および第Ⅻ因子の阻害により抗凝固作用を発揮する．それらの作用はAT依存性であり，AT活性が70％を切ると抗凝固作用が減弱するためAT製剤の併用が勧められている．しかし，重症敗血症を対象に高用量ATの有効性を検証した大規模臨床試験(KyberSept study)では，ヘパリン併用群での出血は非併用群と比べて有意に高率であった(23.8％ vs 13.5％，$p < 0.001$)[2,3]．われわれの経験でも，ATが著減している重症のDICに両剤を併用すると出血症状の増悪をきたすことが多い．これは本来，血管内皮細胞上に存在するヘパリン様物質(グリコサミノグリカン)と結合して作用が増強されるATは，血管破綻部位ではヘパリン様物質が脱落しているためその抗凝固作用を発揮しないのに対して，流血中にUFHがあると，血管破綻部位でも凝血塊の形成を阻害してしまうためと考えられる．

UFHは血栓症の予防が目的の場合，皮下投与や間欠的静脈内ボーラス投与も行われるが，DICでは出血のリスクを軽減させるため持続投与を行う．Scottら[4]は，75単位のボーラス静注後，1歳未満の乳児には28単位/kg/時，1歳以上の小児には20単位/kg/時の点滴静注を勧めている．一方，筆者は経験的にもう少し投与量を減らして，30〜50単位/kgを5〜10分かけて静脈内投与後，15〜20単位/kg/時で持続点滴を始め，臨床症状と検査所見(血小板数とFDPあるいはD-dimer)をみながら投与量を増減するのがよいと考えている．いずれにせよ，小児DICにおけるUFHの有用性を証明する報告はなく，「新生児DIC診断・治療指針2016年版」(以下，新生児DIC指針)では推奨度はB2(十分な根拠がないが有害作用は少なく，新生児DICにおいても日常臨床で使用されている)であり，明らかな出血症状がある場合はD(新生児DICでの有用性を否定する，または有害作用が有効性を上回る)と評価されている[5]．

2 ヘパリン類

UFHの出血増強作用を軽減させる目的で，低分子ヘパリン(low molecular weight heparin；LMWH)とダナパロイドナトリウム(danaparoid sodium；DS)が開発された．UFH同様，ATの作用増強を介して抗凝固作用を発揮するが，抗Xa活性に比べて抗トロンビン活性が弱く，また，血小板への影響も少ないため出血の副作用が少ない．成人を対象としたUFHとの小規模な比較試験では凝血学的検査所見に差はみられなかったが，出血症状と臓器症状は，曖昧な基準による主治医判定が散見されるもののLMWHとDSのほうが改善率が高く，LMWHについては投与開始6日後の死亡率も低かった[6]．ちなみに，前述の新生児DIC指針の評価では，C(新生児での経験はきわめて少なく有用性を評価できない)となっている[5]．

筆者の渉猟し得る限り，小児DICで他剤との比較対象試験は見当たらないが，欧米ではUFHの代替薬として，一般的な血栓性疾患に広く使用されている．

3 合成プロテアーゼ阻害薬

メシル酸ガベキサートとメシル酸ナファモスタットがDIC治療薬として承認を得ている．いずれもわが国で開発された多価プロテアーゼ阻害薬で，トロンビン，Xa，XIIa，プラスミン，カリクレイン，トリプシンなどに対し幅広く阻害作用を示す．また，好中球の活性化酸素産生能・遊走能抑制，顆粒球エラスターゼ阻害，単球・マクロファージからのhigh mobility group box 1(HMGB 1)やサイトカインの遊離抑制などを介して，血管内皮細胞障害や微小循環障害を改善する作用を有する．成人領域を含めて，これまでUFHを上回る効果を示した比較対照試験はないが，出血を助長させることが少なく，AT非依存性なので臨床現場では線溶亢進型DICを中心に広く用いられており，新生児DIC指針では，いずれもB2の評価がつけられている[5]．

筆者ら[7]の小児 DIC での検討においても，検査所見の改善効果は UFH と差がなかったが，臨床所見の改善に関してはメシル酸ガベキサートのほうが優れていた．塙坂ら[8]は新生児 DIC 24 例を対象に合成プロテアーゼ阻害薬の効果を後ろ向きに検討し，両剤ともに DIC スコアを有意に低下させたと報告している．投与量は，メシル酸ガベキサートで 1.0〜1.5 mg/kg/時の持続点滴静注で開始し，改善効果が不十分の時には 2.0 mg/kg/ 時まで増量する．一方，メシル酸ナファモスタットは 0.06〜0.2 mg/kg/ 時で持続点滴静注するが，新生児では高カリウム血症に注意する．いずれの薬剤も輸注針の刺入部位に血管炎を起こしやすく，メシル酸ガベキサートでは薬液漏出部位の壊死を起こすこともあるので，とくに静脈ルートの維持が困難な小児では注意が必要である．

4 アンチトロンビン(AT)製剤

AT は血管内皮細胞上でヘパリン様物質と結合してトロンビン，Xa，IXa などを効率よく不活化するだけでなく，高濃度の AT は血管内皮細胞からのプロスタサイクリンの放出を増やすことで，好中球の活性を抑制して血管内皮細胞を保護する．DIC に対する AT 製剤の有用性に関する検討はわが国のみで行われていて，小児を対象にしたいくつかの観察研究があるが[9]，成人領域を含めてもレベルの高い比較対照試験の成績はない．一方，海外では，前述したように重症敗血症を対象とした質の高い大規模臨床試験が実施された[2,3]．その成績を総合的に判断すると，敗血症 DIC に対し，UFH 非併用下での AT 製剤の高用量(血中 AT 活性＞ 120 %)投与は有用と考えられる．UFH の併用は出血を増強させるだけでなく，AT の抗炎症作用を減弱させるおそれがある．投与量は 40〜60 単位 /kg/日を 1 日 1 回静注もしくは点滴静注し，治療効果が得られるまでくり返す．なお，新生児 DIC 指針における AT 製剤の評価は B 2 である[5]．

5　遺伝子組換え型トロンボモジュリン(rTM)

トロンボモジュリン(thrombomodulin；TM)はトロンビンと1対1で結合して，トロンビンの向血栓性を消失させるとともに，プロテインCを活性化させる．活性化プロテインC(activated protein C；APC)はプロテインSを補酵素としてVaやⅧaを不活化することにより，凝固反応を制御する．かつて，わが国で血漿由来のAPCのDICに対する治験が行われたが，良い結果は得られなかった．また，2001年に米国で遺伝子組換えAPCが重症敗血症の治療薬として承認されたものの，承認後の再評価試験で転帰に改善が認められず2011年に販売が中止された．一方，わが国で造血器悪性腫瘍もしくは感染症を基礎疾患にもつ成人DICを対象としたrTM第Ⅲ相臨床試験が実施された．その結果，rTMは，DIC離脱率，出血症状の消失率，DICマーカー検査の改善，出血に関する有害事象発生頻度などの点で対照薬(UFH)よりも優れていた[10]．APCは直接，VaとⅧaを不活化するのに対して，rTMはあくまでトロンビンを介してその抗凝固作用を発揮することと，rTM自体がHMGB 1失活による抗炎症作用をもっていることなどが有用性の違いに反映されているのかもしれない．2010年にrTMの市販後調査が終了し，そのなかに集積された新生児を含む270例の小児DICの成績が解析された．その結果，出生後28日までの新生児DIC 60例と新生児を除く小児DIC 210例に分けた解析で，いずれの群においても成人例と同等の有用性が認められたことから[11, 12]，新生児DIC指針では，抗凝固療法として唯一，B 1(新生児のDICにおいてその推奨の効果に関する根拠が中等度である)と判定されている[5]．投与方法は成人と同様に1日1回380 U/kgを約30分間かけて点滴静注する．重篤な腎機能障害のある患児では，患児の症状に応じ適宜130 U/kgまで減量する．新生児に投与する際には容量負荷を避けるため，溶解方法を工夫する．ヘパリン類との併用は出血性副作用のリスクが増大するので避けるべきだが，AT 製剤と合成プロテアーゼ阻害薬との作併用は安全に行えることが多い．

白幡 聡
（北九州八幡東病院）

● References

1）Montgomery RR, Scott JP：Disseminated intravascular coagulation（Consumptive coagulopathy）（Behrman RE, Kliegman RM, Jenson HB eds）. WB Saunders Company, St Louis, 1999, p 1519-1520
2）Warren BL, Eid A, Singer P et al：High-dose antithrombin Ⅲ in severe sepsis：A randomized controlled trial. *JAMA* **286**：1869-1878, 2001
3）Kienast J, Juers M, Wiedermann CJ et al：Treatment effects of high-dose antithrombin without concomitant heparin in patients with severe sepsis with or without disseminated intravascular coagulation. *J Thromb Haemost* **4**：90-97, 2006
4）Scott JP, Montgomery RR：Hematologic and thrombotic disease（Kliegman RM eds）. WB Sanuders Company, St Louis, 2007, p 2060-2089
5）白幡 聡，高橋幸博，茨 聡ほか：新生児 DIC 診断・治療指針 2016 年版．日産婦新生児血会誌 25：3-34，2016
6）Sakuragawa N, Hasegawa H, Maki M et al：Clinical evaluation of low-molecular-weight heparin（FR-860）on disseminated intravascular coagulation（DIC）：A multicenter co-operative double-blind trial in comparison with heparin. *Thromb Res* **72**：475-500, 1993
7）中村外士雄，有吉宣明，朝倉昭雄ほか：小児の DIC に対するメシル酸ガベキサートの投与効果．日小血会誌 **1**：75-83, 1987
8）塙坂八重，高橋幸博，川口千晴ほか：新生児の播種性血管内凝固に対するメシル酸ナファモスタット（Futhan）の治療効果―メシル酸ガベキサート（FOY）との比較―　日小血会誌 **18**：23-28, 2004
9）白幡 聡　白川嘉継，吉田雄司ほか：新生児の DIC に対するアンチトロンビンⅢ濃縮製剤の有用性．新生児誌 **29**：98-105, 1993
10）Saito H, Maruyama I, Shimazaki S et al：Efficacy and safety of recombinant human soluble thrombomodulin（ART-123）in disseminated intravasucular coagulation：Results of a phase III, randomaized, double-blind clinical trial. *J Thromb Haemost* **5**：31-41, 2007
11）Shirahata A, Takahashi H, Kitajima I et al：Recombinant soluble human thrombomodulin（thrombomodulin α）in the treatment of neonatal disseminated intravascular coagulation. *Eur J Pediatr* **173**：303-311, 2014
12）Shirahata A, Mimuro J, Takahashi H et al：Post-marketing surveillance of recombinant human soluble thrombomodulin（thrombomodulin α）in pediatric patients with disseminated intravascular coagulation. *Clin Appl Thromb/Hemost*（in press）

Chapter 6 Question & Answer

Q7 DICによって腎機能が障害された場合のDIC治療について，どのような点に留意すればよいでしょうか

A

1 DICと急性腎障害

敗血症を原因としたDICに代表される線溶抑制型DICでは，虚血性もしくは炎症性の臓器障害の合併頻度が高い[1,2]．これは，敗血症などを背景とする炎症性臓器障害に加え，血管内皮細胞からプラスミノゲンアクチベーターインヒビターⅠ(plasminogen activator inhibitor-Ⅰ；PAI-Ⅰ)が放出されるために微小血栓が融解されず虚血性の臓器障害をきたすことが原因であるといわれている[1,2]．Rangel-Fraustoらは，全身性炎症反応症候群(systemic inflammatory response syndrome；SIRS)から敗血症，重症敗血症，敗血症性ショックへと重症化していくに伴い，DICの合併に加え，急性腎不全や急性呼吸促迫症候群(acute respiratory distress syndrome；ARDS)の合併が増加していることを示している(表1)[3]．また，血液浄化療法の施行率も敗血症から敗血症性ショックへの重症化に伴い24 %，39 %，89 %と段階的に増加している[3]．Lopesらは，Acute Kidney Injury Network分類による急性腎障害の重症度が重くなるにつれ，患者の人工呼吸器の頻度，昇圧薬使用の頻度，敗血症の重症度が増加することを示している[4]．

このように，敗血症を背景としたDIC症例では，急性腎障害を合併する頻度が高いため，薬剤を使用する際には腎機能低下の影響を考慮しなければならない．さらには，急性腎障害の治療として，持続的血液濾過透析(continuous hemodiafiltration；CHDF)などの血液浄化療法が施行される頻度も高くなる．薬剤の一部は血液浄化療法で除去されるが，除去されない薬物も存在する．このため，薬剤投与

表1　全身性炎症反応症候群(SIRS)/敗血症の重症度と臓器不全

		DIC (%)	急性腎不全 (%)	ARDS (%)
SIRS	2項目	8	9	2
	3項目	15	13	3
	4項目	19	19	6
敗血症	培養陽性	16	19	6
	培養陰性	20	5	3
重傷敗血症	培養陽性	18	2	8
	培養陰性	17	16	4
敗血症性ショック	培養陽性	38	51	18
	培養陰性	38	38	18

(文献3より作成)

の際には，低下した腎機能に合わせて，血液浄化療法の影響も考慮する必要がある．

2　各薬剤と腎不全

・未分画ヘパリン

未分画ヘパリン自体に抗凝固活性は存在しないが，アンチトロンビン(antithrombin；AT)活性を1,000倍以上に増強することにより，抗凝固作用を発揮する[2]．平均分子量は12,000〜15,000と大きく，蛋白結合率も高い薬剤である．しかし，肝代謝が中心であるため，腎機能低下の影響はないと考えられる．半減期も40分程度と短く，24時間持続投与で使用されることが一般的である．また，活性化部分トロンボプラスチン時間(activated partial thromboplastin time；APTT)は，血漿中のヘパリン濃度に依存して延長するためモニタリングとして使用されるが，APTT試薬のなかにはヘパリン感受性の低い試薬も存在しており，注意を要する[5]．

・低分子ヘパリン

未分画ヘパリンを科学的に処理することにより得られる平均分子量 5,000 の薬剤である．24 時間持続投与で使用される．低分子ヘパリンは，未分画ヘパリンと比較するとトロンビンよりも凝固第 Xa 因子を選択的に阻害する傾向が強い[2)]．このため，APTT の延長は軽度で，出血性副作用の頻度は未分画ヘパリンよりも低いとされている．しかし，腎排泄が中心の薬剤であり，半減期も未分画ヘパリンの約 2 倍の 90〜120 分であるため，腎機能低下症例では蓄積傾向を示す．このため不用意に使用を続けていると，出血性の合併症を招くことがあり注意が必要である．また，分子量は小さいものの，蛋白結合率が高いため CHDF などの血液浄化では除去され難い．

・ダナパロイドナトリウム

ダナパロイドナトリウムはヘパリン様糖鎖構造をもつ低分子ヘパリノイドであり，分子量は 5,500 を示す[2)]．低分子ヘパリンよりも，さらに抗 Xa 活性の選択性が高い．また，血中半減期が 20 時間と長いのも特徴である．このため，持続投与ではなく単回投与で使用される．しかし，腎排泄の薬剤であり半減期も長いため，腎機能低下症例では蓄積傾向を示す．未分画ヘパリンとは異なり APTT ではモニタリングができないため，不用意な使用により血中濃度の上昇をきたし，出血性合併症の原因となることがあるため，注意が必要である．本薬剤も，蛋白結合率は 93 % と高値であるため，CHDF などの血液浄化では除去されない．

・メシル酸ナファモスタット

DIC 治療に用いられる合成プロテアーゼ阻害薬(synthetic protease inhibitor；SPI)のひとつである．抗凝固作用とともに，抗線溶作用も併せもつ薬剤である[2)]．血液浄化などの体外循環時の抗凝固薬としても使用される．分子量は 540 であり，血液や肝臓で代謝されるため，腎機能低下の影響は受けない．高度の肝機能低下を伴う症例や過量投与の症例では，血中濃度の上昇をきたし，APTTの延長を認める．半減期は分布相では1.1分だが，消失相(いわゆる消失半減期)では23分と未分画ヘパリンに近い半減期を示す．また，本剤は血液中で代謝されるため，採血後にも検体中で代謝が進行する[6]．このため，採血からAPTTなどの測定までの時間の長短が，測定結果に影響を与える可能性があることも留意すべきである．

・メシル酸ガベキサート

メシル酸ナファモスタットとともに，DIC治療に用いられるSPIである．抗線溶作用も有するが，凝固線溶系抑制のバランスからすれば，抗凝固系の抑制作用が強い[2]．血液で代謝され，半減期も1分と非常に短いため，臓器不全の影響を考慮する必要がない．

・アンチトロンビン(AT)

おもに肝臓で合成される分子量59,000の糖蛋白である．DICでは，AT活性の低下が認められるが，その低下や投与後の活性値の改善程度は，患者の重症度や肝機能障害の程度に比例している[7]．しかし，このAT活性の低下は，凝固の活性化によるものではなく，血管透過性亢進による血管外への漏出の影響が大きいことが報告されている[8]．また，ATやトロンビン・AT複合体の代謝は，主として肝臓の網内系で行われるため，腎機能低下の影響を受けることはない．また，血漿中の活性値は一般的な検査で確認することも可能である．

・トロンボモデュリン アルファ

臨床使用が可能になった遺伝子組換えトロンボモジュリンのトロンボモデュリン アルファは分子量64,000の糖蛋白である．腎排泄が中心の薬剤であり，投与された薬剤の多くが尿中に未変化体のまま排泄される[9-11]．半減期は長く，20時間前後を示す．分子量が大きいため，CHDFなどの血液浄化では除去されない．また，投与されたトロンボモデュリン アルファの血液中の濃度は一般的な血液検査で

表 2　DIC 治療薬の薬理学的特長

薬 剤	未分画ヘパリン	低分子ヘパリン	ダナパロイドナトリウム
分子量	12,000 ～ 15,000	5,000	5,500
蛋白結合率	高 い	高 い	93%
代謝 / 排泄	肝代謝	腎排泄	腎排泄
健常人での半減期	40 分	90 ～ 120 分	20 時間
血液浄化での除去	除去されない	除去されにくい	除去されない
モニタリング	APTT	不 能	不 能
腎機能障害での蓄積	なし	あり	あり

はモニタリング不能である．このため，高度な腎機能障害例では蓄積する可能性があり，通常投与量（380 U/kg）の 1 / 3 である 130 U/kg に減量して投与すべきであると定められていた．しかし，敗血症による DIC に急性腎不全を併発した患者に通常量を投与しても，若干の蓄積傾向は認めるものの，腎機能正常群と血中濃度の推移に大きな変わりがないことが明らかになり[12, 13]，減量は必須ではなくなった．逆に，不必要に減量して投与すると，有効血中濃度へ到達しない可能性もあるので注意が必要である．

おわりに

DIC 治療に用いる各薬剤の薬理学的特徴を，表 2 にまとめ提示する．各薬剤の特徴を踏まえ，腎排泄の薬剤を用いる場合には，腎機能低下症例での蓄積の可能性を念頭に置き，治療にあたるべきである．

早川峰司
（北海道大学病院救急科）

	メシル酸 ナファモスタット	メシル酸 ガベキサート	アンチ トロンビン	トロンボモデュリン アルファ
	540	417	59,000	64,000
	66%	−	−	−
	血液 / 肝代謝	血 液	肝代謝	腎排泄
	23 分	1 分	60 ～ 70 時間	20 時間
	除去されにくい	−	除去されない	除去されない
	APTT ACT	不 能	AT 活性	不 能
	なし	なし	なし	なし

（筆者作成）

● References

1）Taylor FB, Toh CH, Hoots WK et al：Towards definition, clinical and laboratory criteria, and a scoring system for disseminated intravascular coagulation. *Thromb Haemost* **86**：1327–1330, 2001

2）丸山征郎，坂田洋一，和田英夫ほか：科学的根拠に基づいた感染症に伴うDIC 治療のエキスパートコンセンサス．日本血栓止血学会誌 **20**：77–113, 2009

3）Rangel-Frausto MS, Pittet D, Costigan M et al：The natural history of the systemic inflammatory response syndrome (SIRS). A prospective study. *JAMA* **273**：117–123, 1995

4）Lopes JA, Jorge S, Resina C, et al：Acute kidney injury in patients with sepsis: a contemporary analysis. *Int J Infect Dis* **13**：176–181, 2009

5）内藤澄悦，家子正裕，吉田美香ほか：ヘパリン治療のモニタリングにおける種々の APTT 試薬およびヘパリン投与量の相関性に関する検討．日検血会誌 **13**：160–166, 2012

6）Yamaori S, Fujiyama N, Kushihara M et al：Involvement of human blood arylesterases and liver microsomal carboxylesterases in nafamostat hydrolysis. *Drug Metab Pharmacokinet* **21**：147–155, 2006

7）Hayakawa M, Sawamura A, Yanagida Y et al：The response of antithrombin III activity after supplementation decreases in proportion to the severity of sepsis and liver dysfunction. *Shock* **30**：649 - 652, 2008

8）Aibiki M, Fukuoka N, Umakoshi K et al：Serum albumin levels anticipate antithrombin III activities before and after antithrombin III agent in critical patients with disseminated intravascular coagulation. *Shock* **27**：139–144, 2007

9）Nakashima M, Uematsu T, Umemura K et al：A novel recombinant soluble human thrombomodulin, ART- 123, activates the protein C path-

way in healthy male volunteers. *J Clin Pharmacol* **38**：540–544，1998
10) Nakashima M, Kanamaru M, Umemura K et al：Pharmacokinetics and safety of a novel recombinant soluble human thrombomodulin, ART-123, in healthy male volunteers. *J Clin Pharmacol* **38**：40–44，1998
11) Tsuruta K, Kodama T, Serada M et al：Pharmacokinetics of recombinant human soluble thrombomodulin, thrombomodulin alfa in the rat. *Xenobiotica* **39**：125–134，2009
12) Hayakawa M, Yamamoto H, Honma T et al：Pharmacokinetics and pharmacodynamics of recombinant soluble thrombomodulin in disseminated intravascular coagulation patients with renal impairment. *Shock* **37**：569–573，2012
13) Hayakawa M, Kushimoto S, Watanabe E et al：Pharmacokinetics of recombinant human soluble thrombomodulin in disseminated intravascular coagulation patients with acute renal dysfunction. *Thromb Haemost* **117**：851–859，2017

MEMO

Q&A

Q8 急性期侵襲病態ではミトコンドリアはどのような役割をしているのでしょうか

A

1 ミトコンドリアは細菌？

原核細胞の中で「膜」が発達することにより構造体を作り，他の細胞成分を包み込むことにより核やミトコンドリア，葉緑体が形成され，真核細胞になったとする，いわゆる「膜発生説」は，真核細胞の起源を説明するものとされていた．しかし，真核細胞では，①核以外にもミトコンドリアと葉緑体が独自のDNAを有すること，②これらは内膜と外膜と二重の膜をもっていること，などを説明することができない．そこで，ミトコンドリアと葉緑体が独自のDNAと二重の膜構造を有することが，Lynn Margulisの「細胞内共生説」によって説明されることとなる．原核細胞の中に，何か他の生物が取り込まれるような形で入り，細胞内共生した結果，ミトコンドリアや葉緑体をもつ真核細胞が生まれたという考え方である．1970年，共生説を解説した『真核細胞の起源』が出版されたが，ミトコンドリアと葉緑体のDNAは自らを維持していくには十分な情報量をもっておらず，必要な残りの情報は核から得る必要があったことが指摘されていた．しかし1980年代には，細胞内で遺伝子が移動すること，核，ミトコンドリア，葉緑体などのあいだでのDNAの移動が証明された．共生説を裏付ける決定的な証拠になり，ミトコンドリアと葉緑体は細胞内部から発生したものではなく，別の生命体を取り込み，共生することにより，細胞の不可欠な一部になったとする考え方，「細胞内共生説」が現在ではほぼ受け入れられている（**表1**）．

なぜ共生が必要であったのか？今から20～30億年前，われわれの身体を構成する真核細胞の前身である原核細胞

表1　細胞内共生説を裏付けるミトコンドリアの特徴

二重膜構造である.
ミトコンドリア自身に独自に環状の DNA を有する.
細菌の DNA と共通の構造をもつ.
独立して分裂増殖する.
ミトコンドリアにおける ATP 産生は全身の酸素消費の 90% 以上を占める.

（筆者作成）

時代の地球は低酸素環境であった．生物はこの環境で誕生し，進化したが，光合成細菌のラン藻類の発生により地球大気の酸素濃度は上昇を続け，酸素からエネルギーを生産できる好気性細菌が誕生した．無酸素環境で進化してきた生物にとって，生存環境の酸素濃度の上昇はきわめて不都合であり，適応が求められることとなる．嫌気性の細胞は，酸素からもエネルギーを生産できるようにするために，酸素を使ってエネルギーであるアデノシン三リン酸（adenosine triphosphate；ATP）を産生している好気性細菌を取り込み，その ATP を利用して酸素濃度の上昇に適応した．この取り込まれた好気性細菌がミトコンドリアになり，真核細胞へと進化することになる．

2　敗血症による臓器障害と敗血症剖検所見

Hotchikiss らは，敗血症による死亡 20 例の剖検所見から，免疫組織学的検索により確認される細胞死として共通していたものは，免疫担当細胞であるリンパ球と消化管上皮細胞のアポトーシスであったことを報告している[1,2]．そして，多臓器不全により死亡したにもかかわらず，確認される主要臓器の細胞壊死はごく限定的であり，臓器不全を説明することのできる細胞壊死の存在は認められていない．他の報告でも同様であり，敗血症症例では剖検によっても死亡原因を特定し得ないことが少なくない[3,4]．では，なぜ多臓器不全となったのであろうか？臓器不全のメカニズムとして最も重要と考えられているのが，敗血症によって誘発されたミトコンドリアの機能障害(sepsis-induced mitochondrial dysfunction；cytopathic hypoxia)である[1,2]．

敗血症においては末梢への酸素供給が低下しているにもかかわらず，局所酸素飽和度が上昇していることが報告されている[2,5]．これは組織における酸素利用障害を示すものである．全身の酸素消費の 90 %以上を占めるのがミトコンドリアにおける ATP 産生であり，酸素供給が不十分にもかかわらず，局所に酸素が多く残存していることは，ミトコンドリアが十分に機能していないことを裏付けるものである．Brealey らは，敗血症患者を対象とした横紋筋の生検を行い，敗血症急性期死亡例では横紋筋 ATP 濃度が有意に低下していることを示し，上記所見を臨床的に明らかにしている[6]．ミトコンドリアの機能障害は，急性期病態においても非常に重要な関与をしている．

3 Alarmins としてのミトコンドリア

生理的に細胞内(生体内)に存在し，細胞外に遊離することにより炎症を惹起する内因性分子パターンが alarmins であり，細菌や真菌，ウイルスなどの病原微生物由来の外因性分子パターンが病原体関連分子パターン(pathogen associated molecular patterns；PAMPs)である．内因性の物質でも，病原微生物由来でも，ある種の普遍的で共通の立体構造があれば，これを感知する multi-ligand receptor であるパターン認識受容体(pattern recognition receptors；PRRs)と結合することにより自然免疫を賦活化し，炎症反応を惹起することとなる[7]．

Alarmins には生理的にどのような役割があるのだろうか．組織の損傷により，細胞膜の破綻を伴う細胞死が生じると alarmins が細胞外に放出されることになる．この

alarminsがPRRsに認識されると炎症反応にスイッチが入り，局所において炎症性メディエーターが産生される．炎症性メディエーターは，損傷局所における①細動脈拡張と②細静脈透過性亢進を生じる．細動脈拡張は，炎症細胞の効果的な動員により組織損傷の修復と死滅細胞の除去から組織損傷の局在化(中和)をもたらす．一方，細静脈透過性亢進は，損傷局所の浮腫形成とともに損傷組織周囲への炎症によるダメージをもたらす可能性がある．Alarminsによる自然免疫の賦活化は，外傷局所における炎症反応，組織修復に重要な役割を果たしていることが考えられるが，一方で，周囲組織への炎症波及をもたらす諸刃の剣ともなり得るものである[8]．

外傷後にみられる炎症反応はどのようなメカニズムで起きるのだろうか．外傷や熱傷，侵襲の大きな手術後には，感染を合併しなくても，白血球増多，血糖上昇，CRPの増加や発熱，そして血中の炎症性サイトカインレベルの上昇などの全身性炎症反応が生じる．これまでは，このような病態となることは当然のこととして認識されていたが，そのメカニズムは明らかではなかった．外傷に伴う，あるいは，外傷後に認められる炎症反応のメカニズムとして，ショックに伴う腸管低灌流によるバクテリアルトランスロケーション(bacterial translocation)の可能性が示唆されていた．しかし，基礎研究とは異なり，臨床的にはほぼ否定されたと考えられるようになった[9]．

外傷による組織損傷に伴って放出されるalarminsが炎症反応のシグナルであり，受容体としてのPRRsにより認知されるというとらえ方が，病態の理解を大きく深めるものとなっている[10]．そして，非感染性病態におけるalarmins-PRRsによる自然免疫の賦活化，炎症反応の惹起には，壊死細胞から放出されるミトコンドリアが重要であることが報告されている[11-14]．

Zhangらは，重症外傷15例を対象として蘇生前に血液のサンプリングを行い，ミトコンドリアの構成成分であるミトコンドリアDNAの血中レベルを測定している．そして外傷例では健常人の数千倍のレベルである2.7±0.94 μ/mLまで上昇すること，その上昇は受傷24時間後でも持続することを示した．さらに，ミトコンドリアDNAやミトコンドリア蛋白が好中球を活性化し，また肺損傷を生じることを基礎的に証明している[10]．

急性病態における生体反応，炎症反応のメカニズムを考えるうえで，

①細菌感染ではエンドトキシンなどの細菌成分がPAMPsとして，

②外傷などの組織損傷を伴う病態においては，好気性細菌をその起源とするミトコンドリア成分がalarminsとして，

いずれもPRRsを介して炎症反応を惹起していることは，非常に興味深いものである（図1）[10]．

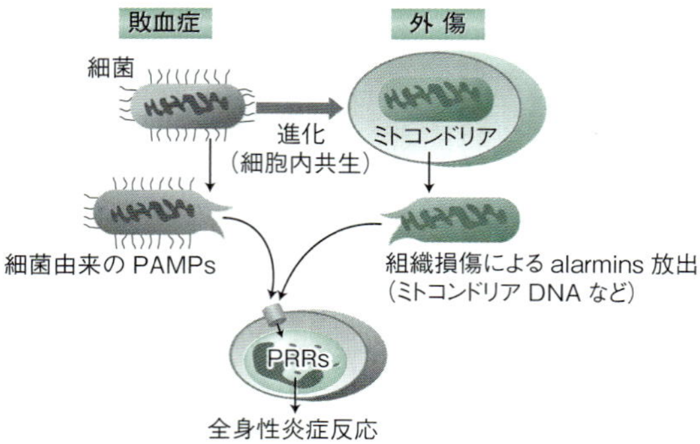

図1　敗血症と外傷における炎症反応のメカニズム

①細菌感染ではエンドトキシンなどの細菌成分がPAMPsとして，②外傷などの組織損傷を伴う病態においては，好気性細菌をその起源とするミトコンドリア成分がalarminsとして，いずれもPRRsを介して炎症反応を惹起している．

（文献10より改変）

4　敗血症病態に関する新たな視点

敗血症は集中治療を必要とする患者の最大の死亡原因であり，臓器機能障害やショックを伴う敗血症患者の死亡率は30％を超えるものである．従来，敗血症の病態は，病原微生物に対する生体の過剰炎症反応によって形成されると考えられ，炎症性メディエーターを標的とした治療が試みられてきた．しかし，近年，敗血症の病態は必ずしも過剰炎症反応で説明し得るものではなく，むしろ発症早期から免疫系反応が抑制状態となっているとの知見が報告されている[15,16]．

ミトコンドリアに，①敗血症における臓器機能障害のメカニズムとしてのミトコンドリアの機能障害（cytopathic hypoxia），さらに，② alarmins として，感染によらない生体炎症反応の惹起においても重要である．細胞壊死に伴う細胞膜破綻によるミトコンドリアの細胞外放出は炎症反応を生じるが，敗血症性多臓器不全死亡例に共通して認められる細胞死は免疫担当細胞のアポトーシスである．アポトーシスによる細胞死では，③ミトコンドリア DNA などの alarmins の細胞外放出が制御されることによる生体炎症反応の抑制と免疫麻痺状態が惹起される[8]．

このような新たな視点から，侵襲病態，とくに敗血症を捉えることにより，死亡率20％を超える敗血症に対する治療展開が待たれるところである．

久志本成樹
（東北大学大学院医学系研究科外科病態学講座救急医学分野/
東北大学病院救急科・高度救命救急センター）

Q&A

● References

1）Hotchikiss RS, Karl IE：The Pathophysiology and Treatment of Sepsis. *N Engl J Med* **348**：138-150, 2003
2）Hotchkiss RS, Swanson PE, Freeman BD et al：Apoptotic cell death in patients with sepsis, shock, and multiple organ dysfunction. *Crit Care Med* **27**：1230-1251, 1999
3）Mort TC, Yeston NS：The relationship of pre mortem diagnoses and post mortem findings in a surgical intensive care unit. *Crit Care Med* **27**：299-303, 1999
4）Blosser SA, Zimmerman HE, Stauffer JL：Do autopsies of critically ill patients reveal important findings that were clinically undetected? *Crit Care Med* **26**：1332-1336, 1998
5）Kreymann G, Grosser S, Buggisch P：Oxygen consumption and resting metabolic rate in sepsis, sepsis syndrome, and septic shock. *Crit Care Med* **21**：1012-1019, 1993
6）Brealey D, Brand M, Hargreaves I et al：Association between mitochondrial dysfunction and severity and outcome of septic shock. *Lancet* **360**：219-223, 2003
7）Cinel I, Opal SM：Molecular biology of inflammation and sepsis：a primer. *Crit Care Med* **37**：291-304, 2009
8）Kono H, Rock KL：How dying cells alert the immune system to danger. *Nature Reviews Immunology* **8**：279-289, 2008
9）Moore FA, Sauaia A, Moore EE et al：Postinjury Multiple Organ Failure：A Bimodal Phenomenon. *J Trauma* **40**：510-512, 1996
10）Zhang Q, Raoof M, Chen Y et al：Circulating mitochondrial DAMPs cause inflammatory responses to injury. *Nature* **464**：104-107, 2010
11）Iyer SS, Pulskens WP, Sadler JJ　et al：Necrotic cells trigger a sterile inflammatory response through the Nlrp 3 inflammasome. *Proc Natl Acad Sci U S A* **106**：20388-20393, 2009
12）Masters SL, Walsh PT：Release of the mitochondrial endosymbiont helps expain sterile inflammation. *Proc Natl Acad Sci U S A* **107**：E 32, 2010
13）Collins LV, Hajizadeh S, Holme E et al：Endogenously oxidized mitochondrial DNA induces *in vivo* and *in vitro* inflammatory responses. *J Leukoc Biol* **75**：995-1000, 2004
14）Crouser ED, Shao G, Julian MW et al：Monocyte activation by necrotic cells is promoted by mitochondrial proteins and formyl peptide receptors. *Crit Care Med* **37**：2000-2009, 2009
15）Boomer JS, To K, Chang KC et al：Immunosuppression in Patients Who Die of Sepsis and Multiple Organ Failure. *JAMA* **306**：2594-2605, 2011
16）Xiao W, Mindrinos MN, Seok J et al：A genomic storm in critically injured humans. *J Exp Med* **208**：2581-2590, 2011

MEMO

Q&A

Chapter 6 Question & Answer

Q9 アンチトロンビンと遺伝子組換え型トロンボモジュリンの使い分けに対する考え方について教えてください

A

はじめに

アンチトロンビン(antithrombin；AT)も，トロンボモジュリン(thrombomodulin；TM)もDIC発症の原因因子であるトロンビン(thrombin；T)の凝固活性を中和する．したがってDICの場合に，この両者を併用するという治療作戦は「(一見)合理的」にみえる．しかしATとTMはその抗凝固活性発現のメカニズムを異にする．DICの治療の歴史からみると，ATが先行して，有効性が評価され，遅れてTMが登場してきた．DICの治療作戦上，ATとTMを併用するのか，あるいは使い分けるのかは現実的，かつ切実な問題である．

1　ATとTMの活性とベクトルの違い

この問題に理論的に応えるのに必要なことは，まずは両者の活性の違いを理解することである．まずTはTの活性中心と結合してその凝固活性を中和する．ヘパリンがこの反応を促進する(図1)．これに対し，TMはTと結合し，そのベクトルを180度変換する．すなわち，TMと結合したTは凝固活性(各凝固因子の活性化能)，フィブリン形成能，血小板活性化能は消失するが，プロテインC(protein C；PC)活性化能は1,000～2,000倍増強される．活性化PC(activated PC；APC)はFVa，Ⅷaを分解し，活性化血小板上膜上でビタミンK依存性凝固因子(プロトロンビン，FⅦ，FⅨ，FⅩのミセル形成反応の場を阻止することで，

・効率よく凝固カスケードを制御する．

・APC受容体に働き，内皮細胞の保護，抗炎症に働く．

さらに

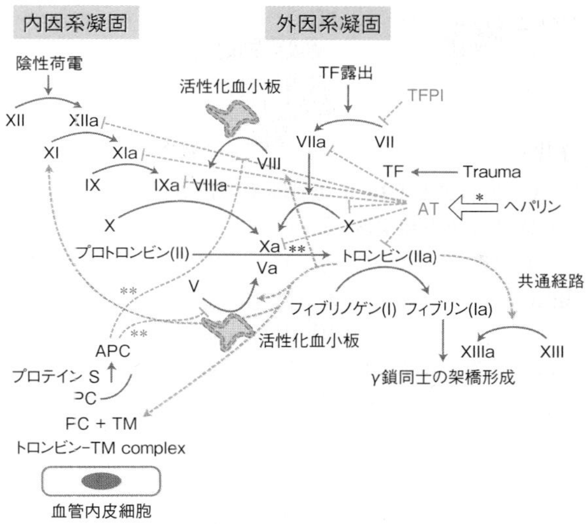

＊：ヘパリンはATと結合し，即時型インヒビターに変換される．
＊＊：APCは Va, VIIIaを分解する．

図１　AT と TM による凝固カスケード反応の制御

AT：アンチトロンビン，TM：トロンボモジュリン，PC：プロテイン C，APC：活性化プロテイン C，TF：組織因子．　（筆者作成）

・代表的 damage associated molecular patterns（DAMPs）である high mobility group box-1（HMGB 1），ヒストンを吸着してその活性をブロックする．
・代表的 pathogen associated molecular patterns（PAMPs）のエンドトキシンであるリポ多糖（lipopolysaccharide；LPS）をも吸着中和する．

など，単なる凝固制御を超えた活性がある（**図 2**）．

2　AT と TM を併用するのか，使い分けるか？

それではこの 2 大凝固制御因子である AT と TM は DIC 治療において併用するのか，使い分けるべきなので

Q&A

あろうか．はじめに結論を述べると，使い分け，あるいは併用の是非に結論を下すには，現段階では判断材料が不足しており，今後の臨床データが待たれる，ということである[1)]．

1. ATの特徴とDIC治療戦略上の位置付け：ATはTの凝固活性を中和する(図1)

ATはTの凝固活性をブロックするほか，その他の活性型凝固因子(FⅫa，FⅪa，FⅨa，FⅦa)の活性をも中和する．そしてこの抗凝固作用は，ヘパリン存在下で著しく促進される．AT登場前のDICの唯一の治療薬であったヘパリンは，ATの作用促進活性に依存していたわけである．しかし，多くのDICではATも消耗低下しているのでヘパリンの効果は限定的であったが，ATは周知のごとく，DICの治療で中心的役割を担うようになってきた．

2. TMの多機能性：TMワールド(図2)

このATに遅れて登場したTMは，一言でいうと，「Tを凝固酵素から抗凝固因子にベクトル変換する」，ということである．そのほかにDIC治療薬としてTMを評価する場合に特筆すべき点は，「TMはDAMPs，PAMPsをも制御する」ということである．すなわち，ATとTMは同じく抗凝固的ではあるが，その「守備範囲を異にする」わけである．これが2つの制御因子が存在する理由である．

3．併用か，単独使用か？

ATもTMも重要な血液凝固制御因子であり，その先天的，あるいは後天的欠損症は血栓症をきたす．両因子が双方とも揃うことが，生体内での血栓防止には重要であり，単独のみでは凝固制御は不十分である．DICの場合には血液凝固系の活性化に伴う消耗によってATの低下がもたらされる．さらに，血管内皮細胞上のTMも敗血症な

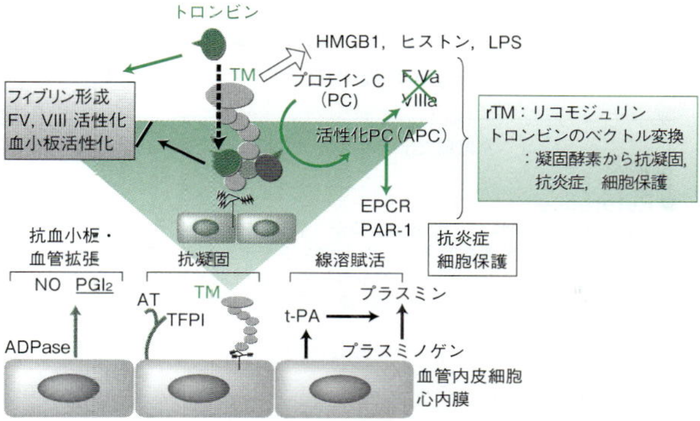

図2　トロンビン(T)，トロンボモジュリン(TM)，活性化PC(APC)ワールド

AT：アンチトロンビン，TFPI：組織因子経路インヒビター，TM：トロンボモジュリン，t-PA：組織型プラスミノゲン活性化因子，EPCR：内皮細胞活性化プロテインC受容体，PAR-1：プロテアーゼ活性化受容体1.
（筆者作成）

どをはじめとする病態ではその発現が低下(ダウンレギュレーション)，あるいは内皮細胞障害でTMが減少する．すなわち，DICや重症感染症ではATもTMも減少するので，双方を補充するという治療方策は理に適っている，と考えられる．

問題は，ATは測定可能であるので，低下の場合には補充することの妥当性があるが，TMは測定不可であるので，補充の目途，目標が立たない．あと1つの大きな問題はTMの抗凝固活性はT依存性であり，T存在下で有効にPCが活性化され，APCが凝固カスケードの制御，さらに，抗炎症，内皮細胞保護などの活性を誘導するという点である(図2，3)．これがATとTM併用の是非にまつわる大きな問題である．理論上は，ATがある一定濃度以下に低下した場合にはATの補充は合理的に肯定し得るが，その閾値はどれくらいなのか，いくらまで補充するのか，などに関しては，今後の実臨床のデータが必須であろう．

丸山征郎
（鹿児島大学大学院医歯学総合研究科システム血栓制御学）

● Reference

1）服部 剛，黒田修一，大重秀世ほか：感染症を基礎疾患とする汎発性血管内血液凝固症患者を対象としたトロンボモデュリン アルファの有効性と安全性に関する投与前アンチトロンビン活性別解析―使用成績調査のサブグループ解析―．新薬と臨床 **68**：55-78，2019

MEMO

Chapter 6 Question & Answer

Q10 熱中症に伴う DIC の治療について教えてください

A

1 熱中症の病態

熱中症とは，暑熱環境において発症する熱性の生体障害の総称である．熱中症の重症度は日本救急医学会熱中症分類[1]により，Ⅰ～Ⅲ度の３段階に分類される（図 1）．Ⅲ度熱中症は従来，熱射病といわれていた臓器障害を呈する病態である．中枢神経症状，肝・腎機能障害，播種性血管内凝固（disseminated intravascular coagulation；DIC）のいずれかを呈すればⅢ度熱中症と分類されるが，Ⅲ度熱中症のうち臓器障害の症状単独で DIC を呈することはほとんどなく，DIC を発症した症例の 9 割以上が中枢神経症状および肝・腎障害を伴っていたという報告もある[2]．このことから，DIC を呈した熱中症はⅢ

	症 状	
Ⅰ度 （応急処置と見守り）	めまい，欠伸 大量の発汗 筋肉痛，筋肉の硬直（こむら返り） 意識障害を認めない（JCS=0）	
Ⅱ度 （医療機関へ）	頭痛，嘔吐， 倦怠感，虚脱感， 集中力や判断力の低下（JCS≦ 1）	
Ⅲ度 （入院加療）	下記の 3 つのうちいずれかを含む (1) 中枢神経症状（意識障害 JCS ≧2，小脳症状，痙攣発作） (2) 肝・腎機能障害（入院経過観察，入院加療が必要な程度の肝または腎障害） (3) 血液凝固障害（急性期 DIC 診断基準（日本救急医学会）にて DIC と診断）→Ⅲ度のなかでも重症型	

図 1　日本救急医学会熱中症分類 2015

度熱中症のなかでも最重症病態といえる．逆に，他の臓器障害を認めずDICのみ呈したようなケースでは，熱中症そのものの診断を疑うべきである．熱中症を確定診断するようなバイオマーカーは現時点で存在しないため，敗血症や血液疾患などとの鑑別あるいは合併を考慮する必要がある．

熱中症では熱侵襲により白血球や血管内皮が活性化され，インターロイキン（interleukin；IL）-6やIL-1β，腫瘍壊死因子（tumor necrosis factor；TNF）-αといったさまざまなサイトカインやhigh mobility group box-1（HMGB 1）のようなalarminの血中濃度が上昇することにより全身性炎症反応症候群（systemic inflammatory response syndrome；SIRS）が惹起され，血管内皮障害をきたす[3-5]．また脱水と血流が皮膚にシフトすることにより，腸管の血流が低下する．腸管粘膜の透過性亢進によりバクテリアルトランスロケーションが生じ，エンドトキシンなどの細菌由来物質を原因とした敗血症様のSIRSを引き起こす[6]．こういったSIRS，血管内皮障害が臓器血流低下と相まって

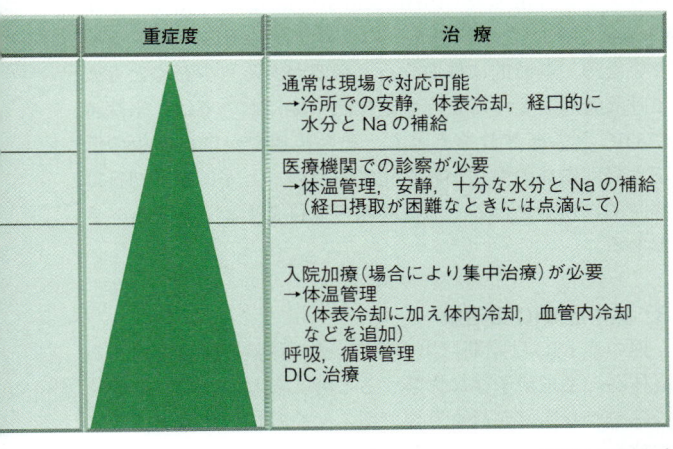

	重症度	治　療
	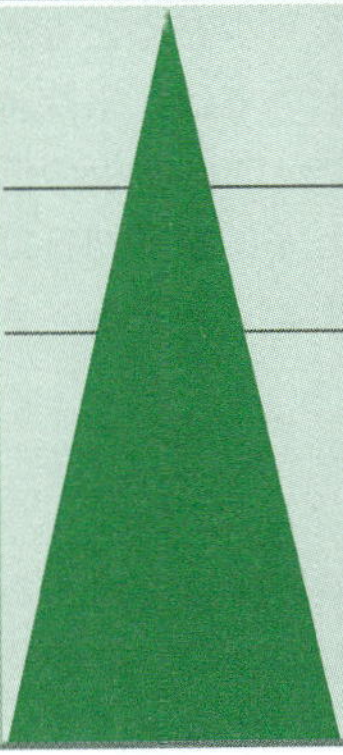	通常は現場で対応可能 →冷所での安静，体表冷却，経口的に水分とNaの補給
		医療機関での診察が必要 →体温管理，安静，十分な水分とNaの補給（経口摂取が困難なときには点滴にて）
		入院加療（場合により集中治療）が必要 →体温管理（体表冷却に加え体内冷却，血管内冷却などを追加） 呼吸，循環管理 DIC治療

（文献1より引用）

臓器障害や血液凝固障害を引き起こすと考えられている.

2 熱中症 DIC の特徴

熱中症における DIC 発症のメカニズムとして，まず熱侵襲により血管内皮から組織型プラスミノゲン活性化因子(tissue type plasminogen activator；t-PA)が分泌され線溶亢進が引き起こされる．これら線溶亢進作用は高体温下で活性化されるが，解熱とともに改善を認める．また高体温下では細胞障害による組織因子放出，サイトカインストームにより凝固が活性化される．これらの凝固亢進作用は解熱後も遷延する[7]．以上のことから，熱中症 DIC では初期には線溶亢進による出血リスクがあり，その後は凝固亢進による臓器障害を呈する.

熱中症 DIC の診断には急性期 DIC 診断基準を用いるが，熱中症では重症症例でも来院の時点で血小板数や凝固マーカーが正常範囲内にあることが少なくない．来院時に急性期 DIC スコアを満たしていなくても，その後急激に血小板数，プロトロンビン時間の減少やフィブリンならびにフィブリノゲン分解産物(fibrin and fibrinogen degradation product；FDP)，D-dimer の上昇を認めることも少なくないため，経時的に採血を行う必要がある．少なくとも人工呼吸管理を要するような重症熱中症においては，来院時に DIC と診断されなくとも，その後速やかに血小板の低下や凝固機能の異常が顕在化するため，とくに来院初日は経時的に検査を行い，血液凝固の推移をチェックするべきである.

3 熱中症 DIC の治療

熱中症 DIC は初期に出血傾向，その後臓器障害を呈する．高体温の遷延が予後に影響すると考えられるため，初療時の速やかな冷却が最も重要である．冷却後の治療方法として確立したものはない．出血傾向をきたした場合は血小板数や凝固機能に応じて血小板や凝固因子の補充を行う．併存する臓器障害もあわせて対症療法が基本となり，中枢神経障害に対しては人工呼吸管理を含む呼吸・循環管理を，腎障害に関しては持続的血液濾過，肝障害に関しては補充療法や血漿交換が行われる．

敗血症性 DIC に準じてアンチトロンビン製剤やトロンボモジュリン製剤を投与してもよいが，その効果に関してエビデンスはない．これら抗 DIC 治療薬の効果については，動物実験レベルでは効果が報告されているものもあるが[8, 9]，臨床では症例報告が散見される程度である[10]．

熱中症 DIC が治療対象か否かについては意見が分かれており，それぞれのケースにおいて臨床病態を見極めながら治療法を選択するほかないのが現状である．

島崎淳也
（大阪大学医学部附属病院高度救命救急センター）

References

1）日本救急医学会熱中症に関する委員会：熱中症の実態調査－日本救急医学会 Heatstroke STUDY 2012 最終報告－．日救急医会誌．**25**：846-862，2014
2）日本救急医学会：熱中症診療ガイドライン 2015．https://www.mhlw.go.jp/file/06-Seisakujouhou-10800000-Iseikyoku/heatstroke2015.pdf
3）Bouchama A, Knochel JP：Heat stroke. *N Engl J Med* **346**：1978-1988，2002
4）Huisse MG, Pease S, Hurtado-Nedelec M et al：Leukocyte activation: the link between inflammation and coagulation during heatstroke. A study of patients during the 2003 heat wave in Paris. *Crit Care Med* **36**：2288-2295，2008
5）Tong HS, Tang YQ, Chen Y et al：Early elevated HMGB1 level predicting the outcome in exertional heatstroke. *J Trauma* **71**：808-814，2011
6）Lim CL, Mackinnon LT：The roles of exercise-induced immune system disturbances in the pathology of heat stroke：the dual pathway model of heat stroke. *Sports Med* **36**：39-64，2006
7）Bouchama A, Bridey F, Hammami MM et al：Activation of coagulation and fibrinolysis in heatstroke. *Thromb Haemost* **76**：909-915，1996
8）Hagiwara S, Iwasaka H, Goto K et al：Recombinant thrombomodulin prevents heatstroke by inhibition of high-mobility group box 1 protein in sera of rats. *Shock* **34**：402-406，2010
9）Hagiwara S, Iwasaka H, Shingu C et al：High-dose antithrombin III prevents heat stroke by attenuating systemic inflammation in rats. *Inflamm Res* **59**：511-518，2010
10）櫻井聖大，山田 周，北田真己ほか：III 度熱中症に伴う DIC に対してトロンボモデュリンアルファが奏効した 2 症例．日救急医会誌 **24**：367-373，2013

Index

Pharma Navigator

和文索引

和文索引

に

ね

の

は

ひ

ふ

へ

ほ

和文索引

欧文索引

欧文索引

S

T

U

V

ファーマナビゲーター
DIC編【改訂版】　定価　本体5000円(税別)

2019年9月10日　初版第1刷発行©

編集者／丸山征郎

発行者／松岡光明

発行所／株式会社メディカルレビュー社

〒113-0034　東京都文京区湯島3-19-11　湯島ファーストビル
電話/03-3835-3041(代)
編集部　電話/03-3835-3043　FAX/03-3835-3040
editor-3@m-review.co.jp
販売部　電話/03-3835-3049　FAX/03-3835-3075
sale@m-review.co.jp
〒541-0046　大阪府大阪市中央区平野町3-2-8　淀屋橋MIビル
電話/06-6223-1468(代)　振替　大阪06-307302
http://www.m-review.co.jp

印刷・製本／日経印刷株式会社
乱丁・落丁の際はお取り替えいたします.

ISBN978-4-7792-2233-7　C3047　¥5000